D1724868

LA NUTRICIÓN INTELIGENTE

Guía práctica de alimentación y gastronomía viva

SACHA BARRIO HEALEY

La nutrición inteligente

Guía práctica de alimentación
y gastronomía viva

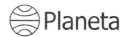 Planeta

La nutrición inteligente. Guía practica de alimentación y gastronomía viva
© 2010, Alejandro Sacha Barrio Healey

© 2010, Editorial Planeta Perú S. A.
Av. Santa Cruz No.244, San Isidro, Lima, Perú.

Creación de recetas: Marcela Tobal Benson
Cuidado de edición: Mayte Mujica
Corrección de estilo: Juan Carlos Bondy
Ilustración y diagramación: Daniel Torres
Cuidado de diagramación: Astrid Torres-Pita

Primera edición: junio de 2010
Tiraje: 5.000 ejemplares
Primera reimpresión: setiembre de 2010
Tiraje: 6.000 ejemplares
Segunda reimpresión: mayo de 2011
Tiraje: 3.000 ejemplares
Tercera reimpresión: abril de 2012
Tiraje: 2.000 ejemplares

ISBN: 978-612-4070-05-1
Registro de Proyecto Editorial: 31501311200067
Hecho el Depósito Legal en la Biblioteca Nacional del Perú N° 2012-04782

Impreso en Metrocolor S. A.
Los Gorriones 350, Chorrillos.
Lima, Perú.

Para Claudia Amayo:
comió flores hasta convertirse en una.

ÍNDICE

AGRADECIMIENTOS

Cada libro es un recorrido de senderos hasta terminar de cohesionar la creación. Son muchas las personas y experiencias que forman parte de su hilo creativo. Confrontarse a diario con pacientes es quizá la más perfecta enseñanza y la que nos lanza a buscar soluciones. Buscando explorar remedios, a diario nos sentamos en la mesa para compartir, y en ese lugar tal vez tenga que empezar por agradecer a mi amada Claudia, quien no conoce otra comida más que la natural, y con quien a diario ensayamos recetas comestibles, GOURMETS cada vez más perfeccionados. En silencio japonés, ella sirve la comida como una ceremonia del té.

En China, mi maestro Huang Huang me llevó por las rutas de los textos clásicos de su nación, llegando casi a la prehistoria médica; expuso el sutil arte de la observación en la medicina y me convenció de que esta ciencia debe intervenir en la raíz de la constitución del paciente.

La lectura del sabio Edmond Szekely me abrió los ojos al mundo esenio, una cultura que usa la alimentación para trascender a la conciencia.

En Escocia, conocí a mi primer amigo pitagoreano, un joven turco quien lo dice todo con la presencia de sus ojos y sus enormes orejas aladas.

Entre los colaboradores del libro, no puedo dejar de premiar a Marcela Benson, por el aporte de sus recetas al final de la obra. Nos conocimos en el Tree of Life Rejuvenation Center, en Arizona, centro del doctor Gabriel Cousens, e inmediatamente fui maravillado por la originalidad y sabor de sus recetas. De igual modo, agradezco a todo el personal de Avantari, Nancy, Vanessa y Octavio, y su equipo de médicos investigadores: Andrés Humbser, Julio César Sarmiento y Edwin Castillo.

Para plasmar el texto como una realidad sobre papel, quisiera agradecer al equipo de Editorial Planeta, Mayte Mujica, Franco Ortiz y Sergio Vilela.

Como padre soltero, todos los lunes le llevé el almuerzo a mi hija Amanda en el colegio, incluyendo su leche de coco. Querer darle el mejor alimento también me ha motivado; verla tan sana en alma y cuerpo es mi mejor regalo. Ahora soy un padre orgulloso.

Vivir cerca de los pájaros de los pantanos de Villa, al lado del mar, también ha dejado mucho tiempo para meditar. Las migraciones de garzas y pelícanos y el caminar por la arena inspiran la creación literaria.

Mi padre ha sido un sabio crítico de los textos, y en la infancia supo calmar y formar mi hambrienta curiosidad por comprender.

Quizá un lugar especial de agradecimiento se lo deba a mi abuela inglesa, quien, con sus noventa y cinco años, vive lúcida en el campo de Sussex, casi autosuficiente con su huerto orgánico. Ha logrado una maestría con el pincel y los óleos, y me dice que la mayor felicidad la encontró después de los setenta: mientras más envejece, más descubre esa felicidad tan particular. Su espíritu está presente en casi todas las páginas de este libro.

Prefacio

La increíble alimentación pitagórica

Pitágoras de Samos (585 a. C-500 a. C.) fue un hombre de inmenso saber: la riqueza de sus conocimientos se extiende bastante más allá de sus teoremas matemáticos. Fue conocido por la profundidad de su inteligencia en astronomía, medicina y por su sistema de teoría musical. Pitágoras concentraba toda la fuerza de su espíritu en la enseñanza a sus coterráneos. Era un maestro que emanaba benevolencia, y era natural en él realizar los actos más nobles en todos los órdenes.

Pitágoras, además, es considerado el padre del vegetarianismo. Sin embargo, en realidad el maestro no fue vegetariano, sino más bien vegano. El término VEGANO es reciente. Hasta hace unos cien años se empleaba el termino PITAGOREANO para definir a aquellos individuos que no consumen productos animales ni derivados de ellos.

La penetrante sabiduría de Pitágoras vio un orden inmanente en las esferas de la música, la aritmética y la naturaleza. Ante sus ojos, todo estaba envuelto, formulado y entretejido bajo un orden cósmico, desde donde se extiende, inefable, como el éter, pero también sujeto a leyes rígidas y exactas.

Para el filósofo, la alimentación era un camino para expandir la conciencia, un medio para reproducir en carne propia, y en orgánica miniatura, aquella luz de armonías que rige la vida. Pitágoras rechazó el sacrificio de animales en los templos, donde entre plegarias y sangre se degüella a un ser vivo. Para Pitágoras, todo alimento funerario es un infame festín, que brota y regresa de un estado de penuria humana. Mantuvo que el alma es inmortal y que el hombre no tiene preeminencia sobre otras criaturas, y por esta razón tiene el deber moral de tratar a todos los seres vivos con amabilidad.

El maestro Pitágoras no fue un mortal afligido de problemas de salud: más aún, se dice que disfrutó de una larga vida. Sus experimentos dietéticos no fueron impulsados por enfermedades: lo impulsaba el procrear un entorno de armonía en su cuerpo. La dieta de Pitágoras no se caracterizó por sus privaciones y carencias, sino por sus fascinantes oportunidades y experimentos en el mundo espiritual y filosófico. Como se constata en las recetas ofrecidas en este libro, la comida pitagoreana no es de penitencias desabridas, sino de originales combinaciones que deleitan los sentidos. Personalmente no conozco un producto GOURMET más grande para la lengua que el suculento cacao, el coco, el sésamo y la palta. Pero, más allá del placer a los sentidos, o más allá de una robusta salud, los beneficios de la dieta pitagoreana deben medirse en su capacidad de ser un camino biológico que asiste el desarrollo interior del hombre. Si se sigue esa dieta, en el cerebro y en las secreciones glandulares se producen realidades bioquímicas que favorecen la felicidad y el amor.

A Pitágoras se le atribuye el mérito de ensamblar y acuñar los términos COSMOS y FILOSOFÍA, dos temas de su entusiasmo. Al segundo vocablo le dio un valor espiritual y religioso, además de amor a la sabiduría. En Creta fundó su academia espiritual-filosófica. Se trataba de una prestigiosa escuela de Astronomía, Música, Matemáticas, Ética y Filosofía, basada en la no violencia. Allí se realizaban diferentes meditaciones, algunas con ejercicios de respiración. Ponía especial énfasis en la dieta, era consciente del poder purificador sobre el alma que ofrece el alimento, y deseaba que sus discípulos, hombres y mujeres, fueran alimentados con alimentos puros y vitales. Su dieta preferida consistía en los olivos, el trigo, las nueces, la cebada, las frutas y las verduras cocidas y crudas, en especial el higo y la col.

Pitágoras resaltó el poder psíquico y medicinal de la música, cuyas ondulaciones purifican la mente, agudizan la percepción y calman los sentidos. Las frutas y verduras, según él, otorgan a su vez una suerte de cadencia sonora a los tejidos del cuerpo.

Vivió en tiempos impregnados de mitología, oráculos y taumaturgos, y en este escenario tuvo el mérito de frenar las extravagancias de la fantasía. Por otro lado, tampoco abrazó la retórica iconoclasta, ni al estéril aunque persuasivo racionalismo sofista. Supo ejercer un justo equilibrio entre la ciencia y la espiritualidad, y en ambos dominios se desenvolvió como un gran maestro, dejando la más indeleble huella en todo el mundo helénico. Pitágoras fue heredero del orfismo, la religión ancestral dominante entre griegos y sicilianos, y su vegetarianismo también estaba ligado al credo de la transmigración de las almas y al origen divino de estas.

Este libro no pretende exponer un estudio histórico sobre los experimentos de Pitágoras con la comida, lo que sería una fatigada tarea propia de historiadores. Tampoco pretende ser un texto sobre la medicina griega o la nutrición prehipocrática. Como se verá, en el libro hay aportes de medicina moderna, de medicina china, de medicina ayurvédica y de la ciencia moderna. Nuestro objetivo es emplear el término NUTRICIÓN PITAGOREANA no solo para señalar vegetarianismo, sino como un coherente sistema nutricional que consigue armonía con el medio ambiente, que valora la pureza de los ingredientes, y que es una medicina positiva para el cuerpo, finalmente, que favorece un florecimiento de la conciencia e impulsa la evolución espiritual del hombre. Con un cuerpo y un alma libres de angustias y ansiedades, con cada mordisco, aritméticamente, se genera paz, amor y una amplia filosofía de la vida.

Introducción

LA DIETA ICTIOVEGANA
Sobre la salud de las arterias,
el antienvejecimiento y la armonía de la tierra

Ictio viene del griego y quiere decir 'pez'. *Vegana* es la alimentación vegetariana que se diferencia de la lactovegetariana, pues la primera excluye los lácteos. En los últimos años, el término *alimentación vegana* viene cobrando mayor popularidad, pese a que existe desde antes de 1850, cuando era conocido como alimentación pitagoreana.

Hablar de nutrición, hoy, no supone tan solo abordar el minúsculo tema de la salud humana. En tiempos modernos, la nutrición es una de las disciplinas que más correspondencias guarda con la economía global y con el futuro de nuestro planeta. Al estar toda la naturaleza entretejida, cada día será más evidente que la salud de cada hombre se extiende también hacia la del planeta. Inclusive, cabe decir que el planeta depende de la nutrición humana. Y para dar lugar a transformaciones sociales de largo alcance, la alimentación es el combustible primario que pone el proceso en marcha.

Después de doscientos cincuenta mil años de ser cazador y recolector, y tras vivir atemorizados por la carencia, hace solo ocho mil años nos llegó la agricultura con el anuncio de que hay pan para todos. Quizá esa sea la primera mística y gran lección del alimento: compartir. Nos sentamos alrededor de una mesa y con comida celebramos la amistad.

Hoy la evolución de la humanidad nos demanda no solo compartir los alimentos con nuestros coterráneos y vecinos, sino además alimentarnos de tal manera que no deterioremos el medio ambiente. Es esta la pregunta que la humanidad empieza a plantearse en nuestros tiempos: la ética alimenticia trata de cómo volvernos comensales conscientes no solo de nuestra salud, sino de todo lo que nos rodea: los ríos, las plantas, los animales, los mares y las montañas.

El antiguo poblador andino, en sus diferentes culturas, ha venerado a distintos dioses, incluyendo a Wiracocha y Taita Inti, pero entre todos los cultos siempre se ha guardado una relación muy especial con la tierra, la Pachamama. Mucho es lo que tenemos que aprender (y refrescar la memoria también) de nuestros ancestros sobre la reciprocidad, el tejido invisible y el *ayni*.

Todas las culturas prehispánicas tienen el común denominador de haber sido ictioveganas, es decir, de haberse alimentado de vegetales y peces. Las culturas peruanas vivieron también de esta alimentación. Debido a una sabiduría médica ancestral, civilizaciones antiguas y sanas como los aztecas, los incas, los polinesios, los africanos y los asiáticos nunca consumieron lácteos. El hábito de consumir leche animal proviene de Escandinavia, donde, debido a los largos inviernos de nieve, el hombre ordeñaba, mientras esperaba el reverdecer de la tierra. Sacrificar a los animales lo habría expuesto a un largo invierno sin alimentos. Estos pueblos genéticamente presentan una buena tolerancia a la lactosa, pero en amerindios y africanos el 80 por ciento de la población es intolerante a ella. Incluso así, en países como Finlandia se manifiesta una de las peores saludes cardiovasculares del mundo, lo mismo que en Escocia. Indiscutiblemente son los países nórdicos los que padecen acentuadamente estas enfermedades por el consumo de grasa saturada animal, mantecas y lácteos. También en Finlandia y Dinamarca hay una pronunciada incidencia de enfermedades relacionadas con el consumo de lácteos, como la diabetes juvenil, la osteoporosis, el cáncer de próstata y el cáncer de mama. Si en algún momento de tránsito en la historia los lácteos fueron necesarios y el hombre se colgó de las ubres de los mamíferos para subsistir, hoy ya no es así bajo ningún concepto. Los lácteos transfieren una innecesaria secuela de problemas para el hombre y el medio ambiente.

Después de haber recorrido varias escuelas nutricionales, tras haber experimentado en cuerpo propio numerosos ejercicios gástricos, y con el apoyo de cuantiosos pacientes y la experiencia clínica lograda, como transición hacia una dieta perfeccionada, se ha ido construyendo la alimentación ictiovegana.

La edad biológica del hombre puede ser muy diferente a la edad cronológica, pues se calcula en gran medida por el estado de nuestras arterias. Podemos decir que tenemos la edad de nuestras arterias. Quienes advierten que el consumo de carnes animales endurece las arterias entonces optan por una alimentación vegetariana o semivegetariana.

El problema es que el vegetariano suele incluir en su dieta redobladas cantidades de queso, yogur y cremas de leche. Además, se excede en productos derivados del trigo, consume en exceso pan, tortas y granólas integrales. Sustituye la carne por el queso y consume exageradas cantidades de trigo en todas sus formas. No hay que sorprenderse cuando la realidad nos demuestra que las arterias de los vegetarianos solo están marginalmente en mejor estado que las arterias de los omnívoros. La diferencia es mínima. Sin embargo, cuando se analizan las arterias de los pitagoreanos, sí hay una verdadera diferencia. Y, en algunos casos, alto grado de pureza arterial. La razón: la ausencia de lácteos.

La dieta ictiovegana no pretende ser un rígido y fanático dogma. Más bien, es parte de una filosofía abierta y ecuménica. Fanáticamente antifanática. Por ejemplo, si nos invitan un plato de pasta italiana con queso parmesano, sí lo podremos comer y disfrutar. Una cosa muy diferente será obligar a los niños a beber leche de vaca. Cada persona que desee seguir esta dieta encontrará su equilibrio y, en términos generales, se evitarán los lácteos.

Empezar a vivir inspirados por una ética alimenticia no se limita solo a prácticas amigables con el medio ambiente. Además, implica abrazar el comercio justo. En un mundo organizado con estructuras de gran desigualdad social, ocurre también una creciente fuerza de desintegración social. Ninguna sociedad puede prosperar económicamente cuando vive bajo una profunda desigualdad. Por fortuna, a diario crece la conciencia de que necesitamos organizarnos dentro de un modelo que asegure la igualdad social. Hoy existen empresas que certifican no solo la calidad biológica del alimento, sino, además, su calidad moral. Quizá esa es la manera más inmediata de darle poder al consumidor. Ha llegado el momento en el que no debemos ni podemos esperar el cambio social únicamente de nuestros líderes políticos. Esta es una amplia labor social, de todos.

La ley inexorable de la naturaleza es tal que todo aquello que es benéfico para la salud del hombre lo es también para el planeta. Mientras que Dios perdona y el hombre tiene la capacidad de hacerlo, la naturaleza nunca lo hace: sigue su curso inexorable. De manera inversa también podemos comprobar que todo lo que es perjudicial para el planeta lo es también para el ser humano. Lo que sucede en el microcosmos se repite con equivalencia en el macrocosmos.

Existen profesionales de la salud que ingresan en una larga lucha académica para desentrañar los misterios de la salud y los alimentos. Dolorosamente se puede decir que, en muchos casos, sus esfuerzos quedan sin dar fruto alguno y, como náufragos exhaustos, quedan sin la bendición de un claro sentido de orientación. Quizá esto ocurre porque en su quehacer científico hay una separación del alma y el cuerpo. Cuando la ciencia se realiza sin filosofía y sin humanismo, se arriesga a desarrollar tecnologías Frankenstein, o se investiga ofuscado y a oscuras. Debido a que describen realidades fragmentadas y aisladas, muchos estudios científicos, llamados DOBLE CIEGO, han sido referidos por algunos críticos como un ciego guiando a otro ciego.

Antes de ingresar en el complejo mundo de la ciencia de la nutrición, el investigador debe tener en cuenta sus principios básicos. Y si empezamos por lo básico, hay que clasificar el alimento en dos categorías: el alimento vivo y el alimento cocinado. El primero tiene vida celular y el otro, aunque tiene minerales y nutrientes, biológicamente ha dejado de pulsar. Apoyados en una filosofía dualista, podemos decir que hay alimentos con vida y sin vida. El alimento con vida trae patrones energéticos muy específicos, un terreno nuevo de la ciencia que ahora podemos medir. Más aún, por medio del microscopio, se observan patrones de energía ordenados, podemos visualizar el amor o el desamor presentes en un alimento.

Es difícil imaginar un alimento ofrecido con más amor que la leche materna. Fluye desde el corazón mismo de la madre hacia los senos. Otros alimentos llenos de sol y vida son las frutas y vegetales, las semillas y sus germinados. En el otro extremo, están los alimentos sin vida: los alimentos refinados, cocinados, industrializados y cocinados.

Si bien es natural y hasta necesario consumir ciertos alimentos cocidos, es importante enfatizar la importancia del alimento vivo. Las enzimas, por ejemplo, son unas de las principales ventajas del alimento vivo. Las enzimas se pierden en la cocción y, sobre todo, en el microondas. Como veremos más adelante, las enzimas son únicas en su capacidad de regenerar tejidos. Podemos decir que el alimento vivo (o crudo) extiende la vida, mientras que el alimento cocinado acorta la vida y nos acerca a la muerte.

La dieta según la constitución individual

Llamamos CONSTITUCIONAL a esta dieta porque la adecuamos individualmente, según la constitución física de cada individuo.

La dieta macrobiótica se preocupa por determinar el predominio del YIN o del

YANG en cada individuo. La homeopatía, por su lado, se encarga de evaluar las constituciones por medio de los miasmas. Más precisa y con una larga historia es la medicina ayurvédica, un sistema de medicina india. En ella se tienen en cuenta las tres *DOSHAS* (que vendrían a ser como tres biotipos o constituciones distintas) llamadas *VATA*, *PITTA* y *KAPHA*. Estas dan el *PRAKRITI* o la constitución básica de la persona. El primer biotipo, *VATA*, es seco y frío; el segundo, *PITTA*, grasoso caliente; y el tercero, *KAPHA*, húmedo y flemático.

La medicina constitucional no se ocupa solo de las enfermedades transitorias que visitan a un ser humano. Se dirige, más bien, prioritariamente, a la raíz del problema: observa al paciente en su integridad, tanto su temperamento como su constitución física.

A veces, sin saber, nuestra dieta es un estímulo para la enfermedad. ¿De qué nos sirve consumir hierbas pungentes para resolver el catarro, si consumimos pasteles, cremas, leche y quesos? Se recetan antibióticos para los bronquios, mientras que se consume una dieta altamente mucogénica. En estos casos, tal es la acumulación de flemas en el cuerpo que la única forma de higienizar a profundidad sería con la «bendición» de una infección bacterial. Si no cambiamos la dieta llena de azúcares y lácteos, la enfermedad, irremediablemente, tarde o temprano, regresará. Las bacterias no llegan arbitrariamente: como las moscas, husmean el alimento descompuesto y solo se reproducen en grandes cantidades cuando hay un banquete. Las bacterias se nutren de nuestros desperdicios.

Un error muy común en la nutrición moderna consiste en analizar la naturaleza química del alimento, su índice glicémico, sus calorías, vitaminas y minerales. Así, logramos tener una gran información sobre el alimento, pero seguimos ignorando la constitución física del sujeto que lo va a consumir. Un alimento puede ser excelente para cierto tipo de persona, pero perjudicial para otro. Es indispensable un *ENCAJE* entre la dieta y el paciente (dietante). Es decir, se requiere compatibilizar la bioquímica del hombre con la del alimento.

La filosofía de la nutrición moderna es positivista: se sirve de la ciencia química para el estudio del alimento y de las ciencias médicas para el estudio de la fisiología humana. Con estas herramientas establece correspondencias «científicas» entre el alimento Y la enfermedad. Sin embargo, excluye vastas leyes del universo por ser consideradas subjetivas. La dieta ictiovegana constitucional incorpora elementos filosóficos —como la filosofía de los sabores—, elementos psicológicos —como el temperamento del paciente— y también tradiciones espirituales milenarias. Pero, sobre todo, incorpora el sentido común y el arte de la observación.

El protagonismo de los granos

El trigo es la fuente de combustible principal de la humanidad. Sin embargo, el problema es que tiene un protagonismo excesivo en nuestra dieta. Nos acompaña desayuno, almuerzo y cena.

El trigo es un grano que no es recomendable incluir en la dieta todos los días, al menos no con la frecuencia que le damos. Un grano como el trigo acrecienta la flema, porque su proteína, llamada *GLUTEN*, como su nombre lo indica, *AGLUTINA* las células. El trigo contiene fitohemaglutinina, que es una lectina que hace que las células se interadhieran. Más sensato sería consumir un grano seco como la quinua, que no produce flemas, o, en su defecto, reservar un cereal distinto para cada día de la semana. Es recomendable seleccionar un grupo de granos que encaje correctamente dentro de nuestra constitución, ya que el grano que consumimos debe ofrecer propiedades terapéuticas sobre el entorno interno del paciente.

Por ejemplo, si el sujeto es de constitución mucogénica, congestionada, tiene tendencia al sobrepeso, sus movimientos son aletargados, hay gravidez en su temperamento y el pulso es viscoso como una mermelada, un grano como el trigo acrecentará la flema y la humedad. En este caso, mejor será recomendar un grano seco como la quinua, que no produce flemas. En otros casos, podemos equilibrar los días de la semana: arroz el lunes, cebada el martes, quinua el miércoles, centeno el jueves, maíz el viernes, centeno el sábado y trigo el domingo.

¿Con pescado o sin pescado?

¿Cómo justificar el consumo de pescado dentro de la alimentación pitagoreana? Quizá en última instancia, como meta final, deberemos prescindir de los peces de nuestra dieta, considerando también que en estos tiempos hay severos problemas de contaminación en los mares: el mar es tóxico y esas toxinas se concentran en los cardúmenes. Sin embargo, hoy todavía sugerimos el moderado consumo de pescado. Será necesario contestar esta pregunta desde diversos ángulos, para tener una respuesta más completa.

Para estudiar la teoría de la dieta ictiovegana primero debemos saber lo que es una teoría. *TEORÍA* viene de *TEO*, que es Dios. Una teoría, entonces, es una visión de Dios. Es decir, no hay teorías correctas ni incorrectas, son solo puntos de vista. Y mientras más omnisciente sea nuestro punto de observación, mayor será nuestra perspectiva de la realidad. Entonces, podemos ver el tema del pescado de diferentes maneras. Es muy difícil hacer el salto de una alimentación eminentemente carnívora a una vegana, pues para muchos representaría un escalón demasiado empinado que subir. La mayoría de personas no está en condiciones de hacer tal sacrificio. Quizá sea más efectivo hacer cambios graduales en nuestra dieta, antes de intentar un salto repentino a la alimentación vegana.

A pesar de la contaminación de los mares, hay que saber que el pescado es evolutivamente bastante más rudimentario si lo comparamos con otros mamíferos. El pescado viene del mar, de donde procede toda la vida. Su sangre fría lo coloca en una posición intermedia entre vegetal y mamífero. Hay que recordar que la vida surgió primero con organismos unicelulares; luego vendrían los fitoplánctones, el zooplancton, los pececillos, los peces, los anfibios, los reptiles, los roedores, los cuadrúpedos mamíferos, los primates y simios erguidos como nosotros, los hombres. Además, el pescado es el único animal que tiene grasas esenciales y saludables para el ser humano. El consumo de las grasas de pescado promueve la salud arterial, mientras que las grasas saturadas de todos los animales terrestres engrasan los órganos y obstruyen las arterias. En conclusión, el pescado es un alimento que contiene beneficios para la dieta, muchos más que los provistos por otros animales, por lo que su consumo tiene sentido. Para las personas que deseen adoptar una dieta ictiovegana, recomendamos pescado de carne roja y grasosa, no más de dos veces a la semana, lo que incluye anchoveta, salmón, trucha, atún, caballa o jurel.

El medio ambiente, el hombre y el planeta

La dieta ictiovegana le da importancia a la agricultura orgánica. No solo protege el medio ambiente y nos libera de agropesticidas tóxicos, sino que adicionalmente nos aporta, en promedio, entre 50 a 125 por ciento mayor contenido de nutrientes. Quizá tengamos que pagar unos centavos más por la lechuga orgánica, pero esta nutricionalmente equivale a dos lechugas de agricultura intensiva.

Habiendo ya expuesto los efectos deletéreos de la leche en el libro *LA GRAN REVOLUCIÓN DE LAS GRASAS*, observamos que su consumo es un despilfarro de nuestros recursos, y la dependencia de la proteína de leche resulta ineficiente comparada con la proteína vegetal. La proteína de la leche requiere diez veces más agua y quince veces más área de cultivo, que una cantidad similar de proteína vegetal que además exhibe un superior mérito nutricional.

Debido a la delicada salud planetaria de nuestros tiempos, debemos abastecernos de una fuente de combustible sostenible y amigable con el planeta.

Una dieta para impulsar la evolución espiritual del hombre

Muchas personas buscan una dieta que sirva de base para avanzar más rápidamente en su deporte, su profesión o su camino espiritual. No basta estar libre de enfermedades y dolores: el hombre también desea explorar nuevos territorios de la conciencia. Y un noble objetivo final es la libertad, la liberación de todas las trabas físicas, emocionales y espirituales.

Existen personas de sobresaliente inteligencia y agudeza mental que comen cremas dulces, carnes en exceso, leche, alcohol y, quizá, fumen tabaco. Verlas puede hacernos menospreciar el efecto de nuestra alimentación. Pero lo importante es comprender que, si bien esta alimentación permite que las facultades cerebrales operen con relativa conformidad, existirá un tope limitante, y estos comensales no podrán prosperar en otros niveles, ni escalar hacia otros territorios. La conciencia quedará limitada.

Se presume que el cuerpo es una máquina que necesita combustible, y que nuestra alimentación no ejerce influencia alguna sobre la evolución de nuestra alma y nuestra felicidad espiritual. Sin embargo, debido a que todo es energía, la comida es una poderosa manera de modificar la energía de nuestro cuerpo.

Existe un gran universo de personas que no padecen enfermedad, otras enfermas, algunas obesas y otras que no necesitan adelgazar. Personas que, aunque no presentan problemas a nivel físico, buscan liberarse de trabas psicosomáticas y crear el espacio necesario para crecer espiritualmente. Ellas pueden considerar, entonces, recurrir a una dieta pitagoreana, según su constitución y necesidades.

Capítulo 1
LA NUTRICIÓN ESPIRITUAL Y LOS SABORES
El sabor es al cuerpo lo que la emoción es a la mente

El fenómeno que llamamos REALIDAD nace desde la conciencia. La ruta tiene rigor cronológico: primero pasa por ser una idea; luego, un pensamiento; después, un sentimiento; y, finalmente, se llega a una realidad palpable. La filosofía griega de los cuatro elementos dice que el espíritu (fuego) impregna al pensar (aire), donde están las nubes de sentimiento (agua), Y al precipitarse se esculpen las montañas (tierra) Y se le da vida al cuerpo.

Fuego -> Aire -> Agua -> Tierra

Sin embargo, desde la materia del cuerpo también se proyecta y moldea la conciencia.

Se ha postulado que una alimentación perfecta no asegura la iluminación, la santidad ni la perfección. No obstante, tan fuerte es la influencia de la alimentación sobre la conciencia que no podemos menospreciarla. La alimentación para el alma y para el cuerpo son dos procesos conjuntos e inseparables, tan ligados como el hecho de que las plantas requieren de sol sobre sus hojas, pero también absorben minerales en sus raíces.

El secreto que busca la dieta pitagórea es crear una confluencia de vibraciones en la mente con la ayuda de la dieta y la conciencia vigilante. Es decir, desde la mente hacia el cuerpo y desde el cuerpo hacia la mente. El punto de partida para este proceso es comprender la naturaleza de los sabores.

El sabor y la emoción

El sabor y la emoción son fuerzas similares que operan en diferentes planos de existencia. Podemos decir que, cuando una emoción transcurre por la conciencia, a la par hay un sabor semejante que químicamente fluye y se impregna en el cuerpo. Al ingerir un sabor, este va a recorrer la sangre y los tejidos, donde propiciará el surgimiento de un estado de conciencia afín. Pensamientos de amor y compasión endulzan a todas las células. Pensamientos avinagrados forjarán un encurtido ácido en nuestros tejidos. En sánscrito hay una sola palabra, RASA, que quiere decir dos cosas: 'sabor' y 'emoción'.

Hay personas que comen chatarras grasientas y bebidas sintéticas. Se envenenan al punto de crear una intromisión química al fondo de su ser; su alma se mueve en un pantano de frituras y melazas. Bajo este desorden, la conciencia se trastoca, se vive sin claridad mental, se toman decisiones equivocadas, la ansiedad inunda nuestra conciencia, el lenguaje químico es transcrito a un lenguaje emocional, es decir, el cuerpo y el alma se van corroyendo.

Cada emoción suministra un flujo de hormonas, neurotransmisores, neuropéptidos y enzimas hacia la sangre, y este flujo es degustado por el cuerpo. Sabemos de la existencia de seis sabores y estos son, a su vez, los sabores de nuestras diferentes emociones. El exceso o deficiencia de una emoción nos altera de la misma manera que los excesos y carencias de un sabor dado en la dieta. Para una plena curación, el «sabor emocional» de la mente debe ir de la mano con el sabor de la medicina (herbolaria) y la alimentación balanceada. De este modo, la medicina herbolaria y la medicina dietética no serán suficientes si el «sabor emocional» de la conciencia no se ha corregido.

Si el espíritu está lleno de flaquezas y debilidades, entonces el hombre corre el peligro de ser condicionado y se convierte en esclavo de los impulsos originados por los sabores. Con su dieta, el hombre envuelve a su alma de sabores, la adereza. Como los lleva en su sangre, su conciencia y su destino son impulsados por estos sabores. Por otro lado, si el espíritu fluye caudaloso, fuerte y decidido, por decisión propia un hombre es capaz de convocar un estado de conciencia. Esta autonomía le otorga una firmeza y una libertad plena. En este caso, los factores psicológicos tendrán más peso que los factores físicos.

La ira destruye el hígado, tanto o más que el alcoholismo y el tocino. El cuerpo emocional tiene preferencias por ciertas emociones, a las cuales se adhiere con adicción, de la misma manera en que el cuerpo físico se aferra a ciertos sabores. Como niños engreídos, nos hemos quedado atrás con una escala infantil de sabores. Hay toda una canasta de alimentos fascinantes que nunca tocamos ni saboreamos porque no tenemos el hábito o porque no arriesgamos a experimentar. Retrospectivamente, podemos decir que tal vez desde antes de nacer el feto es condicionado a cierto patrón de sabores en su dieta. El prejuicio impuesto a las papilas gustativas es análogo al terreno de las reacciones emocionales. Es decir, se vive delimitado dentro de cierto grupo de sabores y cierto tejido de emociones, algo que se transmite de generación en generación.

En clínica se observan pacientes que padecen de impurezas en su sangre, colesterol alto, sinusitis, cáncer, diabetes, forúnculos, entre otras enfermedades. Por lo general, estas mismas personas sufren de falta de claridad, mala memoria, falta de criterio, ansiedad, depresión, confusión, irritabilidad. Es frecuente que estos mismos pacientes se resistan a modificar su dieta, ya sea por ignorancia, por costumbre o porque no tienen una legítima voluntad de sanar. Los hábitos o la adicción o el capricho pueden más que la voluntad de sanar.

Colectivamente, obedecemos a un régimen de alimentos legado por nuestros ancestros. Cada pueblo tiene una canasta de alimentos de donde salen sabores que influyen globalmente sobre la sociedad. Las culturas más antiguas y con mayor historia son las que han desarrollado mayores habilidades en la cocina. Estas son China, la India, el pueblo árabe, México y el Perú. Países jóvenes, como los del norte de Europa y Estados Unidos, nunca se han desarrollado su gastronomía.

La medicina china y la medicina ayurvédica parten de una aguda percepción de los sabores de los alimentos para hacer sus formulaciones medicinales. La medicina china observa la correspondencia de los órganos internos con los sabores.

- El corazón se equilibra con el sabor amargo.
- El hígado se equilibra con el sabor ácido.
- El bazo-páncreas se equilibra con el sabor insípido o dulce.
- El pulmón se equilibra con el sabor pungente.
- El riñon se equilibra con el sabor salado.

LOS CINCO ELEMENTOS Y SUS SABORES

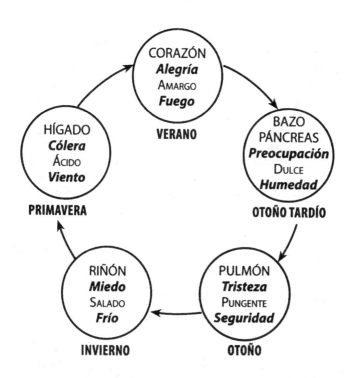

Como mencionamos, la medicina ayurvédica, adicionalmente, usa otro concepto que distingue tres constituciones básicas (*DOSHAS*) del paciente, llamadas VATA, PITTA Y KAPHA. VATA es de contextura delgada, mientras que PITTA es el medio Y KAPHA es más grueso. VATA Y KAPHA son friolentos, mientras que PITTA es calor. Pero así como VATA es un frío seco, KAPHA es un frío húmedo Y con flema. Luego, VATA Y PITTA son dinámicos y ágiles, mientras que KAPHA presenta letargo. KAPHA Y PITTA son grasosos, mientras que VATA es sequedad. La grasa de PITTA es caliente, la de KAPHA es fría.

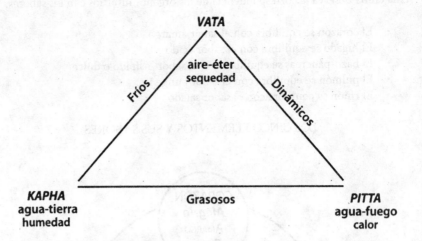

- *Vata*. Gobierna el aire y el éter. Es la calidad de movimiento, circulación. Su exceso nos da sequedad. Es de sabor astringente. Se agrava VATA CON frutos secos, sangre de grado.
- *Pitta*. Gobierna el fuego y el agua. Proporciona calor y grasa. Se aumenta PITTA con sabores picantes y pungentes. Un PITTA agravado genera fiebre.
- *Kapha*. Gobierna el agua y la tierra. Es frío, húmedo y grasoso. En exceso genera catarros, pesadez y obesidad. Se aumenta KAPHA con sabores dulces, lácteos y frituras.

Dosha	Sabor que lo incrementa	Sabor que lo disminuye
Vata	Pungente Amargo Astringente	Dulce Ácido Salado
Pitta	Pungente Ácido Salado	Dulce Amargo Astringente
Kapha	Dulce Ácido Salado	Pungente Amargo Astringente

Sabor	Elementos	Dosha	Efecto térmico	Efecto pos-digestivo	Equilibrio	Desequilibrio	Emociones
Dulce	Tierra-agua	K	Refrescante	Dulce	*Pitta-vata*	*Kapha*	Amor, empatía
Salado	Agua-fuego	PK	Calorífico	Dulce	*Vata*	*Pitta, kapha*	Codicia
Ácido	Tierra-fuego	P	Calorífico	Ácido	*Vata*	*Pitta, kapha*	Envidia
Picante	Fuego-aire	PV	Calorífico	Picante	*Kapha*	*Vata, pitta*	Enemistad
Amargo	Aire-éter	V	Refrescante	Pungente	*Pitta, kapha*	*Vata*	Pena, desolación
Astringente	Aire-tierra	VK	Refrescante	Pungente	*Pitta, kapha*	*Vata*	Miedo, cobardía

Las emociones dulces fomentan la simpatía y la amistad, pero en exceso aumentan la flema, la flojera y el estancamiento. Las emociones saladas son el arraigo y la estabilidad, pero en exceso llevan a la codicia, incrementan la complacencia (*KAPHA*) y aumentan de peso. Lo salado nos hace **retener líquidos**, pero también retiene emociones como la envidia y el resentimiento. El sabor ácido nos despierta, alerta los sentidos y concentra la mente, pero su movimiento centrípeto nos hace buscar afuera. Como la codicia y el ansia de posesión, también la envidia y el resentimiento causan igualmente acidez en el cuerpo. Las emociones amargas son la crítica, la insatisfacción, el dolor y la pena. En exceso, el sabor amargo reseca el cuerpo, quema la grasa y puede llegar a debilitar. La emoción astringente es el miedo y causa estreñimiento y tensión muscular. En moderación, nos saca del letargo, enfría la mente acalorada y calma una mente sobreexcitada, pero en exceso trae miedo e inseguridad.

LAS ADICCIONES A CIERTAS COMIDAS

Dulce	=	amor y cariño
Ácido-agrio	=	envidia y resentimiento
Amargo	=	dolor y pesar
Salado	=	codicia
Picante	=	enemistad y odio
Astringente	=	miedo y temor

Ácido

Concentra la energía, detiene hemorragias y sudoraciones

El ácido es pesado y caliente; mejora la digestión y tiene un efecto regulador sobre el hígado. El hígado tiene energía expansiva y centrífuga, por lo que el efecto astringente del ácido lo equilibra. El ácido también es fuego en presentación líquida. El ácido clorhídrico del estómago, por ejemplo, quema los alimentos con los que tiene contacto. El sabor ácido promueve la eliminación de fluidos, disminuye los espasmos y tremores, mejora el apetito y la digestión. Al ser astringente, el ácido tiene un efecto centrípeto: ayuda a concentrar la energía dispersa. A las personas distraídas (*VATA*) les ayuda a concentrar sus ideas dispersas. Finalmente, detiene las hemorragias y las sudoraciones profusas. En síntesis, el ácido equilibra a *VATA* y desequilibra a *PITTA*.

- **Limón**
  Las mil curaciones que nacen de un solo fruto
  Un libro entero podría escribirse sobre las virtudes del limón. Podemos decir que tomar jugo de limón en ayunas es una efectiva herramienta para efectuar profunda higiene de todo el cuerpo, como si fuera un detergente natural que enjabona y enjuaga las células. Es un poderoso alcalinizante de los tejidos intersticiales, tonifica las venas y ayuda a fortalecer las válvulas de las varices, disuelve cálculos renales, combate la osteoporosis y es de invalorable ayuda en el diabético. Es importante recordar que el cáncer prospera en un medio ácido, y el efecto fisiológico final del limón es alcalinizante. Mucha gente huye del sabor ácido del limón porque piensa que le dará acidez estomacal y gastritis. La verdad es que el limón tiene la capacidad de neutralizar los ácidos estomacales. Toda persona que sufra de acidez puede tomar el jugo de un limón en un vaso de agua y verá cómo de inmediato neutraliza el ácido clorhídrico del estómago.
  La cura del limón consiste en consumir el jugo de un limón en un vaso de agua. Cada día se incrementa un limón, hasta llegar a una cantidad cómoda, que es variable y puede ser de seis a diez limones. Luego se reduce la cantidad de limones hasta llegar a tres limones diarios. Esta es una dosis de mantenimiento que podemos continuar hasta que nos llame San Pedro. No hay restricción en la cantidad de agua que se mezcla con el limón —cada quien puede encontrar la mezcla que mejor le acomode—, pero, en general, un vaso de agua con el jugo de limón suele ser suficiente.
  En personas de constitución más calurosa, con estancamiento del hígado o infecciones crónicas, se puede hacer una breve modificación: licuar el limón entero y luego colarlo. La semilla del limón contiene antibióticos naturales y la cáscara ayuda a mover la obstrucción del hígado.
  Las personas con sudoración profusa pueden remediar o equilibrar la transpiración excesiva con el uso del limón. Igualmente, su jugo acelera la quema de las grasas y es muy útil en casos de sobrepeso.
  Las personas *VATA* tienden a ser dispersas y olvidadizas, y se favorecen mucho con el jugo de limón. Por su parte, las personas *PITTA* normalmente no deben consumir mucho sabor ácido (incluyendo los cítricos), ya que aumenta el calor interno. Pero, debido a que es fresco, el limón es la excepción. El limón proporciona equilibrio para todas las constituciones. Solo debemos moderar su consumo cuando existe estreñimiento severo. En casos de destemplar la dentina, es recomendable usar una caña para la absorción.
  En el imaginario popular se considera que el jugo del limón crea anemia y baja las defensas. Muchas personas se resisten a su consumo por este temor. Sin embargo, en casos de anemia podemos incrementar la absorción del

hierro con el jugo de limón, porque su vitamina C ayuda a preservar el hierro. Podemos consumir alimentos ricos en hierro como verduras de hoja verdes, dátiles y lentejas, acompañados de sorbos de agua con limón. Esto ayuda a bajar la cantidad de hierro mal absorbido en la dieta. De igual manera, el jugo de limón activa los leucocitos y fortalece la inmunidad del cuerpo. El limón es un bactericida de poderosa acción antiséptica, y de ninguna manera va a debilitar la inmunidad.

Finalmente, el limón es una importante terapia para los diabéticos y una poderosa manera de reducir los niveles de glucosa en la sangre. Es tan efectivo el limón que debe tomarse con cautela en los diabéticos insulinodependientes, en quienes la glucosa podría descender a un estado de hipoglicemia.

FUNCIONES DEL LIMÓN

Disuelve los cálculos renales
Es un poderoso antioxidante, bactericida y febrífugo
Ayuda a la concentración
Equilibra a *vata*, cohesiona y calienta
Alcaliniza la sangre
Mejora el funcionamiento de las várices
Disuelve cálculos renales, por efecto de la citrina
Purifica la sangre
Con cáscara, promueve la circulación del *qi* o *prana*
La pepa tiene propiedades antibióticas
Detiene las hemorragias y sudoraciones. En aplicación externa o consumo interno, actúa como antitranspirante
Adelgaza
Estimula las secreciones hepáticas y pancreáticas
Controla la gota
Es antiartrítico

- **Vinagre de manzana**

  Es más caliente que el limón, por lo que se prefiere usar en personas que padecen de frío. El uso es más difundido en el tratamiento de las enfermedades reumáticas. Es una fuente superior de potasio. Aunque es más caliente, el vinagre de manzana comparte con el limón muchas propiedades medicinales: es alcalinizante, combate el sobrepeso y es un buen remedio casero para el reflujo ácido. Otras virtudes del vinagre de manzana incluyen beneficios en condiciones como sinusitis, resfríos, gota y cándida. Existe evidencia, al igual que en el caso del limón, de que es una efectiva manera de reducir los niveles de glucosa en la sangre y de bajar el índice glicémico de comidas ricas en almidón. El vinagre de manzana tiene un efecto positivo sobre el hígado, ayuda a disolver cálculos biliares por efecto del ácido málico presente en la manzana y tiene un efecto reductor del colesterol.

UN REMEDIO CASERO PARA LA CASPA

Se mezcla un cuarto de taza de vinagre de manzana con otro similar de agua. El vinagre de manzana equilibra el pH en el cuero cabelludo y detiene el crecimiento de la malassezia, una infección micótica relacionada con la caspa. Este hongo requiere de grasa para su subsistencia y se reproduce con la que proveen las glándulas sebáceas del cuero cabelludo. El procedimiento consiste en rociarlo sobre la cabeza, evitando el contacto con los ojos. Luego, hay que envolver la cabeza con una toalla y dejar durante quince a sesenta minutos. Finalmente, hay que enjuagar. Se recomienda hacerlo de una a dos veces por semana.

- **Naranja**
  Es dulce y ácida, cordial y pesada. Promueve el apetito y es buena para *VATA*. *Desequilibra a* pitta y kapha.
  Tiene propiedades mucogénicas. No se recomienda en resfríos. Es algo difícil de digerir.
- **Tamarindo**
  Su nombre significa 'dátil de la India'.
  Mejora el apetito, la digestión y tiene efectos laxantes.
- **Camu camu**
  Fuente superior de vitamina C.
  Para mayor información sobre el camu camu, ver el capítulo 12.
- **Encurtido de** *UMEBOSHI*
  Despierta el *YANG* en el cuerpo. Es un efectivo antiparasitario.

Salado
Da peso, suaviza masas y bultos

El sabor salado tiene propiedades pesadas y calientes. Aumenta el fuego digestivo. Ayuda al cuerpo a eliminar sus desechos, purga los intestinos, y tiene un efecto laxante, debido a que incrementa el volumen de la masa fecal. Reduce el embotamiento abdominal, y reduce las masas y nodulos endurecidos del abdomen.

El sabor salado incrementa la complacencia de los sentidos y nos da ganas de vivir; en exceso nos lleva a la exaltación de los sentidos y refuerza la flojera. Aumenta la codicia. Debemos agregar que el sabor salado estimula el apetito: si colocamos dos platos de maní, uno con sal y el otro sin sal, rápidamente nos vamos a dar cuenta de cuál se acaba primero.

En las personas *VATA*, que normalmente tienen una mente ágil y volátil, lo salado ayuda a traer su atención sobre el cuerpo físico y las cosas terrenales. Mientras tanto, el calor de lo salado enciende a *PITTA* y despierta sus pasiones excesivas. Lo salado disuelve tumores y suaviza y descongestiona las masas duras de flema. Por esa razón, se usan algas en caso de nodulos en la tiroides, incluyendo el bocio. Es suavizante, laxante y sedante. Calma los nervios y alivia la ansiedad. En pequeñas cantidades, estimula la digestión. En exceso, causa retención de líquidos, edemas, cálculos renales y aumenta la presión arterial. Agrava a *KAPHA*. De acuerdo con la medicina ayurvédica, desequilibra a *PITTA* y *KAPHA*, y equilibra a *VATA*.

En la medicina china, para calmar la ansiedad se utiliza una fórmula salada muy mineralizante, *LONG GU Y MU LI*, hueso de dragón y conchas de ostra. Los huesos de dragón son huesos fosilizados de animales ancestrales. La combinación es altamente mineralizante y relajante del sistema nervioso.

- **Algas**

  Son una manera muy natural y quizá la más saludable de consumir el sabor salado. Los beneficios de las algas son múltiples. Quizá debamos destacar el yodo, un mineral que, por lo general, se encuentra en cantidades deficientes en la población, aun consumiendo sal yodada. El yodo está relacionado con un mejor coeficiente intelectual, y su deficiencia, con el cretinismo. Durante el embarazo es crítico consumir el yodo de las algas y ácidos grasos esenciales para fomentar la inteligencia del bebé.

- **Furikaki** *y gomasio*

  El gomasio es el ajonjolí tostado con sal marina, en una relación de doce a uno. El *FURIKAKI* es el gomasio con el ingrediente adicional de tener algas nori molidas.

  Existen productos de *FURIKAKI* en el mercado, pero desgraciadamente muchos contienen glutamato monosódico (Aji-no-moto). Tanto el gomasio como el *FURIKAKI* son una inteligente manera de salar y sazonar la comida, ya que aportan diferentes minerales además de la sal. La sal es un mineral esencial para la salud, pero preferiblemente se debe consumir como alimento.

- **Sal rosada**

  Por su enorme cantidad de minerales, es una fuente superior de sal: tiene más de 84 minerales diferentes.

- **Sal de apio** (ver el capítulo 12)

- Sal de mesa

  Altamente refinada, es inexistente en la naturaleza, por lo que debe evitarse.

Pungente picante
Promueve la circulación, dispersa y expande

El sabor pungente combina el fuego y el aire. Tiene efecto calorífico, carminativo (elimina gases) y diaforético (promueve la transpiración). Es liviano, térmico y seco. Su cualidad seca y cálida mejora a *KAPHA*, mientras que agrava a *PITTA Y VATA*. Abre la mente y los sentidos. Lirrjpia los canales, aliviando el dolor del sistema nervioso, por lo que en pequeñas cantidades mejora a *VATA*. El sabor pungente abre los poros y facilita la transpiración, mejora el metabolismo y estimula todas las funciones orgánicas. Fomenta el *AGNI* o fuego digestivo. Reduce el frío de *KAPHA*. La rabia e irritabilidad de PITTA se agrava con las comidas pungentes, para lo cual es excesivamente estimulante, fomenta la extraversión y la necesidad de estimulación. En las personas KAPHA los ayuda a salir de su inercia, letargo y gravidez. La emoción que propicia el picante es ira, odio y envidia.

En medicina china el pulmón corresponde al elemento metal y a la estación del otoño, donde hay contracción de la atmósfera, frío y encogimiento. El sabor pungente es el sabor para equilibrar este movimiento contractivo. Como sabemos, la mayoría de medicinas para el pulmón son pungentes, como el ajo, la cebolla, el kion o jengibre, el nabo, el rabanito. Condimentos como la pimienta cayena y el tabasco disminuyen la mucosidad, es decir, tienen una dinámica mucocinética. Asimismo, la comida pungente puede ofrecer sensaciones hormigueantes en el cuerpo, así como en el tejido de la conciencia. El sabor pungente mejora la circulación y libera la obstrucción de la sangre. En la medicina china, por ejemplo, a las personas con fibromas uterinos y coágulos en la menstruación se les recomienda rama de canela, que es más poderosa que la corteza de canela en su capacidad de mejorar la circulación.

Un excesivo sabor picante daña y seca los pulmones, y puede causar tos seca y sangrado. En tanto, picantes amargos, como acónito y EPHEDRA, en pequeñas dosis son expectorantes, sedantes, estimulantes, antiespasmódicos, eméticos y depurativos. En dosis mayores son narcóticos, perturbadores y paralizantes de todas las DOSHAS.

Nota: El kion, a pesar de ser pungente, no agrava a PITTA, por lo que puede y debe formar parte de su dieta.

- **Cardamomo**
  Es una hierba cálida y pungente. El secreto de sus propiedades terapéuticas reside en sus aceites volátiles, que tienen una poderosa acción digestiva. Alivia la flatulencia, revierte la acidez y mejora la digestión.
  Cuando consumimos alimentos, nuestro cuerpo secreta enzimas digestivas, lo cual también representa un desgaste de energía por parte del cuerpo. Espolvorear un poco de cardamomo facilita grandemente la digestión de los alimentos. Además, retira el mal aliento. El cardamomo también asiste a las enfermedades genitourinarias, tanto en cistitis, nefritis y gonorrea, así como en la impotencia sexual y la eyaculación prematura. El cardamomo ofrece un agradable aroma a las comidas y se emplea tradicionalmente para la depresión. Se dice que es el monarca de las especias, junto con la canela y la pimienta negra.

- **Pimienta cayena**
  La pimienta cayena tiene múltiples y potentes beneficios para la salud. Quizá la virtud más histórica y significativa es la de ser una efectiva medicina para el corazón: estimula la circulación sanguínea de una manera dramática. Su consumo mejora la estructura venosa, por el aporte de nutrientes esenciales para los capilares, venas y arterias. Es una medicina importante para limpiar las arterias en casos de arterosclerosis, pues reduce los triglicéridos y el colesterol LDL. También ayuda a regular la presión arterial. Solo se necesita tomar un cuarto de cucharadita en medio vaso de agua tibia. Este es también un remedio de primeros auxilios para casos de infarto y hemorragias internas. Existen reportes de pacientes que han sido rápida-

mente rescatados de un infarto agudo al corazón al tomar sorbos de pimienta cayena con agua tibia. A pesar de que es un remedio altamente estimulante y caliente, no irrita las mucosas internas. Se usa en casos de úlceras internas y tiene una particular efectividad para las hemorroides. La pimienta cayena es una hierba pungente y cálida, ideal para pacientes friolentos *(VATA Y KAPHA)*. Tiene capacidad cicatrizante. Otro beneficio no menos importante se relaciona con sus propiedades antifúngicas. Son varios los patógenos micóticos contra los cuales es efectivo. Por otro lado, ha demostrado tener una importante actividad antitumoral, especial para casos de s cáncer de mama y próstata.· Canela

Tiene sabor dulce y pungente. Es una planta maestra en la herbolaria china. Sus propiedades pungentes hacen que abra los canales y promueva la circulación. Tiene una afinidad especial con el órgano del corazón. Se dice que la canela es a la mujer lo que el ginseng es al hombre. Es una hierba cálida con gran capacidad de reconstituir al paciente débil. La herbolaria china lo usa en pacientes de constitución delgada y pálida, con palpitaciones y sudoración excesiva, friolentos y temerosos. La ciencia oficial lo estima como un antidiabético. Ha demostrado tener importantes principios antidiabéticos.

Algunos de sus efectos farmacológicos son:
- Antibacteriales y antibióticos.
- Leve efecto diurético.
- Diaforéticos y antipiréticos: promueve la transpiración y baja la temperatura al dilatar los vasos sanguíneos en las áreas periféricas.
- Circulatorios: dilata los vasos sanguíneos y promueve la circulación en el útero.
- Otros: cardiotònico, antitusivo, antidiabético.

Dulce
Armoniza, pacifica y tonifica. Refrescante, tierra y agua

Tiene cualidades de ser fresco, pesado y grasoso. Aumenta la masa de tejidos. Da satisfacción y llenura. Fortifica al paciente débil y delgado, y es útil en condiciones de deficiencias. A corto plazo da una ilusoria sensación de saciedad física y mental, por lo que es adictivo en personas que se sienten psicológicamente vacías. El sabor dulce tiene la facultad de equilibrar a los otros sabores. Es decir, en una mezcla de varios sabores, estos se armonizan con coherencia con el sabor dulce. El dulce es un sabor refrescante que combina tierra y agua. Al ser fresco, extingue la rabia de *PITTA* y temporalmente apacigua el miedo de *VATA*. El dulce tiene la facultad de relajar los nervios. En exceso, contribuye a la complacencia y a la codicia, especialmente en sujetos *KAPHA*.

Es constructor y fortalecedor de todos los tejidos del cuerpo. Armoniza la mente y fomenta una sensación de satisfacción. Alivia las membranas mucosas. Por ejemplo, la sequedad e irritación de la garganta puede aliviarse con el regaliz. La tos seca se alivia con miel de abejas, pero se agrava si hay flema.

El excesivo sabor dulce daña el bazo, el páncreas y puede causar hipoglicemia, hiperglicemia y diabetes. Empalaga la conciencia. La deficiencia de dulce agrava a

- **Polen**

El polen es la parte reproductiva masculina de las flores colectadas por las abejas. En otras palabras, viene a ser el semen del reino vegetal. Técnicamente es llamado MICROGAMETOFITO. Como tal, ofrece una de las más grandes concentraciones de nutrientes, con una portentosa agrupación de vitaminas, aminoácidos y minerales. Reúne todos los aminoácidos esenciales, lo que le da el título de PROTEÍNA COMPLETA. Se dice que, si tuviéramos que subsistir con tan solo un alimento, el que nos daría mayor longevidad sería el polen de abeja.

El polen de abeja es un claro ejemplo de cómo el sabor dulce en su estado no refinado ayuda a darle fuerza y vigor al cuerpo.

Por su habilidad de darnos fuerza y resistencia, es un alimento preferido por los atletas.

El polen contiene de 10a 15 por ciento de azúcares naturales, entre ellos glucosa, fructuosa, pentosa, rafinosa y estaquiosa, los mismos azúcares que están presentes en la miel de abejas. Vale la pena resaltar que muchos de ellos están predigeridos por acción de las glándulas salivales de las abejas.

Un nutriente olvidado en el polen de abeja es la lecitina, que ayuda a metabolizar grasas y a eliminarlas del cuerpo. Esta acción, sumada a su efecto diurético y al aporte de nutrientes que ofrece, lo hace un alimento apto para personas que deseen bajar de peso. Entre sus beneficios tenemos:

— Reduce el colesterol malo.
— Ayuda a controlar el peso.
— Aumenta la energía.
— Tiene un efecto inhibidor sobre las células cancerosas.
— Incrementa la libido.
— Ha sido un suplemento secreto de los atletas.

Pitágoras e Hipócrates consideraron al polen como un nutriente con poderes rejuvenecedores. Vale la pena mencionar que en el bosque el polen silvestre es de lo más variado, en las especies y en la calidad, pero nos debe consolar que las abejas saben distinguir, mejor que nadie, cuál es el polen de la más alta calidad y solo seleccionan el mejor. Quizá algo que debe tenerse en cuenta sobre el polen es su inigualable concentración proteica. Para tener una idea de esto, comparemos el contenido de aminoácidos en 100 gramos de muestra de polen con la carne y los huevos.

	Isoleucina	Leucina	Lisina	Metionina	Fenilalanina	Triptófano	Valina
Carne de res	0,93	1,28	1,45	0,42	0,66	0,20	0,91
Huevos	0,85	1,17	0,93	0,39	0,69	0,34	2,05
Polen	4,5	6,7	5,7	1,82	3,9	1,3	5,7

Tanto el polen como la jalea real son alimentos que actúan poderosamente sobre las glándulas del cuerpo. Sin embargo, el polen es un alimento especial para la hipertrofia prostática, así como para la libido del hombre. Por otro lado, la jalea real, siendo un alimento destinado a la reina abeja, es especial para las mujeres, para la menopausia y como tónico de las glándulas, incluyendo los ovarios.

- Miel de abejas
La miel siempre debe usarse cruda, nunca cocida o pasteurizada, porque pierde valor nutritivo. La miel natural se cristaliza con el frío. Más aún, una miel cristalizada nos da garantía que no ha sido adulterada.

- Jugo de caña
Diurético, mineralizante. Afrodisíaco. Refrescante, laxante y nutritivo.

Astringente
Reseca, refrigera y concentra la energía

Corresponde a aire y tierra. Su efecto térmico es refrescante y su efecto posdigestivo es pungente. El sabor astringente arruga la boca y frunce la lengua, por lo que a nivel emocional induce a la introversión. La tendencia es contraer la conciencia. Su sabor es fresco, liviano y seco.

La constitución *VATA* se ve agravada con el astringente, mientras que a *PITTA* y *KAPHA* los nivela (ayuda especialmente a nivelar las tendencias impulsivas y extrovertidas de *PITTA*).

Detiene la hemorragia y otras secreciones, como la transpiración y la diarrea. Fomenta la curación de la piel y las membranas mucosas. Compacta los tejidos y trata el prolapso. En exceso, causa gases, distensión y constipación. El sabor astringente es antiafrodisíaco.

- **Sangre de grado**
Es un claro ejemplo de sabor astringente. Poderoso cicatrizante. Se usa para detener la diarrea crónica y en el tratamiento contra el cáncer. También para úlceras faríngeas y gastrointestinales, hemorroides sangrantes, vaginitis y para picaduras de insectos. La sangre de grado es una resina que puede aplicarse tópicamente, sobre cortaduras o mordeduras de insecto. La resina rápidamente se seca, creando una especie de segunda piel. Hay mucha literatura sobre las virtudes de la sangre de grado en la medicina tradicional, pero conocer su sabor nos permite tener mayor versatilidad en su uso clínico. Por ejemplo, en personas calurosas y grasosas (*PITTA*) encuentra su mejor efectividad, mientras que en personas con sequedad, estreñimiento y frío (:*VATA*) no es tan recomendable. En estos casos, es mejor considerar otra resina como el aceite de copaiba, que es cicatrizante, bactericida, pero oleoso, lubricante y laxante. Otros sabores astringentes: uña de gato.

Amargo
Quema la grasa, purga el calor

El sabor amargo tiene un efecto descendente sobre la energía: ahoga el calor y refresca. El sabor amargo es usado para apagar el fuego y quemar la grasa. Por

31

ejemplo, en casos de forúnculos infectados, expectoraciones amarillas, tumores, quistes, infecciones urinarias, fiebre y urticaria. De igual forma, reduce la flema y los catarros, así como también tiene un efecto reductor del colesterol.

Es refrescante, liviano y seco. Equilibra a *KAPHA* y *PITTA,* pero puede agravar a *VATA.*

Seca y reduce las secreciones, lo cual es excelente para *KAPHA.* Su efecto reseco conlleva a tendencias a la introversión. Aumenta la agilidad de la mente. Baja la irritabilidad, la impaciencia y la impulsividad. El sabor amargo ayuda a dormir. Las cualidades de la amargura traen inseguridad y miedo a *VATA,* una tristeza seca y áspera, además de una insatisfacción profunda. Desintoxicante, antibiótico, antiséptico, purificador, reduce los tejidos corporales. Ayuda a digerir el azúcar y la grasa.

El hercampuri y el diente de león son dos hierbas amargas que clínicamente exponen las propiedades del sabor amargo, pues queman la grasa y reducen la inflamación, y son útiles en casos de infecciones.Otros sabores amargos: cacao y cúrcuma (para ambos casos, ver el capítulo 13, referido a los superalimentos).

- **Las dos caras del café**
  No todo en el café es oscuro y amargo, pues ha demostrado tener importan tes virtudes. Quizá la manera más objetiva de evaluar al café es comparar sus beneficios y sus desventajas. La ciencia moderna está obteniendo nue vos hallazgos sobre este fruto. Muchas de las conclusiones previas estaban influenciadas por el grupo humano de estudio: personas que trabajan en oficina con alta carga de trabajo, con inactividad física, fumadores y bebe dores de alcohol. Una cosa muy diferente es obtener conclusiones al eva luar el efecto fisiológico del café en personas saludables y armoniosas.

  Buenas noticias sobre el café
  Según las informaciones del Harvard Health Publications, hay va rias virtudes presentes en el café. Para comenzar, tiene propiedades anticancerígenas, reduce la incidencia de cáncer de hígado hasta en un 50 por ciento y protege contra el cáncer rectal y de mama. El consumo de café sin azúcar también sirve para controlar la diabetes: se sabe que los consumidores de café tienen la mitad de probabilida des de contraer esta enfermedad. Igualmente, en lo que a presión sanguínea se refiere, no hay un incremento. En diversos estudios se ha demostrado que los consumidores regulares de café (por defini ción, quienes consumen de tres a cinco tazas diarias), comparados con los consumidores moderados (ninguna a dos tazas diarias), te nían mucho menor incidencia de la enfermedad de Alzheimer, así como la mitad de riesgo de contraer demencia senil. Asimismo, exis ten estudios que demuestran una protección contra la enfermedad de Parkinson. De la misma manera, se ha visto que el consumo de café está vinculado con una menor incidencia de cálculos biliares, resultado que no se observa con el café descafeinado. Por medio de mecanismos que aún no se comprenden, el café ha mostrado prote gernos contra la incidencia de cirrosis hepática y el carcinoma hepá-

tico. Muchos de los beneficios del café no son obtenidos del café descafeinado, aunque en algunos casos se obtienen en ambas presentaciones. Pero, en general, no es recomendable descafeinizar, ya que en el proceso se utilizan solventes químicos como el tricloroetileno o el metileno de cloro.

Malas noticias sobre el café
El alto consumo de café está asociado a un leve incremento en los niveles de colesterol. El café es un estimulante que puede sobreestimular el sistema nervioso. Esto puede producir ansiedad y, a largo plazo, agotar las glándulas adrenales. Muchas personas se exi gen por trabajar más allá de sus capacidades con la ayuda del café y esto naturalmente debilita a cualquier mortal. También es bueno señalar que el abuso del café ha sido asociado a incrementar el riesgo de la osteoporosis y es contraproducente en casos de infertilidad. Naturalmente, en casos de fatiga crónica e insomnio debe suspenderse su consumo.

• **Efectos fisiológicos con el abuso de los sabores**

- **Dulce.** Obesidad, diabetes, levaduras, parásitos, inflamaciones, ga ses, letargo y somnolencia, fatiga crónica, hiperglicemia, congestión respiratoria.
- **Astringente.** Tremores, estreñimiento, sequedad del cuerpo, ador mecimiento, sed, baja de la libido o reducción de las secreciones glandulares sexuales, rigidez del cuerpo, sed, calambres.
- **Amargo.** Adelgazamiento extremo, dolor de cabeza, rigidez, baja de la libido, resequedad.
- **Pungente.** Calentura en el cuerpo, mareos, sequedad, prurito, esco zor generalizado, fiebre, sed, dolor, mareo.
- **Salado.** Inflamación, edema, enfermedades de la piel, herpes, impo tencia, arrugas, calvicie, urticaria, envejecimiento prematuro.
- **Acido.** Envejecimiento prematuro, prurito, quemazón en el cuerpo.

Elcorazón, el amor y la dieta

«How marvelous a lover is, for he gathers power, grows, and fills with
vibrant energy, from the image ofhis beloved'».
JELALLUDIN RUMI (1207-1273)

La ciencia de la epidemiología y la salud pública ha señalado que la primera causa de muerte de la humanidad son las enfermedades al corazón, agrupadas en un variado género de problemas vasculares. Más exacto será recapacitar en que son más bien las tensiones en las relaciones de pareja las que cobran una penalidad sobre este órgano del afecto. Por intermedio de la pareja nos enfrentamos, a diario, en amor o en educativa contienda.

El corazón posee un lenguaje universal: sin estudiarlo, todos lo comprendemos. La razón es un lenguaje de imposibles diferencias, opiniones, juicios, reclamos, con incontables puntos de vista. El lenguaje del corazón nos asombra, tiene una cadencia lenta, como una música que te mueve a bailar con los ojos cerrados, va golpeando con suavidad y todo el cuerpo siente su sangre fluir, como una ballena absorta que aletea con placidez.

Con algo de vergüenza podemos admitir haber pensado en una serie de argumentos para justificar el enojo. Pero luego nos sorprende otro lenguaje y, paradójicamente, como si entráramos en razón, escuchamos una música que canta y a la que no le importa nada, ni respeta a nadie. Ahí es cuando se demuelen los muros, caemos inermes y descalzos como amantes despreocupados. Tan desnudos como un hombre que observa su propio cadáver, sonriendo con amor sobre el lecho tendido de sus razones tanto defendidas.

Para que un hombre y una mujer puedan encontrarse en armonía y mantener una buena relación, debe existir una afinidad química en sus fluidos corporales, lo que en sánscrito se denomina RASA, que quiere decir 'jugo'. En la medicina china se le conoce como JINGYE: los fluidos del cuerpo, sudor, semen, linfa y plasma de sangre.

Aun siendo libres, los pájaros vuelan en bandadas y se agrupan por instinto; su navegación es guiada por un llamado a migrar hacia tierras de mayor abundancia. De la misma manera, las parejas se unen porque presienten que tienen que llegar a ciertas lecciones, aman su viaje conjunto, el amor es su andanza. La vida se vuelve rica y satisfactoria cuando impulsamos que las personas que viven a nuestro lado también tengan vidas plenas y abundantes.

Un matrimonio que no encuentra compatibilidad sexual en vano la buscará optimizando el desempeño de sus órganos sexuales o apelando a estimulantes glandulares. La afinidad no depende de los órganos, sino de las auras, que no vibran en consonancia. El que dos amantes se conjuguen plenamente se debe a la química de los fluidos del cuerpo, así como a la resonancia de cada esfera del aura. Esto se logra tras un paciente trabajo conjunto, mutua sintonización, convivencia, meditación, continuas sonrisas y miradas.

Habrá parejas que se desean sexualmente, ambos se buscan y cooperan en la intimidad, pero, incluso así, la experiencia los frustra, se sienten desvitalizados, engañados, los hechos los dejan con ansias en la sangre. Pueden culparse mutua-

34

mente por comportarse de una manera negligente, pero el tema es de auras contrariadas, de su energía, un tema más allá del cuerpo físico. En el deporte sucede lo mismo: jugadores de alto nivel y de gran talento no necesariamente hacen un equipo cohesivo y ganador.

Si los miembros de una pareja tienen dietas diferentes, esto se reflejará en la secreción de fluidos incompatibles en el cuerpo. Como el agua y el aceite, la energía entre ambos será también discorde. Cuando un matrimonio se toma el tiempo de sentarse en la mesa a comer juntos, por virtud de los sabores de la comida que ingresan en la sangre, por el intercambio de miradas y por la conversación, se produce una adaptación de la energía.

La dieta y el desarrollo de habilidades en las relaciones generan fluidos en el cuerpo que permiten la armonía. Cada uno de nuestros actos y pensamientos produce un fluido afín en el cuerpo. Es por medio de este trabajo por el que se aderezan RASAS (jugos) en la sangre. Como hemos mencionado antes, RASA en sánscrito es 'sabor', pero también 'fluido corporal'.

De la misma manera, si estamos a la merced de los dictámenes de los RASAS, nos hundimos debajo de las corrientes de cada emoción. La libertad consiste en liberarse del ímpetu de ciertos fluidos y poder más bien crear nuestras propias realidades fluídicas.

Cuando en un hogar tenemos un comensal de comida pura y otro de comida impura, se vuelve desafiante la convivencia. Estas dietas erigen cuerpos diferentes, fluidos disparejos. Para una mujer alimentada con pureza será difícil tolerar los aromas impuros de su marido, como el sudor mantecoso de su piel. Los fluidos se repelerán Y la conciencia se impugnará con pleitos; no tendrán otra pasión que la de discutir. Observar los hábitos de comida de unos novios es una premonición sobre el curso futuro de la relación. Regular horarios para comer juntos comida sana es igualmente un aporte a la terapia de reconciliación entre parejas. Cada uno tendrá una constitución física para la que necesitará cierto equilibrio de sabores en su dieta, pero, en general, el valor VIBRACIONAL de la comida genera un entorno de posibilidades e intercambios compatibles.

Capítulo 2
ECOLOGÍA SANGUÍNEA El lado
INVISIBLE DE LA SANGRE

«El espíritu es el más sutil vapor, el cual es expresado desde la sangre, y el instrumento del alma para ejecutar todas sus acciones; una bisagra común entre el cuerpo y el alma».
Robert Burton (1638)

«The arterialspirit ofour life is ofthe nature ofgas».
Jan Baptiste van Helmont

La ciencia oficial, unánimemente, establece que la sangre es un medio vivo que aporta nutrientes a los órganos internos. Al limitarse a lo material, no puede ver en la sangre otra cosa que no sea un fluido vital con funciones nutritivas. Por otro lado, culturas antiguas entendieron que el cuerpo humano está organizado por patrones de energía que sutilmente determinan su funcionamiento. Así, vemos que en la Biblia se utiliza el término NEPHESH, traducido como 'suspiro y pulso de vida'. Según los cabalistas, el NEPHESH habita en un medio vital, descrito como un vapor humeante que reside en las cavidades del corazón, desde donde se distribuye por todo el cuerpo. Si bien la sangre es el vehículo para el movimiento de la fuerza vital (NEPHESH), a su vez esta es el vehículo para el movimiento de la conciencia.

La física moderna y la mecánica cuántica nos dicen que nuestro cuerpo físico es una precipitación de un mundo invisible, gobernado por energía y partículas que lindan en el umbral entre la onda y la materia. La materia es una condensación de vibraciones sutiles y estas vibraciones son el común denominador de toda existencia, animada e inanimada. Tenemos dos teorías del origen de la energía. La primera parte de la premisa de que la materia crea un campo energético que lo envuelve. Mientras tanto, la segunda nos dice que el campo energético viene primero y precede a la existencia del cuerpo material.

El doctor Edmond Szekely fue un gran estudioso del crudivorismo de los esenios. Fue autor de innumerables textos sobre naturismo y traductor consagrado de textos en arameo. En sus investigaciones estableció la clasificación de cuatro categorías de comidas, para evaluar el contenido de la fuerza vital del alimento:

1. **Biogénica.** Compuestos en su mayoría de germinados, los alimentos biogénicos tienen la máxima capacidad de activar la energía en el ser humano. Son comidas crudas con alto contenido de enzimas vivas: vegetales y frutos crudos y germinados. Estos alimentos ayudan a aumentar los campos de energía sutil en el organismo. El doctor Szekely predijo que una dieta rica en superalimentos biogénicos nos ofrece una vida llena de energía, inmunidad contra diferentes enfermedades y una mente lúcida y productiva. Una dieta cruda pero sin germinados carece de un ingrediente vital.

2. **Bioactiva.** En esta categoría están las frutas, los vegetales y las nueces. Por no estar en su fase germinal, estas comidas tienen menor contenido de fuerza vital.

3. **Bioestática.** Se refiere a todas las comidas que han sido cocinadas y, por lo tanto, desvitalizadas. A corto plazo esta dieta nos da combustible, pero agota al cuerpo de fuerza vital. No son comidas necesariamente nocivas, pero están por debajo del pleno potencial que puede ofrecer un alimento.

4. **Bioacídica.** En esta categoría se encuentran los alimentos que destruyen la vida, que alteran los campos de energía sutil del hombre. Son comidas que han sido procesadas, irradiadas, con aditivos, preservantes, herbicidas, hormonas, pasadas por microondas o genéticamente modificadas. Son comidas chatarra, plásticas, artificiales y de consumo diario: hamburguesas, carnes fritas, azúcares, gaseosas.

El doctor Edmond Szekely concluyó que, para una óptima salud, la dieta debe consistir de un 25 por ciento de comida biogénica, 50 por ciento de comida bioactiva y 25 por ciento de comida bioestática. El alimento bioácido, por ser tóxico, debe evitarse en su totalidad.

En nutrición, es reglamentario evaluar los diferentes nutrientes del alimento, pero, por desgracia, no siempre su bioelectricidad. Como fuente de combustible, el alimento no es tan solo calorías, también es energía sutil, bioelectricidad, electromagnetismo y biofotones.

Por virtud de la fuerza vital del alimento, se genera la fuerza vital en el organismo. Las comidas crudas poseen energía sutil, en forma de biomagnetismo y de cargas eléctricas; ambas son importantes para numerosas funciones del cuerpo. Por ejemplo, las células rojas de la sangre deben tener una carga eléctrica negativa de -0,70 milivoltios. Esto hace que entre las células exista una fuerza de repulsión que impide que estas se aglutinen. Debido a que predominantemente consumimos alimentos cocinados, las células de la sangre solo alcanzan una carga eléctrica de -0,2 milivoltios y, al no haber un campo eléctrico potente con capacidad de repulsión mutua, las células se aglutinan, en un proceso llamado ROULEAU, es decir, ya no tenemos células rojas nadando libremente en el torrente sanguíneo y más bien estas se desplazan aglomeradas. Se palpa entonces un pulso viscoso como un río de melaza somnolienta.

Esta aglutinación de los glóbulos rojos en la sangre hace que la superficie de contacto disponible para absorber oxígeno sea reducida. Y aunque una persona presente niveles de hemoglobina aceptables, técnicamente presenta una sangre anémica, ya que la disponibilidad del oxígeno en su sangre se ve reducida, situación que puede ocasionar un estado de fatiga crónica. Sumado a esta reducción en la amplitud respiratoria, se produce letargo y somnolencia, muy frecuentes en la actualidad. En muchos capilares minúsculos, debido al reducido calibre, los glóbulos rojos deben ingresar en fila india, pero, al estar conglomerados, obstruyen las vías de la sangre, ocasionando problemas circulatorios.

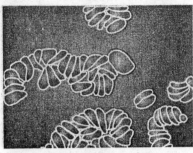

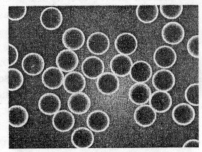

Sangre aglutinada y con baja oxigenación.

Sangre sin aglutinaciones.

Fitohemaglutininas

Las células de la sangre también se aglutinan por un conjunto de sustancias llamadas FITOHEMAGLUTININAS, con propiedades aglutinantes en la sangre. Entre ellas destacan el trigo, la leche, las frituras y la carne. Existen también las panhemaglutininas, sustancias que aglutinan todos los tipos de sangre, A, B, AB y O. Asimismo, hay hemaglutininas específicas para cada tipo de sangre.

La vitalidad de nuestras células depende de su potencial eléctrico. Cuando las células tienen buenos potenciales microeléctricos, poseen la capacidad de liberarse de toxinas. La importancia de la bioelectricidad del alimento nos remite a la importancia de la comida fresca y cruda en la dieta: de la vida viene la vida y la comida muerta cada día nos acerca más a la muerte.

La medicina china establece que el QI (energía) y la sangre son dos fenómenos inseparables, YIN y YANG. La energía comanda movimiento a la sangre y esta es la madre de la energía. Cuando la sangre es deficiente, esta no puede anclar la energía, la cual se vuelve caótica, desarraigada y desordenada. Podemos tener mareos, visión borrosa, apnea, calambres y uñas quebradizas, nerviosismo, insomnio y delirios. Toda la teoría de la medicina china y la ayurvédica se sustenta sobre la importancia del flujo libre de la energía y la sangre.

Biofotones

El doctor Fritz-Albert Popp es un investigador alemán que ha mostrado que el ADN es un importante centro de emisión de fotones, a los que llama BIOFOTONES, que son diferentes al fenómeno de luminiscencia. La conclusión a la que llega el doctor Popp es que las personas que gozan de firme salud son aquellas con mayor emisión de biofotones, y las que se encuentran más enfermas tienen una mínima emisión. Para asimilar la energía del biofotón, es necesario el consumo de los ácidos nucleidos ADN y ARN, lo que incluye comidas crudas, enzimas y clorofila. Un hallazgo interesante del doctor Popp es que las verduras silvestres tienen el doble de emisión de biofotones que las verduras del mercado. Teniendo en cuenta que la agricultura solo tiene ocho mil quinientos años, mientras que la subsistencia del hombre como cazador-recolector se extendió al menos unos doscientos mil, nos hace pensar en la importancia del alimento orgánico, el cual, aunque no es silvestre, está fortalecido de nutrientes y biofotones.

Efecto del azúcar

Pocas personas se complacen en reconocer que su sangre se ha transformado en un lugar de residencia de minúsculos huéspedes. Andan por la vida, sonrientes, pero en secreto, al interior, sucede un proceso de descomposición. ¿Qué hemos hecho para autodescomponernos? Durante años nos hemos complacido con azúcares, hemos saciado la sed con bebidas gasificadas, los desayunos se han consagrado a beber yogures acaramelados, sin nunca imaginar las consecuencias. Hasta que llega el día inapelable, el momento decisivo en la vida, en el que la salud se quiebra, lo que incluye una persecución biológica por estos actos inconscientes.

No son pocos los que padecen de hongos en las uñas, pero no advierten que esto es apenas una breve manifestación externa de otro semejante proceso interno, lamentablemente difundido por todo el cuerpo. Son muchos los peligros del azúcar y los carbohidratos refinados, pero una sangre silenciosamente infestada es acaso más peligrosa.

También importa conocer el verdadero valor del pensamiento mágico que despertó la sangre en culturas antiguas. Si vamos a la raíz pura de los atributos sobrenaturales que se le asignan a la sangre, siendo libres de metáforas vemos que efectivamente hay un misterio. El alma se revela en la sangre, tiene una morada líquida y sin forma. En el Concilio de Trento se estableció que el infierno no es un lugar físico, sino más bien un estado del alma. Sin embargo, más exacto es decir que el gozo o dolor del alma está impreso en la sangre y desde allí se manifiesta.

Las estructuras del agua y la sangre

Todo lo que existe en la Tierra es producto de vibraciones y radiaciones. Un hallazgo sutil de la ciencia moderna es reconocer que el agua, además de la necesidad de ser pura, libre de metales pesados y compuestos órgano-fosfatados, también deberá estar libre de contaminación vibracional. El agua presenta una estructura hexagonal en su estado natural cuando es agua viva resplandecida por el sol. Cuando se deshiela y por medio de una burbujeante moción se impacta con el canto rodado, se mineraliza y activa. En este estado ofrece numerosas virtudes medicinales.

Nuestra sociedad se halla aterrorizada por la presencia de microorganismos en el agua y cree que al hervirla quedará potable. Otros, más perspicaces, temen la presencia de metales pesados en el agua: el cadmio, el arsénico, el plomo y el aluminio hacen de nuestra agua un transparente consomé de toxinas. Estos últimos son incluso más peligrosos que las bacterias, pero, por lo general, pasa inadvertida la ingesta de agua muerta, agua estática, agua desvitalizada y sin potencia geométrica, agua sin luz solar, que ha perdido la cristalina estructura hexagonal que le es propia. Desde el agua que consumimos hasta los alimentos, todo debe ser alimento con coherencia en sus patrones de energía.

La mejor manera de consumir agua es bebería de un manantial puro, donde actúan el sol, la arena, las rocas y el aire puro. Como para muchos eso no es posible, es importante destilar el agua con un filtro de carbón activo para remover metales pesados. En algunos casos, estos metales pesados no son eliminados por este proceso de filtración, de modo que podemos recurrir al sistema de osmosis inversa. Este último, si bien elimina completamente todos los peligrosos metales pesados del agua, tiene el inconveniente de dejarnos un agua demasiado refinada, sin los minerales buenos e importantes. En esos casos, es recomendable suplirlos con una pizca de sal rosada, que contiene una rica concentración de más de ochenta y cuatro minerales. También se pueden adquirir minerales coloidales que provienen de la Antártida. Al agregar minerales, debemos batirlos con una cuchara de palo, en forma circular, haciendo que el agua burbujee y se agite en forma de remolino, sin parar, por lo menos durante tres minutos. Luego, se coloca en envases de vidrio y se pone a descansar en la ventana o en cualquier lugar donde pueda recibir los rayos del sol y sea así magnetizado por los fotones solares.

El bebé recién nacido se compone de 90 por ciento de agua, el adulto es 70 por ciento agua y, debido a una deshidratación natural de la edad, el anciano solo es 50 por ciento agua. En todo caso, se concluye que será beneficioso llenarnos de agua pura, que además deberá ser un agua con estructura hexagonal, un agua cristalina. ¿Si ingerimos agua desorganizada y confusa no estaremos trasfiriendo también un desorden a nuestra sangre y células, y de allí prolongando un sutil caos hacia nuestra vida y nuestro destino?

Cada vez son mayores los estudios sobre la capacidad de almacenar información en el agua. En este compuesto integrado solo de hidrógeno y oxígeno se agotan las posibles combinaciones de enlaces moleculares, de donde chispean colores, formas y microcargas eléctricas. La presencia de un ser querido instantáneamente puede modificar la estructura del plasma sanguíneo, fenómeno que puede observarse en la microscopía de campo oscuro. Investigadores rusos y japoneses, como el profesor Masaru Emoto, han demostrado que es posible grabar e imprimir información sobre el agua. Con el uso de tecnología especial, el efecto de rezar y bendecir el agua, así como también maldecirla, es un fenómeno medible y observable. El agua es un cristal líquido, con la versatilidad única en su capacidad de almacenar información. El agua es la única sustancia que puede transitar por los estados gaseoso, líquido y sólido. Y por alguna razón aún no comprendida, el hielo flota, aun siendo más denso que el agua.

La sal y la sangre

La sangre, siendo salada, responde sensiblemente a los minerales, entre ellos la sal, que ejerce un efecto de estructuración del plasma sanguíneo. Según la calidad de la sal, se hilan diferentes formas, como si fueran intangibles telarañas en el plasma de la sangre. La sal otorga un poder organizador biofísico de la energía. De allí la importancia de la sal marina pura.

Sin embargo, la sal rosada es superior. Se trata de una sal de roca que en la sierra peruana y boliviana es llamada PUCA CACHI (sal roja). También existe en la India, donde se le conoce como sal himalaya. Desde allí se exporta y vende al mundo a un alto precio. Esta sal contiene al menos unos ochenta y cuatro minerales. Ha sido creada por enormes presiones tectónicas, en el transcurso de cientos de millones años. Tristemente, las autoridades del Ministerio de Salud recomiendan a las comunidades del Altiplano a no usar la sal rosada. Para prevenir el bocio instruyen a la población a consumir sal de mesa yodada, una sal colmada de químicos innecesarios y un cloruro de sodio refinado en exceso. La sal de mesa es un remanente que las industrias utilizan para diferentes procesos; solo un pequeño porcentaje es destinado para el uso doméstico. La sal rosada de roca, al igual que la sal marina, proviene de la evaporación, pero, al ser sometida a fuertes presiones, por millones de años, presenta una configuración magnética sutil y ENCANDECIDA. Algo similar sucede con el carbón al convertirse en diamante. Sépase también que, si se teme estar privados de yodo por usar una «sal alternativa», la sal de mesa yodada contiene una insignificante concentración de este mineral, muy por debajo de la requerida y de la que ofrecen las algas de mar. El yodo es un importantísimo mineral para la inteligencia y es imprescindible consumirlo en la gestación y el embarazo.

La vida en la Tierra se generó a partir del plasma marino, que era un gigantesco líquido amniótico del planeta. Decir que el caldo primario que dio vida a las células es solo agua y cloruro de sodio es ignorar la secreta geometría de la energía. El plasma marino presenta ochenta y cuatro elementos, pero la sal de mesa ha sido reducida a dos elementos: sodio y cloro. Esta simplificación también restringe y altera el espectro de posibilidades electromagnéticas, pues la sal es responsable de procurarle conductividad eléctrica al agua. La sal marina y las sales presentes en las plantas tienen capacidad de almacenar energía del Sol, energía fotónica. La sal de mesa presenta patrones vibratorios disonantes, muy diferentes a las frecuencias armoniosas y ordenadas de la energía fotónica transmitida a la sal marina y la sal rosada, o la sal de apio, una sal orgánica.

En realidad, no son solo los patrones vibratorios de la sal los que se sellan en la sangre: cada alimento tendrá una influencia. En general, mientras más refinado es el alimento, más empobrecido es su desplazamiento electromagnético.

Capítulo 3
EL ECOSISTEMA INTESTINAL
Fermentación intestinal, microbios
y cambios de conducta

«El cuerpo y la mente son atributos paralelos,
llámense manifestaciones de la misma sustancia».
BARUCH SPINOZA (1675)

Los intestinos de un hombre sano contienen entre diez y cien mil millones de bacterias. El número de células en el cuerpo es de, aproximadamente, cien mil millones. Esto significa que entre 10 y 50 por ciento del gran total de células de nuestro cuerpo son bacterias. Como vemos, una gran cantidad de células son huéspedes parásitos que actúan con cierta independencia. En este texto reflexionaremos sobre la profunda implicancia de estos diminutos huéspedes.

Nuestros intestinos representan un segundo cerebro, porque, junto con la corteza cerebral, nos dan emociones y conciencia. El contenido intestinal es la tierra desde la cual las raíces, llamadas *VELLOSIDADES INTESTINALES*, absorben sustancias para nutrir el cuerpo y la conciencia del hombre. El problema es que esta materia intestinal está sujeta a innumerables alteraciones, modificaciones producidas por la dieta y por la hormigueante presencia de seres vivos que pululan estos fétidos espacios. Para algunos es absurdo suponer que la presencia de nuestros microorganismos —vale decir, millones de estos— ejerce una secreta influencia sobre nuestra conciencia. Sin embargo, lo cierto es que debe existir un equilibrio ecológico entre las más de quinientas especies diferentes de bacterias que habitan el intestino. Pero si este equilibrio se rompe, y algunas bacterias adquieren mayor protagonismo, tendremos un desequilibrio fisiológico en el cuerpo, habrá un flujo de sustancias químicas que se secretarán hacia nuestra sangre, y muchas de estas sustancias modificarán nuestra conducta, algunas incluso son psicoactivas.

Una dieta desmesurada puede producir que en nuestro tracto digestivo se multipliquen los microorganismos intestinales. Se presentan, entonces, innumerables problemas que se conocen como una disbiosis intestinal. Así se propagará la infección intestinal. La ciencia médica atribuye este mal al contagio, pero más exacto será entender que esta situación se viene procreando con nuestras fermentaciones intestinales de cada día; el *CONTAGIO* no es más que una de las hebras de la trama total.

El intestino tiene básicamente dos tipos de bacterias: las aeróbicas y las anaeróbicas. Las primeras consumen oxígeno, mientras que las segundas no lo requieren y hasta pueden morir ante la presencia de este. Además de bacterias, los intestinos tienen levaduras y organismos unicelulares o protozoarios. Sabemos que aproximadamente quinientas especies diferentes de bacterias habitan en el intestino y, debido a la falta de oxígeno, son las bacterias anaeróbicas las que predominan.

Entonces, podemos hablar de dos cerebros: el intestinal y el neuronal. Si somos aficionados al orden cronológico, debemos empezar por el intestinal, pero vamos a ver que ambos cerebros son recíprocos e interdependientes. Las emociones procrean un entorno bioquímico y nuestros tejidos pueden consumirse velozmente con la emoción del resentimiento, el odio y la mala voluntad. Ello produce un rápido desgaste de energía nerviosa y un aumento de secreciones nocivas a la sangre. Análogamente y, como si fuesen partícipes de este proceso, las bacterias también responden y se desplazan a secretar otro universo de sustancias.

Antibióticos e intestinos

Podemos comparar nuestro intestino con un caverноso bosque amazónico poblado por una gran biodiversidad de fauna diminuta y hongos, pues, como ya dijimos, existen unas quinientas especies diferentes de bacterias cohabitando en nuestras entrañas. Sin embargo, hay flora intestinal buena (reductora) y otra mala (oxidativa). Es esta segunda flora bacterial la que nos causa estrés oxidativo e intoxicación de la sangre. Básicamente, nuestra dieta se presta para formar fermentaciones intestinales cuando en ella abundan el azúcar, la leche y el trigo. Estos tres ingredientes aislados o en conjunto hacen crecer todo género de levaduras (candidiasis), y las bacterias que normalmente son nuestras aliadas, como la *ESCHERICHIA COLI*, se vuelven nuestros insurrectos enemigos debido a su exagerada proliferación.

En nuestro intestino y nuestros pulmones, así como en nuestra sangre, habitan bacterias, pero si debido a los excesos en la dieta la sangre se llena de flema, las bacterias se multiplican exponencialmente y gozan del glutinoso banquete del *MUCUS*. Es necesario que las bacterias realicen el biológico e higiénico trabajo de comerse todas las escorias del cuerpo. Las bacterias cumplen un propósito: limpian la sangre dejándola libre de *MUCUS*. Por eso decimos que la salud debe alternarse con la enfermedad; no podemos ni debemos tener salud perpetua. Es necesario que nos enfermemos, porque ello le brinda al cuerpo la oportunidad de realizar su higiene interior. A una temperatura de 37 grados nuestro sistema inmunológico tiene un poder determinado, a los 38 será el doble de fuerte y a los 39 será cuatro veces más fuerte aún. Cuando llegamos a los 40 tendremos ocho veces más poder que a los 37 grados. Entonces, lo primero que debemos hacer ante una infección es no bajar la fiebre. Con demasiada ligereza las familias se automedican paracetamol, con lo cual debilitan el poder depurativo y catártico de la fiebre. Sabemos que muchos adultos con insuficiencia renal, que deben realizarse diálisis, fueron de niños fieles compañeros del paracetamol. El paracetamol (acetaminofén) está asociado a la nefritis túbuloinfersticial, una enfermedad relacionada con el uso de medicamentos nefrotóxicos. Dosis tóxicas de paracetamol o su uso prolongado están asociados a necrosis tubular de los ríñones y necrosis hepática.

En un estudio del *JOURNAL OF INFECTION AND IMMUNOLOGY* se vio que la penicilina oral redujo la población total de bacterias por un factor de mil, es decir, quedaron mil veces menos bacterias. Este estudio, además, demostró que las bacterias nocivas se desplazan fuera del tracto intestinal hacia los nodulos linfáticos del intestino grueso, y ahí se encuentran en una posición estratégica para lanzar nuevas infecciones.

Si sobre un bosque amazónico arrojáramos un gas letal que aniquilara todo tipo de vida (un antibiótico), estaríamos confiriendo una situación traumática al bosque, y su efecto, semejante al fuego, causaría la caída de árboles, la muerte y el «holocausto» de animales. Pensemos cuánto tiempo y esfuerzo nos tomaría repoblar el bosque y, más aún, cuánto tiempo tardaría el restablecimiento del ecosistema.

Cuando se suministra un antibiótico, el sistema inmunológico se apaga y deja de realizar esa infinita tarea de microlavado celular. De la misma manera, las infecciones bacterianas tienen un propósito: alimentarse de la flema del cuerpo y, en este sentido, es necesaria la infección. La sangre tiene tal cantidad de flema y fermentaciones que, por irónico que parezca, tan solo las bacterias pueden hacer este diminuto trabajo de higienizarnos. Es al sistema inmunológico a quien le corresponde el sucesivo trabajo de librarnos de las bacterias.

Después del antibiótico, nos quedamos con la basura del MUCUS en la sangre, además de un «holocausto» de bacterias muertas y un sistema inmune ciego y desactivado. Debido a esa basura viscosa en la sangre, ocurren reiteradas infecciones intestinales, renales o pulmonares: son las cenizas flemosas de esta guerra bacteriológica las que dejan sus secuelas. Mientras tanto, siguen recetando antibióticos, porque se dice que la bacteria ha creado resistencia. Paralelamente, la fermentación en la sangre continúa, la dieta es la misma y la flema no tiene cómo salir. A esto se le llama FACTOR PATÓGENO RESIDUAL, y es comúnmente conocido como el resfrío mal curado, que, como muchos pueden atestiguar, es la más cruel enfermedad.

En ciertos casos, las bacterias se multiplican al grado de producirnos una septicemia, una infección generalizada, y podemos llegar a una situación que esté más allá del control del sistema inmunológico. En estos casos no hay tiempo para hacer los cambios necesarios en la dieta, y el antibiótico es naturalmente una medicina válida, pero es necesario reflexionar sobre lo que implica consumir antibióticos y no pensar que ante cualquier infección tenemos que recurrir a él, como si careciéramos de defensas propias. Igualmente, hay que entender que las infecciones tienen un motivo, y debemos meditar sobre nuestra alimentación y no buscar un rápido y evasivo escape.

Los antibióticos, una levadura para los males intestinales

Al eliminar la flora benéfica con el uso del antibiótico, la levadura intestinal, que normalmente está presente en el hombre sano, no tiene freno biológico. Se ha observado que los hongos intestinales prosperan y aparecen por doquier, y pasan a crecer como levaduras adultas, las cuales son mucho más tóxicas. Entre estos hongos tenemos que mencionar a la cándida, que se implanta en las paredes intestinales, como una hiedra se adhiere a una pared. La cándida irrita el tegumento interno del intestino y nos ofrece una suma de complicaciones.

Las principales causas de la candidiasis intestinal son las siguientes:

1. Estrés.
2. Baja inmunidad.
3. Abuso de antibióticos.
4. Uso de cortisona y prednisona.
5. Uso de píldoras anticonceptivas.

En experimentos con ratones expuestos a antibióticos desde una edad tempra-na, se vio que la presencia de levaduras intestinales incrementó en promedio cien-to treinta veces. Al ser expuestos a cortisona, se observó que la población de leva-duras intestinales se incrementó ocho veces.

La CANDIDA ALBICANS, un huésped normal del colon, prefiere vivir en un am-biente pútrido, carente de oxígeno. Al adherirse las levaduras a los intestinos, secretan enzimas que los erosionan. Entre las enzimas secretadas están las siguien-tes: catalasa, fosfatasa ácida y alcalina, coagulasa, queratinasa y proteasa secretora de aspartato. Todo este arsenal de enzimas de la levadura corroe la integridad del tegumento interno de los intestinos, que queda como un colador permeable. A estas perforaciones intestinales se les conoce como síndrome de intestino permeable. Normalmente, el proceso digestivo debe catabolizar, es decir, segmentar las pro-teínas en aminoácidos y los carbohidratos en glucosa, pero con un intestino permeable las moléculas de alimentos no digeridos pasarán directamente al to-rrente sanguíneo. Como consecuencia, tenemos una cadena de alergias alimenti-cias, así como también enfermedades autoinmunes. Las defensas del cuerpo ven estas moléculas indigestas como agentes invasores y empiezan a producir grandes cantidades de anticuerpos, IgE e IgG. Entre los alimentos alergénicos tenemos la leche, las carnes animales y el trigo. Cuando consumimos un plato de fruta o ver-duras, el sistema inmune no se despierta, pero con el consumo de la leche y el trigo hay una alerta general en el sistema inmunológico y las defensas proceden al mi-nucioso escrutinio de todo el alimento. Con el consumo de carnes animales, tene-mos un estado de máxima alerta del sistema inmunológico. Esto se debe a que son proteínas demasiado similares a las proteínas humanas y, en muchos casos, gene-ran reacciones alérgicas.

EJEMPLO: EL TRIGO Y LAS ARTICULACIONES

El trigo contiene complejos de proteínas y azúcares llamados proteoglicanos, que son muy semejantes a los *proteoglicanos* presentes en el cartílago de las articulaciones. El consumo de trigo está asociado a crear reacciones autoinmunes, en las cuales las defensas del cuerpo atacan a las articulaciones, ocasionando artritis. Ratones inyectados con proteoglicanos de alta densidad desarrollan anticuerpos y consecuentemente artritis, mientras que los ratones inyectados con proteoglicanos de baja densidad no desarrollan artritis.

El gluten de trigo y el autismo

Independientemente de la presencia de microorganismos, otra manera en que los intestinos afectan nuestra conducta es formando fermentaciones intestinales. Un ejemplo claro lo tenemos en el autismo, cuando el intestino no puede desmem-brar los péptidos del gluten, y sucede que estos son químicamente muy parecidos al opio. Por consiguiente, la presencia de la gluteomorfina del gluten de trigo nos brinda opioides que modifican la conducta y la sangre. El niño, entonces, se en-cuentra embriagado, su conciencia no está en plena vigilia y, más bien, se mantiene en una somnolencia inducida por secreciones intestinales.

Téngase presente que la incidencia del síndrome de Down se ha mantenido constante a lo largo de la historia de la humanidad y es de un caso por cada novecientos nacimientos. Por otro lado, la incidencia del autismo se ha incrementado exponencialmente en los últimos veinte años. Originalmente, se afirmaba que la incidencia del autismo era de cuatro por cada diez mil nacimientos. Hoy la cifra es de cuarenta y cinco. En otras palabras, se ha reportado un incremento de 1.125 por ciento. Esta diferencia epidemiológica en ambas enfermedades nos lleva a pensar cuándo una enfermedad es netamente genética y cuándo influyen elementos medioambientales, entre ellos la dieta, el uso de antibióticos y las vacunas.

En el niño autista, debido a una historia de excesivo consumo de antibióticos, desaparecen los cultivos de LACTOBACILLUS ACIDOPHILUS, permitiendo que las levaduras intestinales puedan proliferar libremente y crecer hasta obtener sus formas adultas, para secretar una sustancia llamada ÁCIDO TARTÁRICO, que es un neurotóxico. Igualmente, se sabe que en los intestinos de muchos niños, no solo de autistas, encontramos grandes colonias de un problemático grupo de bacterias llamadas CLOSTRIDIUM, que secretan una sustancia llamada ÁCIDO HIDROXIFENIL HIDROXIPROPIÓNICO (HPHPA), con reconocidas propiedades neurotóxicas que modifican la conducta. Valores altos en la orina de HPHPA se han encontrado presentes en sujetos con autismo, pero también en personas que padecen de trastornos neurológicos y psiquiátricos, como depresión severa, fatiga crónica, psicosis, esquizofrenia o parálisis muscular parcial. Estos individuos pueden coexistir con síntomas gastrointestinales.

Entre las bacterias llamadas CLOSTRIDIUM tenemos: CLOSTRIDIUM TETAÑÍ, que causa el tétanos; CLOSTRIDIUM BOTULINUM, que causa la enfermedad conocida como botulismo; y CLOSTRIDIUM PERFRINGENS y CLOSTRIDIUM DIFFICILE, que causan diarreas. La presencia de estas bacterias está asociada al abuso de antibióticos orales, lo que indica que son resistentes a antibióticos como ampicilina, penicilina, tetraciclinas y cefalosporinas.

- Bacterias intestinales benéficas
  — Lactobacillus (acidophilus, coryniformis, gasseri, rhamnosus, delbrueckii, fermentum, bulgaris, casei, paracasei).
  — Bifidobacterium bifidum.
  — Streptococcus thermophilus.
  — Saccharomyces boulardii.
  — Bacillus clausii.

- Bacterias intestinales nocivas
  — Shigella dysenteriae.
  — Salmonella typhi I, II, III-
  — Vibrio cholerae.
  — Vibrio parahaemolyticus.
  — ESCHERICHIA COLI (enteropatogénica, enterotoxigénica, enteroinvasiva, enterohemorrágica).
  — YERSINIA SP. (enterocolitica).
  — Aeromonas sp.
  — ROTAVIRUS (virus) (NORWALK VIRUS, enterovirus, adenovirus, astrovirus,

coronavirus).
— Entamoeba histolytica *(protozoos).*
— Giardia lamblia *(protozoos).*
— Cryptosporidium sp (parvum, hominis*) (protozoos).*
— Campylobacter jejuni.
— Bacteroides fragilis.
— Providencia alcalifaciens.
— Clostridium difficile, Clostridium perfringens.

Simbologia del intestino grueso

Según la milenaria medicina de la India, el ayurveda, el intestino grueso está gobernado por una deidad llamada Yamarája. Etimológicamente, su nombre, textualmente, quiere decir 'rey de la muerte'. Este Dios vive en el ámbito llamado Sutala o el infierno. Yamarája en Occidente sería el equivalente del demonio o diablo. En la filosofía védica, de la India, existe la trinidad de Brahma, el creador; Vishnu, el que preserva la creación; y Shiva, el destructor. Yamarája es una encarnación de Vishnu y no de Shiva, como podríamos suponer. A Vishnu se le responsabiliza de la preservación y la continuidad; en este caso, es la preservación de un proceso llamado muerte. Esto refleja que para la filosofía hinduista la muerte es parte intrínseca de un proceso ilimitado y perenne llamado vida. En el colon y el recto está concentrado el sistema excretor, que es el sistema transportador de AMA, es decir, las toxinas que debemos eliminar. Para tratar al colon del paciente existen numerosos tipos de enemas, específicos para cada constitución, como enemas de café, de GHE, de hierbas medicinales o de bicarbonato de sodio.

En la medicina china, el intestino grueso contiene al PO, el aspecto espiritual de este órgano, y viene a ser el alma corpórea e instintiva. En el carácter de PO, encontramos el ideograma del fantasma, y el de color blanco. Se dice que el alma etérea o HUN se alberga en el hígado y, tras la muerte, esta se eleva al cielo. El alma corpórea se adhiere al intestino grueso y, luego de la muerte, desciende hacia la tierra. También en la medicina china el intestino grueso representa el elemento metal, el otoño Y el fin del ciclo.

Tanto en la medicina védica como en la china, la patología del intestino grueso está vinculada con la del pulmón. Pulmón se considera al conjunto de los dos lóbulos pulmonares y un tercer pulmón, que es la piel. Así, cuando tenemos toxinas en el intestino grueso aparecen catarros en el pulmón o quizá enfermedades de la piel en forma de acné purulento. Las enfermedades del pulmón, a su vez, se verán reflejadas en el intestino grueso en forma de asma alérgica con alergias digestivas, o catarro pulmonar y, simultáneamente, heces pastosas y mazamorrientas.

En el mundo griego, el colon estaba gobernado por Hades, el dios subterráneo de la muerte, también llamado Plutón por los romanos, mitológicamente representado como un sórdido dios de la defunción y con una dolorosa capacidad de regeneración.

Tradiciones antiguas relatan este tipo de cuentos alegóricos sobre los órganos internos, cuentos sobre los que no debemos depositar algún tipo de fe, pero sí podemos meditar largamente sobre la enseñanza que está detrás de estas historias. En este sentido, podemos decir que el colon siempre es visto como un oscuro pozo de maceración, que nos enlaza con la muerte y con la destrucción de la vida de los alimentos. Fétido, fecal, parasitario y de burbujeante actividad bacterial.

El azufre

Los gases responsables del mal olor de los gases intestinales son, en su mayoría, gases sulfurosos. Los principales son: ácido sulfhídrico, dimetilsulfuro y metilmercaptano. El olor fétido proviene principalmente del primero. Estos malos olores se pueden contrarrestar con el acetato de zinc y con el carbón vegetal activado. Este último es el más seguro: tiene una tasa de efectividad del 90 por ciento.

Theophrastus Phillippus Aureolus Bombastus von Hohenheim es el dilatado nombre de un alquimista suizo, más conocido como Paracelso, que quiere decir 'más grande que Celso'. Más allá de su soberbio nombre, su grandeza nunca fue discutida. Entre sus legados iconoclastas tenemos la postulación de la existencia de tres elementos: el azufre, el mercurio y la sal. Fue un refinamiento de la teoría aristotélica de los tres elementos básicos: el azufre, que representa al alma masculina; el mercurio, que representa al espíritu femenino; y la sal, al cuerpo. En cada decocción herbolaria Paracelso procuró lograr el equilibrio de estos tres principios. Para él, el mercurio representaba la densidad, la fluidez; el azufre representaba lo inflamable y gaseoso; y la sal eran las cenizas remanentes después del proceso de combustión.

Se dice que todo lo que el ignorante sataniza el hombre sabio puede admirar, encontrando en ello una distinguida medicina sagrada. Esto ocurre con el azufre. El azufre es uno de los minerales más interesantes, tan misterioso, subterráneo y oculto como el infierno mismo. El diablo tiene la reputación de oler a azufre. Hay que resaltar que el azufre se encuentra entre los minerales más carentes en la dieta humana. Poco más del 83 por ciento de la población no consume suficiente azufre. Junto con el magnesio, encabezan la lista de los minerales más deficientes.

Es curioso que desde tiempos de Paracelso el azufre haya sido utilizado para tratar problemas del intestino grueso. Se dice que Paracelso propagó su fama de médico debido a sus curas milagrosas con el azufre, lo cual no evitó por ello que fuera perseguido, difamado y excomulgado.

El azufre siempre se ha utilizado para tratar infecciones de la piel y para el herpes. También se rociaba sobre las uvas para combatir plagas. Y en los Andes se le da de comer azufre al ganado para equilibrar las bacterias ruminales.

En la antigua medicina china y el ayurveda se usó también al azufre para combatir la impotencia sexual. Ninguna de estas culturas estigmatizó al azufre como un mineral tóxico o propio de los infiernos.

En el intestino grueso habitan aproximadamente dos kilos de bacterias como parte de nuestra flora intestinal: un kilo está formado por flora bacteriana benéfica, pero el otro está constituido por bacterias tóxicas, que continuamente envenenan nuestra sangre. Debemos recordar que más de un tercio del peso de nuestras heces son bacterias. En los intestinos se libra una continua guerra bacteriológica, entre buenas y malas.

El doctor Karl Probst, un reconocido médico alemán, teólogo benedictino y disciplinado crudívoro, autor de numerosos libros sobre medicina natural, nos dice que el azufre es el mineral por excelencia que regula y equilibra las poblaciones intestinales en el colon. El doctor Probst emplea azufre inorgánico con todos sus pacientes, hasta corregir el equilibrio de la flora intestinal.

Podemos cambiar la distribución de las poblaciones de bacterias intestinales con el consumo de comidas probióticas. Actualmente, en las farmacias se venden diversos productos para restituir la flora bacteriana, pero también hay métodos caseros como la KOMBUCHA, el yogur de coco, el yogur de col (sin leche), la chicha de jora, el kéfir, el chucrut y el tocosh.

El azufre orgánico

Durante años la ciencia supuso que la sangre era un medio aséptico. Hoy sabemos que esto está muy lejos de ser cierto, pues en nuestra sangre habita un sinnúmero de especies microscópicas, levaduras, nanobacterias, virus, bacterias y organismos multicelulares. Conforme avanza nuestra edad, estas especies microscópicas incrementan considerablemente su población. Al llegar a los setenta años, el hombre puede tener grandes poblaciones de nanobacterias hormigueando en su sangre.

Se sabe que el consumo de azúcar es una de las principales maneras de encender el botón de la autodescomposición, es decir que, incluso estando vivos, deambulamos con nuestro cuerpo lleno de organismos minúsculos que nos van descomponiendo. Algunos de estos huéspedes internos son las mencionadas NANOBACTERIAS.

Las nanobacterias son diminutas bacterias intracelulares, normalmente visibles solo con microscopio electrónico. Estas bacterias incrementan con la edad notoriamente cuando se consume una dieta llena de carbohidratos y azúcares. Son responsables del proceso de calcificaciones morbosas, anquilosamiento y esclerosis, producto de la vejez. Surgen malestares como el tinitus o acúfenos, que es la calcificación de las arterias del oído interno, lo cual produce hipertensión arterial localizada y estimula el nervio auditivo. También aparece la arterioesclerosis y las calcificaciones del hígado y el riñón.

Existe evidencia de que dentro de un cálculo renal hay una gran colonia de nanobacterias y estas protobacterias forman una coraza dura de fosfato de calcio. Se sabe que estas bacterias están presentes en el 97 por ciento de los cálculos renales y también en las placas minerales, llamadas PLACAS DE RANDALL, de calcificaciones en los túbulos renales. Además, se sabe que el crecimiento de los cálculos también está influenciado por factores dietéticos, volumen de orina y concentración de inhibidores de cálculos, como el magnesio y el citrato (presente en el limón), glicoproteínas y pirofosfatos.

Actualmente, se sabe que el azufre orgánico es capaz de detener y de desintegrar las calcificaciones formadas por estas nanobacterias. El ciclo de azufre empieza en el fondo del mar con el fitoplancton. Este libera compuestos de azufre, que se evaporan hacia la capa de ozono, donde los rayos ultravioleta los convierten en metilsulfonilmetano (MSM) y en su precursor, el dimetil sulfóxido (DMSO). Tanto el MSM como el DMSO vuelven a la tierra en forma de lluvia.

El azufre representa el 0,25 por ciento del peso total de cuerpo, y el suplemento MSM se obtiene de la lignina de los árboles de pino. Entre las funciones del MSM tenemos la de mantener la estructura de las proteínas en el cuerpo, ayudar a la formación de la queratina —que es esencial para el crecimiento de las uñas y el cabello— y apoyar la producción de inmunoglobulinas necesarias para la inmunidad.

El MSM es un suplemento de azufre orgánico para el cuerpo, ayuda al tejido conectivo y beneficia a tejidos como los ligamentos, tendones y músculos. Es un suplemento muy importante en la artritis, en casos de dolores musculares, bursitis y, sobre todo, en cualquier tipo de calcificación de los órganos internos o de la osamenta.

El azufre juega un rol importante en otros sistemas. La taurina, por ejemplo, es un aminoácido hecho de metionina que contiene azufre. La taurina le da estabilidad a las membranas celulares y es una de las propiedades más importantes del azufre: optimiza la permeabilidad de las membranas, permite que entren los nutrientes y facilita la salida de desechos metabólicos. La carnitina también proviene de la metionina, transporta grasas de cadena larga y ayuda a prevenir la acumulación de grasa en el cuerpo. La insulina es una hormona que contiene azufre en su configuración molecular. Los diabéticos se benefician del azufre, primero porque corrige la permeabilidad de la membrana y, segundo, porque es un mineral muy importante para el páncreas.

La arcilla y los intestinos

La arcilla, junto con el carbón vegetal, constituyen uno de los métodos más efectivos para hacer limpieza del tracto digestivo. Muchas medicinas modernas deben su existencia a la arcilla, como el kaolín, usado por la industria farmacéutica para producir el Kaopectate, que alivia la diarrea y el dolor abdominal.

Uno de los mejores remedios para limpiar y regular los intestinos es la arcilla medicinal, específicamente la arcilla de hidralgirita, llamada también arcilla de Chaco (ver el capítulo 12).

La gula por el gluten y la irritación e inflamación intestinal

Se ha divulgado el uso del salvado de trigo en casos de estreñimiento. El salvado es un producto barato que trae fibras laxantes. Sin embargo, lo que no sabemos o lo que no vemos es que bajo el microscopio el salvado tiene lanzas punzantes de celulosa, que se comportan como agujetas de fibra medianamente erosivas del tracto digestivo, y lo irritan al punto que los intestinos deciden arrojar la materia fecal, obteniéndose el efecto laxante. Este alivio abdominal puede lograrse con inocuidad usando el salvado de avena o la linaza frescamente molida. Estas dos fuentes de fibra reducen el colesterol. Nunca se debe adquirir la harina de linaza, pues ahí tenemos una nociva presencia de grasas rancias. Después de dos horas de molida la linaza, sus grasas altamente insaturadas se han oxidado y el resultado es daño oxidativo a las arterias.

Muchos razonan que el trigo integral es la respuesta a la invasión de las harinas blancas, pero, aunque el trigo sea integral, presenta, como todos los alimentos, sus debilidades y complicaciones que muchos ignoran. Entre ellas tenemos al gluten, que es la proteína del trigo.

El nombre del gluten del trigo se deriva de las propiedades aglutinantes que presenta: es cohesiva y pegajosa, nos permite amasar el pan y con él hacemos el engrudo para fijar pancartas y afiches. Pero estas propiedades también son válidas y aplicables para la sangre y los tejidos del cuerpo. Por ello, las harinas están contraindicadas en casos de catarros, sinusitis, bronquitis y artritis.

De todos los cereales, el trigo es el que presenta el mayor problema de gluten, aunque también está presente en el centeno, la cebada y la avena. La enfermedad celíaca es autoinmune, una condición en la que el sistema inmunológico reacciona al gluten del trigo. Es tan fuerte la reacción que se atrofian los intestinos y el tegumento interior de los intestinos se erosiona, causando mala absorción de nutrientes. Un porcentaje mayor de personas no presenta síntomas y tiene enfermedad celíaca silenciosa. La condición no se diagnostica y la enfermedad autoinmune va avanzando. Quienes la padecen no se dan cuenta de que es el gluten lo que está desgastando su salud.

Una de las enfermedades autoinmunes asociadas a la enfermedad celíaca es la diabetes insulinodependiente, así como también otras enfermedades autoinmunes que comprometen el funcionamiento de la glándula tiroidea y la dermatitis herpetiforme.

Síntomas comunes de la enfermedad celíaca
1. Dolor abdominal.
2. Diarrea y/o estreñimiento.
3. Fatiga.
4. Depresión.
5. Embotamiento abdominal.
6. Deficiencia de hierro.
7. Bajos niveles de nutrientes esenciales: vitaminas (D y K) y minerales (magnesio, calcio y zinc).
8. Frecuentes aftas en la boca.

Debido a que la enfermedad celíaca degenera y atrofia el tracto digestivo, el riesgo de generar cáncer en el intestino delgado se incrementa de 4.000 a 10.000 por ciento en pacientes con esta enfermedad. El riesgo de tener cáncer al esófago o laringe también es mucho mayor. Otras razones están en la deficiencia de nutrientes en la sangre debido a la mala absorción y en la alta concentración de radicales libres.

La sensibilidad al gluten comprende una amplia gama de enfermedades. La enfermedad celíaca es tan solo un minúsculo ápice, la punta del iceberg. Debajo encontramos un grueso porcentaje de personas que padecen de enfermedad celíaca silenciosa, otro grupo que presenta sensibilidad al gluten y mala absorción intestinal, y otras personas que tienen irritación e inflamación intestinal ocasionadas por el gluten. La prestigiosa revista médica *THE LANCET* nos dice que las dietas altas en gluten de trigo pueden alterar las funciones normales del tegumento interno del intestino delgado en personas sanas.

La colitis o inflamación del colon es una enfermedad muy común en la sociedad y frecuentemente resulta en la diarrea. Sus causas son diversas y entre los factores que la ocasionan se encuentra la sensibilidad al gluten. Los médicos que han hecho biopsias al colon en pacientes con colitis han encontrado que el tejido es casi prácticamente idéntico al de la enfermedad celíaca del intestino delgado.

De igual manera, una dieta libre de gluten beneficia enormemente a pacientes con afecciones gastrointestinales, incluyendo colon irritable y úlceras estomacales. Por lo tanto, vale la pena que cualquier paciente que padezca de una de estas dolencias al tracto digestivo experimente con una dieta libre de gluten.

La aglutinación de las lectinas

Las lectinas son glicoproteínas, es decir, proteínas enlazadas con carbohidratos, que se encuentran en el trigo y en muchos otros cereales, incluyendo el centeno, la cebada, la avena y el arroz. Las lectinas le dan al trigo propiedades que irritan a los intestinos. Las lectinas originalmente fueron identificadas por su habilidad para aglutinarse con los glóbulos rojos de la sangre. La fitohemaglutinina es una lectina que aglutina tanto hematíes como leucocitos, lo cual podría tener repercusiones en la fluidez del sistema circulatorio. Una de las lectinas mejor estudiadas es la glutinina del germen de trigo, cuyas repercusiones en el organismo venimos de mencionar.

Las lectinas son un grupúsculo de proteínas difíciles de digerir, resistentes a los ácidos del estómago y a las enzimas digestivas. El daño que ocasiona al tegumento interno de los intestinos modifica la permeabilidad intestinal, lo que produce que muchas sustancias destinadas a ser evacuadas ingresen al torrente sanguíneo. Entre las sustancias que pasan cuando no deberían hacerlo están también las mismas lectinas. Ellas se adhieren a la superficie de membranas en arterias, órganos y glándulas vitales. Esta adherencia puede desatar reacciones de antígeno-anticuerpo, que son el común denominador de tantas enfermedades autoinmunes.

Las alteraciones que producen las lectinas están relacionadas con enfermedades degenerativas autoinmunes como la colitis, con la enfermedad celíaca, con la enfermedad de Crohn y con todo lo que se desprende de la denominación de colon irritable.

Nuestros intestinos son bastante más permeables de lo que alguna vez se pensó. Se han sugerido varios factores que incrementan la permeabilidad intestinal, y las lectinas de granos y leguminosas son un factor de primer orden. Con la permeabilidad intestinal, las lectinas son rápidamente transportadas al torrente sanguíneo. Por ejemplo, en la enfermedad celíaca se encuentran los anticuerpos del gluten en la sangre. También hay lectinas de maní en la sangre cuatro horas después de consumirlo. Es decir, tenemos la certeza de que las lectinas de granos como leguminosas atraviesan la pared intestinal. Esto ocasiona una cadena de problemas inmunológicos: las lectinas engañan al sistema inmunológico y desatan reacciones inapropiadas a ciertas proteínas, creando el escenario para el desarrollo de enfermedades autoinmunes.

Existe la teoría de que la artritis reumatoide mejora al suprimir el trigo de la dieta. Al parecer, unas lectinas llamadas PROTEOGLICANOS, presentes en el trigo, son proteínas muy similares al cartílago de hueso humano. Entonces, el sistema inmune, al desencadenar una respuesta hacia las lectinas del trigo, paralelamente lo hace también sobre su propio tejido.

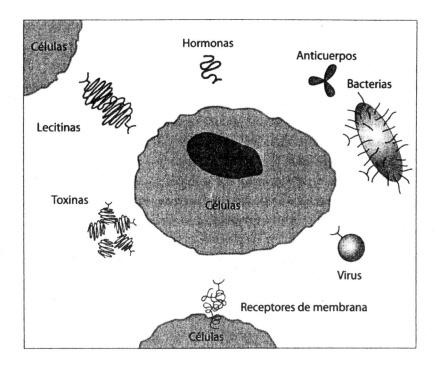

Por ejemplo, la glucosamina, usada en artritis, impide que las lectinas del trigo se adhieran al intestino y al cartílago articular, *y* protege contra la inflamación celular en la artritis que es sensible al trigo.

Aun cuando hay muchos alimentos que neutralizan a las lectinas, es casi imposible tener una protección completa usando antídotos. Lo mejor es evitar o moderar las comidas con lectinas tóxicas, lo que incluye sobre todo a la soya y los productos de trigo. También los lácteos son fuente de lectinas, especialmente cuando las vacas han sido alimentadas de granos y no de forraje verde. Hay que recordar que las vacas son rumiantes vegetarianos y sufren al ser alimentadas principalmente de cereales, soya, remolacha azucarera y semilla de algodón. Investigaciones científicas han encontrado que alimentar a animales con dietas altas en lectinas crea lesiones en el intestino delgado, el timo, así como también se refleja un daño en el hígado, el páncreas y el bazo. Mientras mayor sea la circulación de lectinas, mayor es la toxicidad. Más grave es cuando se les da proteína animal. De ahí provienen enfermedades neurológicas como la de Creutzfeldt-Jakob o enfermedad de la vaca loca. Asimismo, la avicultura naturalmente se beneficia de granos, pero no de harina de pescado. Los pollos son aves granívoras y ese polvo con olor a pescado fétido les hostiga la armonía de sus órganos internos.

Otras lectinas presentes en la dieta están en la cebada, el arroz, el centeno, los frejoles, las legumbres y el maní. No son solo estos granos los que presentan lectinas, también sus derivados, harinas, aceites de soya, cánola, maíz, vinagres de granos y cervezas de cebada y maíz.

53

Se sabe que las lectinas son inactivadas por medio del proceso de germinación, por remojo, cocimiento o fermentación. Remojar los frejoles por una noche y descartar el agua de remojo parece reducir el contenido de lectinas. En general, todo grano remojado o germinado perfecciona sus méritos nutricionales, porque con el agua se activan las enzimas y se expanden las vitaminas. En pocas palabras, el inicio de la vida está en el agua fría, y esta fuerza se prolonga hacia nuestra sangre. Se ha encontrado que el trigo germinado no causa problemas a las personas que son sensibles a las lectinas del trigo. El cocimiento también parece reducir el contenido de lectinas, pero su efecto es menos dramático que con la germinación.

La ignorancia sobre el efecto de las lectinas ha popularizado condiciones como el colon irritable. En este caso, la medicina moderna absurdamente se excusa y lava las manos con el argumento de que es una enfermedad de origen desconocido.

Según el libro PLANT LECTINS, de Árpád Pusztai, publicado en 1991, esta es la lista de los efectos de las lectinas:

1. Alto grado de resistencia a la proteólisis intestinal.
2. Daño a las membranas de microvellosidades intestinales, reducción de la capacidad de absorción del intestino delgado.
3. Incremento de endocitosis, promueve el crecimiento hiperplásico del intestino delgado, mayor producción de células epiteliales.
4. Interferencia con el sistema inmunológico, reacciones de hipersensiblidad.
5. Interferencia con la ecología intestinal.

Está documentado que las lectinas consumidas en exceso son perjudiciales para la salud. No estamos sugiriendo una alimentación en la que se elimine todo consumo de lectinas, que es una meta difícil de alcanzar. Pero sí importa conocer el desgaste que su consumo implica, esto es, el verdadero comportamiento de este grupo de proteínas problemáticas, sobre todo cuando hay una historia de irritaciones gastrointestinales. En el recto podemos encontrar sangrados y punzadas hemorroidales. Por la boca suben reflujos avinagrados. En muchas personas se alternan heces resecas y duras, y luego desagües mazamorrientos con soplos fétidos. No son pocos los que viven con una panza distendida, tras comer se inflan como un balón, y gruñen los intestinos. Y, como consecuencia de todo ello, la razón y los sentimientos se empachan indigeribles.

Investigaciones científicas han encontrado diferentes grados de imputabilidad de las lectinas en enfermedades. Las lectinas de la leche están implicadas en la diabetes juvenil, tipo 1, y las lectinas del trigo en la nefropatologia juvenil y la enfermedad celíaca. Las lectinas del maní han mostrado un efecto promotor de la arterioesclerosis. En muchos aceites vegetales refinados hay presencia de lectinas, y sus grasas trans, radicales libres, no serían los únicos agentes que causan daño a las arterias.

Las lectinas proyectan una telaraña de aglutinaciones celulares y aumentan la viscosidad de los tejidos. Al aglutinar las células, aumentan la viscosidad de la sangre, bajando la disponibilidad de captación de oxígeno. En muchos casos, esto se manifiesta en fatiga crónica o en una suerte de anemia silenciosa que asfixia las células. La persona tiene buena cantidad de hemoglobina, pero esta no se encuentra libre, más bien está aglomerada en rollos pegajosos. También hemos dicho que esta afluencia de lectinas puede ocasionar reacciones de antígeno- anticuerpo. Este fenómeno, así como la permeabilidad intestinal y las infecciones virales y bacterianas, son el escenario donde se desarrollan desórdenes inmunológicos, enfermedades autoinmunes y enfermedades degenerativas. La intoxicación por lectinas puede ser subclínica y sus síntomas pueden permanecer ocultos durante muchos años: finalmente puede sorprendernos una enfermedad autoinmune.

Existen lectinas específicas para cada tipo de sangre. Por ejemplo, los pallares son específicos para la sangre A; la soya, para la sangre B; y el girasol, para la sangre O. El trigo es lo que se llama una panhemaglutinina, es decir, aglutina a todo tipo de sangre. Basta observar un engrudo de almidón de trigo o un amasado de pan para ver el poder aglutinante del trigo. Vale decir que con la quinua nunca podríamos obtener una masa para PIZZA, pues no se cohesiona; de ahí que en clínica se reemplaza a la quinua o el mijo por el trigo en condiciones de catarro y mucosidades.

Con la práctica de la modificación genética se transfieren lectinas de una especie a otra, pero con esta ruleta genética surge un problema adicional. Se han manipulado plantas que teóricamente no deberían tener lectinas tóxicas, pero al ser transgénicas nos ofrecen, entre tantas sorpresas, el efecto de las lectinas. Sin capacidad de rastreo, las seguimos consumiendo con los ojos cerrados. Podemos seguir con la alergia y difícilmente daríamos con el agente alérgeno.

LECTINAS ESPECÍFICAS A CIERTOS GRUPOS DE SANGRE

Sangre A	Sangre B	Sangre 0	Panhemaglutinina
Pallar	Cacao	Espárrago	Plátano
Soya	Soya	Girasol	Frejol negro
Maíz	Salmón		Coco
	Ajonjolí		Café
			Maní
			Germen de trigo

Recetas y remedios

Hemorroides

Dependiendo de cómo sea el tipo de hemorroides, se pueden tomar en cuenta las siguientes recomendaciones:

- **Para la sequedad.** Cuando el ano está irritado, con fisuras y sequedad, puede presentarse también con heces secas y duras. Se aplican supositorios de sábila después del baño. También se puede consumir sábila de forma oral. Los gliconutrientes de la sábila ayudan a regenerar el tejido dañado del ano. Debe suministrar la sábila durante seis semanas consecutivas. El consumo de laxantes oleaginosos con fibras como la linaza y ajonjolí también son de gran ayuda, pero deben ser previamente remojados.
- **Para la inflamación y el calor.** Además de suspender comidas irritantes, sobre todo el ajo, se utiliza la crema HAEMORROIDS MUSK CREAM, que refresca y promueve el flujo de la sangre. Baños de asiento con llantén y matico.

- **Para las hemorroides sangrantes.** En caso de heces secas y duras, se puede usar el aceite de copaiba y la sangre de grado. El palillo o cúrcuma ofrece una excelente medicina para las hemorroides sangrantes. Unas tres a cinco cápsulas diarias de polvo de cúrcuma, para el sangrado, previene el cáncer de colon y es un excelente antioxidante para todo el intestino grueso.
- **Para las hemorroides con prurito.** En estos casos es necesario bajar la carga microbiana del intestino grueso. Al perder su firmeza, el ano es depositario de heces remanentes, sobre las cuales hay una gran cantidad de actividad microbiana, que produce un prurito. La mejor terapia es la arcilla de hidralgirita o chaco. El uso de alimentos probióticos está indicado, ya que ayudan a reducir la concentración de bacterias nocivas.
- **Para las heces sueltas o secas y duras.** Cada persona diariamente debe observar la textura de sus heces. Si están sueltas como una mazamorra sin forma, se debe incrementar la arcilla en la dieta. Si las heces están secas y duras, incrementemos la fibra y las semillas oleaginosas. En general, se puede consumir comida fibrosa u oleaginosa en la mañana y arcilla antes de dormir. Cada persona debe dosificar la cantidad de estas medicinas de acuerdo con la textura de las heces.

Pasos prácticos para combatir infecciones intestinales

- **Aceite de copaiba (*Copaifera ofEcinalis*).** El aceite de copaiba es una oleorresina que se acumula en las cavidades del tronco del árbol y se cosecha haciendo una punción en el tronco. Un árbol puede proveer hasta cuarenta litros anuales, lo cual lo convierte en una excelente especie para cultivo en bosques de reforestación, donde no se necesita talar el árbol. Famoso por su aplicación tópica y externa, este aceite ofrece sorprendentes beneficios en su uso oral para todo el tracto digestivo. Es analgésico, antibacteriano, anticancígeno, antimicótico, antitumoral, antiulceroso e inmejorable protector gástrico. Al ser una oleorresina con actividad laxante, se prefiere usar en personas estreñidas o de heces secas y duras. Aquellas personas con heces sueltas pueden considerar el uso alternativo de la sangre de grado.

Beneficios principales
— Alivia el dolor.
— Reduce la inflamación.
— Bactericida.
— Antimicótico.
— Seca las secreciones.
— Inhibe el crecimiento tumoral.
— Cicatrizante.
— Protege el tracto digestivo.
— Desinfectante.

Acciones adicionales
— Diurético.
— Expele parásitos.
— Reduce la acidez estomacal.

— Expele la flema.

En la medicina herbolaria se emplea comúnmente en todo tipo de enfermedades de la piel, como antiinflamatorio, para cortaduras, picaduras de insectos y psoriasis. De igual modo, es sumamente útil para el tratamiento de úlceras estomacales, cáncer y candidiasis intestinal.

Se pueden poner cuatro gotas de aceite en una cucharada de miel de abejas y usar como remedio para el dolor de garganta. Para casos de laringitis, se pueden poner unas quince gotas en un vaso de agua tibia y hacer gárgaras. Para las hemorroides, se toman unas diez gotas en medio vaso de agua. Además, se introduce en el recto en la zona irritada o sangrante un algodón humedecido en agua y con dos gotas de aceite.

El amplio espectro de usos incluye la prostatitis, incontinencia e infección urinaria, sífilis, tétanos, bronquitis, catarro, herpes, pleuresía y hemorragias. Se recomienda, además, el empleo de aceite de copaiba para diferentes formas de infecciones virales, bacterianas y micóticas.

En cuanto a su efecto antimicótico, se sabe que es de excelente ayuda para los hongos de las uñas, donde debe aplicarse dos veces al día en forma tópica, hasta que los síntomas desaparezcan.

- **El tocosh.** El tocosh es una papa peruana de la altura que ha sido fermenta da. Es un poderoso antibiótico natural, pero también es una fuente de bac terias intestinales benéficas, en contraste con el antibiótico farmacéutico que aniquila todo tipo de bacterias, buenas y no buenas.

- **El yacón** (*SMALLANTHUS SONCHIFOLIUS*). El yacón es una raíz, fuente de edulcorantes naturales, entre los que destacan los fructooligosacáridos (FOS) como la inulina. Mientras que la mayoría de tubérculos almacenan almi dón, el yacón conserva fructanos como la inulina. La inulina tiene la virtud de no elevar los niveles de glucosa en la sangre. Este polisacárido juega un rol de prebiótico, es decir, son alimentos que selectivamente estimulan a las bacterias benéficas de nuestra flora intestinal, como las bifidobacterias y los *LACTOBACILLUS ACIDOPHILUS*.

  A la inulina y a los oligofructanos se les considera bifidogénicos, es decir, nutren las bifidobacterias. Estas bacterias, a su vez, equilibran el nivel de lípidos en la sangre.

Capítulo 4
LA NATURALEZA HABLA
LA DOCTRINA DE LAS SIGNATURAS

La teoría o doctrina de las signaturas sostiene que las plantas y minerales tienen «signos» que nos permiten conocer sus cualidades. Formula analogías entre diferentes aspectos de la naturaleza para comprender sus principios, virtudes y leyes. Según esta teoría, el Creador ha colocado en cada ser señas de las virtudes medicinales que tiene que ofrecer. Los místicos chinos razonan que, debido a la forma del fréjol negro, es por correspondencia un tónico del riñon humano. Asimismo, con tenacidad la raíz de ginseng penetra la tierra, y los orientales, empujados por un estímulo de la imaginación, lo estiman como un afrodisíaco. Los druidas nórdicos infieren que, debido a las contorsiones de las formas de una nuez, que le dan cierto parecido con el cerebro, este fruto es un buen nutriente de la corteza cerebral. Los esenios sefardíes observaron que las semillas son activadas en el remojo, así están plenas de ímpetu reproductivo y transfieren sus fuerzas germinales a los testículos del hombre y los ovarios de la mujer. Vemos, pues, que bajo esta doctrina se ha desvelado también la sexualidad esotérica de la naturaleza. Sin pudor alguno, la naturaleza participa en actos sexuales públicos.

Las raíces profundas de los árboles le hacen el amor a la tierra. Las aguas del río se estimulan al colisionar con las piedras y, debido a una lujuria natural, en ocasiones se desbordan y arrojan sus fluidos íntimos sobre la tierra. Los volcanes que ya no pueden contener el éxtasis de ser montaña estallan chispeantes y sus erupciones excesivas propician la desfloración de los bosques. Las flores lanzan perfumes para seducir colibríes, mientras que otros pájaros trashumantes migran por la costa, vuelan hechizados por la belleza de todo y dibujan contornos invisibles en el aire, masajeando el espacio aéreo. Obnubilados y calientes, están allí suspendidos millones de huevecillos de polen, que es el semen ingrávido del reino vegetal. Al igual que el Sol, astro majestuoso y ardiente que enamora al aire y lo excita, libre de vergüenza excita también a la clorofila y la hace producir frutos dulces.

Las nubes gestantes rompen sus aguas y en caída torrencial reparten la vida, incondicionalmente, a todos por igual. Y, en cada gota de agua, millones de diminutos hidrógenos, sin comprender lo que es la libido, no paran de enamorar con su consorte, el oxígeno. En la intimidad del átomo bailan trenzándose con órbitas eléctricas de afecto. No hay asomo de sonrojo o timidez, tan solo obedecen la química de sus cuerpos. Las aguas llovidas y por llover son bebidas por humanos, animales y vegetales, que la usan también para una calculada higiene del cuerpo.

El erotismo de la naturaleza no es difícil de comprender ni de sentir. Por insensibles lo ignoramos, a pesar de que vivimos atrapados en él, y sin saberlo quedamos sin descubrir la gran comunión sexual que nos circunda. El propósito del hombre místico es resonar cósmicamente con este proceso, y despertar a un éxtasis natural y omnipresente. El secreto de la salud y de la felicidad es lograr que las células palpiten en consonancia y armonía con las radiaciones del cosmos. El primer paso es consumir alimento vivo, que en miniatura incorpora dentro de sí las mismas vibraciones del cosmos mayor. El alimento vivo sutilmente transporta esta información a nuestra sangre y nos traslada a una percepción más clara del universo. Es así que, atónitos por la intensidad, nos aporrea un asombro del orden invisible en todo. El fuego excesivo mata la vida en el alimento y así deja de ser una comida que nos impulsa espiritualmente. El alimento muerto fatiga a las células y nos aproxima a la muerte. El alimento vivo nos lleva a la puerta de la liberación.

Un hombre que se desnutre con comida sin vida, chatarras plásticas y todo género de menudencias, hojaldres, morcillas, longanizas y cacharros azucarados, poco a poco se transfigura en un ser moribundo. Vive acongojado, respira temeroso, atormentado por ilusiones idiotas. Sobre su sueño, cada vez más estrecho, no alcanzan a proyectarse imágenes claras de su propósito existencial, y se empeña en cumplir oficios mezquinos para ganarse la vida. La sangre palpita sin fuerza, y así se llena de una tortuosa necesidad de afecto y cariño. Como su corazón no irradia calor propio, necesita del calor ajeno para no empalidecer de frío y soledad, y quedarse sin aliento. Se enamora mal, con apego, y sin motivo alguno se le sube al hígado todo tipo de suspicacias. En desolación, come ignorando su descalabro final.

El hombre que llena su sangre de alimento vivo siempre está bebiendo las aguas profundas de la vida. Debido a su sangre diáfana, observa con transparencia, juzga la vida con certeza, tal como es. Vive a carcajadas, despojado de cobardías, no se atonta con dogmas, en ocasiones lo inunda un éxtasis de amor, magia y admiración por el orden de todo. La doctrina de las signaturas es una filosofía profana y mágica, una ciencia de evidencia fantasma, pero con trasfondo veraz.

Capítulo 5
LAS VITAMINAS SOLARES
La vitamina D, los hipopótamos y el
bronceado increíble de Galileo

*«Mientras no hayas establecido una conexión con la fuente, el sol, tu amor
será inferior, un amor animal, pero una vez que tengas esta relación con
el sol, comenzará a ser más elevado y más impersonal. Entonces, si deseas
amar a un hombre o una mujer, hazlo, pero si quieres estar plenamente
satisfecho, debes primero ir y buscar el amor en su fuente. Es el amor
cósmico, impersonal del sol, por lo tanto el que actúa y ennoblece el
otro tipo de amor. Una vez que hayas encontrado la fuente, nunca serás
capaz de amar de la misma manera, cuando estés con tu esposo o esposa,
bendiciones, corrientes y rayos tan beneficiosos y luminosos fluirán, que tú
mismo vivirás sobrecogido».*
Omraam Mikhael A'ivanhov

Dícese que los hipopótamos se protegen del sol con barro y no con cremas. Inspirado por estos admirables animales, para hacerle sombra al sol se puede cubrir los
hombros y mejillas con una fina capa de arcilla medicinal, el ungüento de la arcilla
de hidralgirita (el chaco puneño). Lo que se observará es que esta no solo escuda el
sol, sino que además deja la piel fresca y libre de grasas sebáceas. Es decir, el fango
es infiltrado por la radiación solar: el sol excita al barro para ofrecer una singular
medicina, algo que ya los hipopótamos y lagartos deben conocer. La arcilla está
compuesta, en gran medida, por silicatos de aluminio, una sustancia que al ingerirse o aplicarse en el cuerpo no tiene la capacidad de ser absorbida. Al aplicarse
tópicamente, tiene la virtud de formar un escudo metálico, una calamina de aluminio que nos ampara del sol. Quienes recorran este artículo serán invitados a recapacitar sobre las precipitadas conclusiones que hemos elaborado sobre el sol, la piel
y los protectores solares.

Antes de la era de los antibióticos, el único remedio que se conocía para la
tuberculosis eran los baños de sol. Los pacientes tísicos y pálidoseran expuestos a lo
que se conocía como unas místicas vitaminas para la piel; tomaban reposo en lugares soleados y recuperaban la salud. En 1822, el médico polaco J^drzej Sniadecki
descubrió la cura para el raquitismo con la radiación del sol. Dos años más tarde,
vio que el aceite de hígado de bacalao producía también excelentes resultados.
Pero tuvo que pasar más de un siglo hasta el hallazgo de la vitamina D, cuando se
comprendió el extravagante vínculo entre inmunidad, los huesos, el sol y el hígado
de un pez. El aceite pestífero de este último fue el tormento y la angustia de generaciones de niños justificadamente asqueados.

Una propiedad asombrosa de la vitamina D es que se comporta como un inte-
rruptor genético, enciende (activa) y apaga (desactiva) genes en el cuerpo. Como
vemos, nuestro código genético no es inmutable ni rígido, sino más bien un siste-

ma cambiante, y puede afinarse con la ayuda de la versatilidad fisiológica que propicia la vitamina D. La vitamina D tiene factores de transcripción del ADN, e induce la síntesis de proteínas que modifican la función celular. Se estima que son más de tres mil genes los regulados por la vitamina D, entre ellos los que regulan el metabolismo de calcio, y más de una docena de genes son responsables de la inmunidad. Cada célula del cuerpo tiene su ADN, que es una biblioteca de información necesaria para enfrentar cualquier estímulo que afronte la célula. La llave maestra para ingresar a esta biblioteca genética es la vitamina D activada. En el cáncer, la vitamina D bloquea la capacidad de división de las células tumorales, y así altera la función de los genes implicados en esta enfermedad. Ahora bien, el exceso de luz UV altera el ADN de las células dérmicas y aumenta el riesgo de convertirlas en células cancerosas.

Con ciencia sabemos que el sol sintetiza la vitamina D y esta favorece la acción de células inmunitarias, que actúan como antibióticos naturales en contra de diversas bacterias, incluyendo las bacterias tuberculosas. Debido a que no necesitamos consumirla en alimentos, la vitamina D, estrictamente hablando, no es una vitamina, es una hormona que secreta la piel. Se activa en el hígado y en el riñón, y se desplaza en la sangre. Toda madre sabe que hasta las gripes más severas se curan con un buen día en la playa.

Actualmente, se ha iniciado una amplia campaña informativa sobre los beneficios de la vitamina D para combatir el cáncer. El dos veces Premio Nobel Linus Pauling, con singular pasión, promovió la terapia de megadosis con la vitamina C para el cáncer, pero tristemente ahora se sabe que en sus investigaciones se equivocó por tan solo una letra del alfabeto. Todo paciente con cáncer debe exponerse al sol como mínimo dos veces al día por un lapso de veinte minutos. Estudios epidemiológicos señalan que la incidencia del cáncer es mayor conforme nos alejamos de la franja ecuatorial. Ciudades sombrías y nebulosas tienen mayor incidencia de cáncer y depresión. El norte de Estados Unidos padece más cáncer, suicidios y otras enfermedades degenerativas con respecto al más soleado sur del país. Las muertes por cáncer de vejiga, colon, ovario y próstata son cuatro veces más comunes en el norte de Norteamérica.

Investigadores especializados en la vitamina D observan que la humanidad padece de falta de exposición al sol (cerca del 85 por ciento de la población). Se estima que solo en Estados Unidos podrían prevenirse entre doscientos mil a trescientos mil casos de cáncer al año si los niveles de vitamina D en la sangre fueran normalizados.

Entre las virtudes de la vitamina D o calciferol está reducir la proteína C reactiva, un indicador del grado de inflamación crónica en el cuerpo. Dosis mínimas de vitamina D pueden reducir la inflamación hasta en un 25 por ciento. Se ha encontrado que casi todos los pacientes con enfermedades crónicas tienen severas deficiencias de vitamina D. Un claro ejemplo son las enfermedades autoinmunes, como artritis reumatoide, Alzheimer, esclerosis múltiple y diabetes juvenil. La incidencia de todas estas enfermedades aumenta a medida que disminuye la concentración sérica de vitamina D.

Además, la vitamina D activada en la glándula adrenal regula la tiroxina hidroxilasa, una enzima necesaria para la producción de la dopamina, epinefrina y norepinefrina. Esto explica cómo la deficiencia de vitamina D propicia la depresión y la fatiga. Concluyentcmente, y sin acudir a bibliografía alguna, todos sabemos que un poco de sol nos alegra la vida. Con fogonazos naturales, el sol aguijonea nuestras glándulas y hace que estas descarguen unas secreciones para la felicidad. Las gónadas sexuales también liberan unos fluidos que ningún afrodisíaco logra mejorar. Y así, en una celebración privada durante la noche, compartimos los fluidos de las glándulas que fueron entibiadas durante el día. Un cuerpo que le huye al sol es como un escarabajo que vive en grutas oscuras y está destinado a marchitarse con las glándulas decrépitas y resecas.

Eximidas de pudor, las mujeres pueden considerar exhibir los senos al sol para así reducir el riesgo de cáncer de mama. En Nebraska se hizo un estudio con un grupo de mujeres mayores de cincuenta y cinco años que tomaron 1.100 ui de vitamina D en cápsulas, durante tres años. Comparadas con el grupo de control, mostraron un riesgo general de cáncer 77 por ciento inferior.

La luz ultravioleta tiene dos espectros: UVA y UVB. La luz UVA tiene una frecuencia de 320 a 400 nm. Debido a la absorción en la capa de ozono atmosférico, el 98,7 por ciento de la luz UV que ingresa a la tierra es bajo la forma de UVA. Por otro lado, la luz UVB es la que necesita el cuerpo para sintetizar la vitamina D y tiene una frecuencia de 290 a 320 nm. Lo paradójico es que la mayoría de protectores solares nos protegen de la UVB y son menos eficaces para protegernos de la más peligrosa luz UVA, que es la frecuencia de UV más relacionada con el cáncer.

En los últimos cien años nuestra exposición al sol ha disminuido notoriamente, mientras que la incidencia de cáncer de piel se ha incrementado. Este dato nos llena de preguntas. El riesgo de cáncer de piel, quizá, ha sido dramatizado. Se calcula que por cada caso fatal de cáncer de piel debido a un abuso de exposición al sol, hay más de doscientos que mueren de otros tipos de cáncer por insuficiencia de UV y niveles ínfimos de vitamina D.

Ciertamente, la insolación incrementa el riesgo de melanoma (un tipo de cáncer a la piel), pero la exposición moderada al sol reduce el riesgo de melanoma en un 15 por ciento. Más aún, niveles bajos de vitamina D podrían aumentar el riesgo de contraer melanoma, y los pacientes con melanoma que se exponen al sol tienen una mayor longevidad. Las personas que viven y trabajan bajo techo son las que más padecen de esta enfermedad. Los rayos UVA pueden pasar la barrera de vidrios y ventanas, cosa que no pueden hacer los rayos UVB. Por lo tanto, una casa u oficina iluminada con luz natural estará llena de rayos UVA, pero con nada de los imprescindibles rayos UVB. El melanoma es producto de una combinación de exceso de exposición a los rayos UVA, combinado con una deficiencia de vitamina D. La vitamina D modula los genes y es también el antídoto contra las anormalidades producidas por la luz ultravioleta A.

Entre las diferentes virtudes que ofrece la vitamina D está presentar una excepcional actividad antitumoral. Se estima que dos terceras partes de la humanidad no reciben suficiente vitamina D. El común de la sociedad convive bajo el techo de su casa. Son cuarenta horas de la semana laboral que realiza trabajos bajo la sombra de la fábrica u oficina, y cuando sale a la calle y no está cobijado bajo un transporte público, solo expone la cara y manos al sol, que es menos del 5 por ciento de la superficie de su cuerpo. Es importante exponer la piel, pues la presencia de sol no asegura la absorción de rayos ultravioleta B. Envueltas en velos, las mujeres de Arabia Saudita presentan las más severas deficiencias de vitamina D.

Entre tantos beneficios, la vitamina D es un inigualable protector contra el temido melanoma de piel. ¿Será posible que los protectores solares, dejando de lado sus dudosos componentes, estén en efecto entorpeciendo que el cuerpo ejerza su capacidad de sintetizar las hormonas que nos protegen del cáncer?

Maneras en que la vitamina D combate el cáncer

1. Aumenta la diferenciación celular (buen indicador en cáncer).
2. Aumenta la apoptosis (o suicidio de células malignas).
3. Baja la proliferación de células malignas.
4. Reduce el potencial metastàtico (colonización del cáncer).
5. Reduce la angiogénesis (la vascularización del tumor).

¿Suplementos con vitamina D?

Cuatro fotones de UVB se combinan con una molécula de colesterol llamada 7'DHC para crear la llamada vitamina D3. Casi no hay defectos metabólicos conocidos que impidan la activación de la vitamina D3. Por otro lado, la vitamina D2 es sintética; se usa en lácteos y como suplemento es menos eficaz. Si se consumen suplementos de vitamina D, debemos asegurarnos de que sean en la presentación de vitamina D3. En general, no es recomendable tomar lácteos que han sido suplementados con vitamina D, ya que se dañan las arterias y se exacerba la peroxidación lipídica con la xantina oxidasa producida en la homogeneización de la leche. Mejor consumir alimentos que contengan directamente vitamina D.

FUENTES DE VITAMINA D

Producto	Cantidad de vitamina D
Yema de un huevo	20 ui de vitamina D2
Productos lácteos enriquecidos (un vaso)	60 a 100 ui de vitamina D2 o D3
Aceite de hígado de bacalao (una cucharada)	1.360 ui de vitamina D3
Exposición al sol (tez clara, 20 minutos)	10.000 ui de vitamina D3

En conclusión, la vitamina D es un modulador genético, un regulador de la inmunidad, un antibiótico, una medicina para la felicidad y la sexualidad. Mucha gente se acostumbra a vivir enferma, sin tener en cuenta que el mejor remedio no cuesta: la espontánea caricia del sol y su nutriente, el más potente del mundo, son gratuitos.

¿Cuándo y cómo tomar sol?

Cuando el sol está cercano al horizonte, hay una mínima concentración de UVB y una máxima exposición de luz UVA. Para aprovechar la vitamina D, debemos exponernos al sol en las horas cercanas al mediodía, entre las diez de la mañana y dos de la tarde, que es cuando existe la máxima densidad de rayos UVB. A estas horas solo son necesarios veinte minutos. Hay que tener mucho cuidado de no exponer la piel durante más tiempo, porque después de los veinte minutos el cuerpo no producirá vitamina D adicional y el sol causará daño y deterioro a la piel. Mientras más blanca la piel, menor debe ser el tiempo de exposición al sol.

Después de exponerse al sol, es muy importante esperar media hora antes de

bañarse y no hacerlo con jabón, porque este removerá la vitamina D que aún está flotando en la piel. Una regla a seguir:
- Si su sombra es más corta que su estatura, entonces está produciendo vita mina D.
- Si su sombra es más larga que su estatura, no está produciendo vitamina D.

Si bien el abuso del sol es maligno, debemos considerar que una mesurada exposición de veinte minutos es una inigualable medicina. A partir de los sesenta años, la síntesis de vitamina D se restringe, por lo que las personas mayores deben procurar un especial cuidado y no dejar de exponerse y rejuvenecerse con el sol.

Los protectores solares... ¿nos protegen?

Los protectores solares no son tan inocuos como muchos presumen. Todo lo que vayamos a untar sobre la piel debe ser un alimento que también podríamos ingerir por la boca, ya que las lociones de piel forman sedimentos que se trasladan a la sangre. Las cremas solares tienen una larga lista de sustancias químicas cuestionables, entre ellas los parabenos y metilparabenos, unas sustancias insalubres, con todo género de efectos secundarios, como presentar actividad carcinogénica. Si degustamos un cuarto de cucharadita de protector solar, reconoceremos un escalofriante sabor y no dudaremos que es una solución no apta para consumo humano. Para nuestra desgracia, la piel no tiene papilas gustativas. La piel tiene sentido del tacto, pero no del gusto. Le deleita el masaje de una crema, pero no reconoce que en ese encanto epidérmico, tan efímero como los vapores de sus fragancias, en silencio se envenena la sangre.

«Parabenos: sustancias bacteriostáticas y fungicidas utilizadas en multitud de productos de belleza. Estas sustancias pueden imitar el comportamiento de los estrógenos y favorecer el crecimiento de tumores asociados a los niveles de estos, como es el caso del cáncer de mama. Lamentablemente, los parabenos —en cualquiera de sus formas— se encuentran en más del 90 por ciento de los productos que permanecen en la piel y en más del 70 por CIENTO DE LOS QUE SE ENJUAGAN» DISCOVERYSALUD,
www.dsalud.com/editoriales.htm

Sustancias presentes en los bloqueadores solares:
- Oxido de zinc.
- Dióxido de titanio.

Estos dos ingredientes son metales pesados que bloquean el sol. También hay preocupaciones sobre su impacto en el ADN. No debemos usar versiones micronizadas sobre la piel. Partículas de titanio con un tamaño de 220 nm pueden ingresar en las células y, al asociarse con la luz solar, agravan su efecto sobre la célula.

Otras sustancias presentes en los protectores solares:
— Benzophenone-3 (perturbador hormonal).
— Homosalate (perturbador hormonal).

— Otyl-methoxycinnamato (perturbador hormonal).
— Padmitato (daña el ADN).
— Parsol (daña el ADN).
— Parabenos y metilparabenos (perturbadores hormonales).

Para demostrar la cercanía y comunicación entre piel y torrente sanguíneo, recordemos que muchas mujeres en pleno proceso de menopausia reciben tratamiento de restitución hormonal (TRH) por vía tópica: diariamente se frota la progesterona sobre diferentes partes de cuerpo. Se prefiere usar la piel y no la vía oral, para así no transitar ni atosigar al hígado, aunque el destino final es el mismo, la sangre. Dentro del mundo de los cosméticos, hay sustancias cuestionables que las mujeres aplican sobre la piel y varias actúan como perturbadores hormonales. En este grupo merece destacarse a los parabenos. La piel no es un órgano desligado del resto del cuerpo.

Por el hecho de aplicarnos un protector solar no va a forjarse una piel de titanio, ni de resistencia ilimitada a los rayos ultravioleta. Más aún, se sabe que la luz ultravioleta origina reacciones químicas con las cremas antisolares, se generan radicales libres y mutaciones que desencadenan una agresión al núcleo de las células. Estos son factores promotores de enfermedades como el cáncer. Investigaciones científicas han concluido que no se conocen ingredientes en los protectores solares que podamos considerar seguros. La piel es un órgano de desintoxicación y no se aconseja tupirla con aceites petroquímicos, que saturan las células y ahogan sus membranas. La piel es un órgano con la facultad de purificar el cuerpo y no debemos transmitirle intromisiones químicas.

A partir de la década de 1980 hemos soportado una esforzada campaña que alerta al público sobre la necesidad de protegerse del sol. Las ventas de protectores solares se han multiplicado, pero curiosamente la incidencia de melanomas paralelamente también se ha incrementado, aun cuando la capa de ozono es ahora más segura que hace veinte años. Para ponerlo en cifras, desde 1972 el uso de bloqueadores solares se multiplicó por un factor de 18, mientras que la incidencia de melanomas se ha triplicado.

Según la medicina china, el colon, el pulmón y la piel son órganos de eliminación, y los tres contienen tejidos que desprenden mucosidades. Específicamente, la piel es considerada como un tercer pulmón, y como tal es un órgano de absorción y eliminación. La piel, como tejido de desintoxicación, exuda acné, sudores, forúnculos, espinillas, lipomas y otras purulentas excrecencias. Entre las propiedades del sol está escurrir y secar la flema de la piel.

Las cremas de protectores solares, al igual que otras pomadas cosméticas de origen sintético, recubren los poros, ahogan la respiración natural de las células de la piel y absorben su humedad. Al usar cremas humectantes con petroquímicos, o aceites vegetales refinados, estamos taponando las vías de eliminación del órgano, y la piel maltratada con estas aplicaciones aparecerá más seca y deshidratada. Así justificaremos un perpetuado uso de cremas hidratantes.

Entonces, no solo no se debe ungir la piel con cremas densas, sino que, además, debemos adoptar la costumbre del frotado cutáneo con esponjas exfoliantes que procuren poros abiertos, para lograr una piel limpia y oxigenada.

Ni el Ministerio de Salud, ni la Dirección General de Salud Ambiental (Digesa), ni siquiera la Administración de Alimentos y Fármacos de Estados Unidos (FDA), han examinado la seguridad de los protectores. La FDA tampoco tiene el poder para regular los cosméticos o protectores solares, ya que su competencia son solo los fármacos y los alimentos. Durante cincuenta años, el Senado estadounidense ha intentado extender su jurisdicción para incluir los cosméticos, pero esto ha sido obstaculizado reiteradamente por LOBBIES de la industria respectiva. En Latinoamérica asumimos que estos productos han sido evaluados, pero no es así. Solo la industria que los produce los pone a prueba.

Quizá sea natural hacernos varias preguntas y es deducible concluir que los protectores solares introducidos recientemente en el mercado son responsables de la actual epidemia de deficiencia de vitamina D. Simultáneamente, desde la década de 1980 se incrementó el cáncer de piel. A partir de un factor de protección solar 8, se reduce la síntesis de vitamina D en 97,5 por ciento y un factor 15 lo reduce en 99,99 por ciento. Como vemos, es cuestionable pensar que estas cremas nos protegen del cáncer.

Aunque solo fuera para cuidar la salud de los mares, los peces, los cangrejos y los amables muimuyes, deberíamos despojarnos de estas lociones impuras. Son millones las botellas de protectores solares que se enjuagan en el mar a diario, y se estima que esto en parte podría explicar los daños neurológicos presentes en la fauna marina.

Las profecías de un mundo sin capa de ozono y nosotros calcinados bajo un sol implacable son una extrema fantasía del desamparo que casi no guarda proporción con la realidad. Nuestra cultura nos enseña a temer al sol, se nos condiciona a comprar cremas industriales, cuando lo que deberíamos hacer realmente es educarnos tanto a captar el sol como a cuidarnos con inteligencia de una excesiva exposición.

Entonces, ¿cómo cuidarse?

Además de la arcilla, otro protector solar natural es el aceite de ajonjolí con unas gotas de aceite esencial de lavanda. Se dice que esta combinación nos da un factor de protección 15. El aceite de ajonjolí es considerado un aceite depurativo de la piel y se usa para masajes de la medicina ayurvédica. Tanto el aceite de ajonjolí como la arcilla de chaco tienen la virtud de escarbar y remover las toxinas del cuerpo. Para algunas mujeres es poco estético mostrarse en la playa cubiertas de arcilla. Sin embargo, para otras resulta sugerente. La verdad es que se puede diluir la arcilla con agua, y la piel apenas exhibe un tenue color gris.

Si por algún motivo la piel recibiese un exceso de exposición al sol, se puede aplicar tópicamente la sábila o el aceite de coco. La sábila refresca la piel y es un consagrado remedio para la quemadura solar. El aceite de coco es el aceite propio para el bronceado, así como también para el resguardo del sol. El consumo regular del aceite de coco extravirgen hace que la piel contenga las maravillosas grasas saturadas de cadena media (el ácido laúrico, caprílico y cáprico). Estas delicadas mantecas de palma protegen nuestra piel de los daños causados por los rayos ultravioleta.

Hay otras maneras inocuas y elementales de protegerse del sol: la vestimenta, los sombreros y las sombrillas, y también no exponerse al sol directamente, por más de treinta minutos, entre las once de la mañana y las tres de la tarde.

Sin embargo, antes de las nueve de la mañana y después de las tres de la tarde, el sol no emite grandes cantidades de rayos UVB, sino tan solo de UVA, por lo que las horas convenientes para exponerse a la terapia solar, por un lapso no mayor de veinte minutos, son precisamente entre las nueve de la mañana y tres de la tarde.

Galileo y el Sol

Galileo, con los innegables honores que merece, es el padre del helio- centrismo, teoría que sustenta que la Tierra y los demás planetas giran en torno al Sol. Fue un hombre muy piadoso, como lo demuestra la correspondencia con su hija, sor María Celeste, una religiosa del convento de las hermanas clarisas. Aún así, no dejó que su visión telescópica del cosmos fuera obnubilada por hombres sin ciencia, y reconoció el lugar central que tiene el Sol, no solo en el espacio, sino en la vida del hombre sobre la Tierra. Si observamos la Tierra desde un punto elevado, veremos que solo es una esfera azul puesta en vida por la luz intangible de otro astro. Galileo fue un hombre fascinado por los satélites de Júpiter y las misteriosas manchas solares. Con su telescopio proscrito de lentes ahumados observó el sol, y a través de su retina taciturna transitaron rayos solares que luego iluminarían sus geniales neuronas.

Otros hombres, igualmente extravagantes, fueron imantados por el estudio de la radiación solar; tan es así que su oficio ahora es profesar el evangelio de la absorción de energía solar. El maestro Hira Ratan Manek practica SUN GAZING (contemplación del sol) desde hace cuarenta años.

Los rayos del Sol pasan por la ventana de la retina y el nervio óptico. Así, las células nerviosas de la corteza cerebral y luego todas las células del cuerpo se cargan de energía fotovoltaica. Con el Sol, los fotones hacen chispear de satisfacción a las células, y como es energía disponible se mengua el hambre. Al parecer, el sistema nervioso autónomo es vegetativo y acaso también vegetalista: hace una singular fotosíntesis o efervescencia de cargas eléctricas de las neuronas. El Sol provoca una singular estimulación celular, una asoleada interna de toda nuestra anatomía.

Muchos confunden el concepto legendario de PRANA con aire, oxígeno o energía eléctrica. Según los textos vedas, el PRANA proviene del sol (SURYA) y es la fuerza vital que el Sol le transmite al aire. A un yogui hindú se le preguntó qué es Dios. Su respuesta desnuda detalla que es el espíritu que se aloja dentro del PRANA. Los primeros astronautas que regresaron del espacio se quejaron de una extrema fatiga, a su regreso llegaron lánguidos y consumidos. Se resolvió el problema entendiendo que el oxígeno no es suficiente para la vitalidad del hombre. El aire, además, debe estar ionizado y magnetizado. El Sol juega un rol imprescindible en nuestra vitalidad.

Para completar el tema, no es solo el aire el que debe contener al Sol: también debe estar en nuestros alimentos. De ahí la importancia del alimento vivo y fresco. El agua que bebemos también chispea, se limpia e ioniza con el Sol. El mejor horno para preservar la integridad del alimento es el horno solar, algo ya practicado por los esenios e incas.

Durante por lo menos unos treinta años se ha inculcado una cultura de alarma y desconfianza del Sol. Con la sensatez de saber que la helioterapía no es comerciable, pero las cremas antisolares sí, es difícil encontrar una revista de mujeres que no esté aceitada con un reportaje sobre la piel, el cáncer, los bloqueadores solares y las cremas humectantes.

Para que la cura sea completa, no basta ver la anatomía palpable del enfermo; su sangre también debe encenderse con el sol. En las hierbas hay jugos verdes, como si fueran aguardientes condensados. Todo alimento es en esencia Sol emplastado, luz atornillada, luz amasada hasta moldearse en un plátano maduro, o una papa, que es un diminuto pedazo de Sol bajo la tierra.

Tomada la decisión de curar, y una vez pedido permiso, es fundamental curarse desde lo más alto. Los remedios no pueden ser solamente remedios, sino son aguas extraviadas en un cuerpo que anda sin orden o conocimiento. El Sol ordena y empareja los genes, alumbra la sangre y transforma la conciencia.

Nota: Cuando se ha expuesto que la hoja de coca tiene una admirable concentración de calcio, y que no se conoce fuente de calcio que la supere en este mineral (2.097 miligramos de calcio por cada 100 gramos), y aun cuando sabemos que su calcio tiene buena biodisponibilidad, modernos fariseos y moralizadores, con su equipo de investigadores allegados, han concluido que el calcio de la coca es inservible porque no contiene vitamina D. No son necesarios los comentarios porque la ignorancia tiene su brillo propio.

Capítulo 6
LA GRAN DECISIÓN DE CURARNOS
Principios básicos de la desintoxicación
y limpieza del hígado

«Analiza todo lo que eres, disuelve todo lo inferior que hay en ti, aunque te rompas al hacerlo. Coagúlate con la fuerza adquirida en esta operación».
J. E. Cirlot

Cuando un paciente toma el firme propósito de curar su enfermedad, puede orientarse y guiarse de un médico con experiencia, pero es cuestionable delegar toda la responsabilidad de su rehabilitación a un tercero, ya que cada individuo es comandante en jefe de su propio cuerpo y de su destino. Una íntima voluntad de curarse es el motor principal que instiga el proceso de la autocuración. El segundo paso es asegurarse de que las funciones básicas del cuerpo estén en equilibrio: una buena digestión, evacuación diaria y sueño reparador. Si un paciente recibe la medicina precisa y certera, pero sucede que se desvela todas las noches, o no evacúa, en trance parecido no fructificarán los beneficios de dieta o medicina alguna. El tercer paso es adoptar un sistema de nutrición que ajuste el eje constitucional del paciente, que seleccione alimentos encarrilados a un objetivo clínico, sin los tropiezos de algún alimento inoportuno que lo pueda agravar.

Un cuarto paso, imprescindible en toda cura real es la desintoxicación. Materia tóxica hay en cada célula del cuerpo, pero en la anatomía humana existen tres focos importantes: el hígado, el colon y el sistema linfático. Por ello, a toda persona que padezca una enfermedad crónica se le recomienda higienizar estos sistemas engrudados de impurezas. Los pasos a seguir son los siguientes:

1. Asumir la potestad de ser jefe supremo de la autocuración.
2. Solicitar la asesoría de un médico, sanador o terapeuta.
3. Regular las funciones básicas: sueño, digestión y evacuación.
4. Adoptar una nutrición conforme con su constitución individual *{DOSHÁ)*.
5. Desintoxicar el cuerpo (colon, hígado, sistema linfático).
6. Ingerir medicina natural.

Inversamente, la medicina alopática toma como punto de partida la prescripción de fármacos fuertes, y aunque combate con una poderosa tecnología, desestima otras realidades importantes y tiene un orden de jerarquías diferente.

El combustible

La energía disponible para el cuerpo se puede formular en esta sencilla ecuación:

$$\text{Energía} = \text{Alimentos} + \text{Oxígeno} - \text{Factor R}$$

El combustible del hombre en forma de alimentos debe mezclarse con oxígeno, para ser quemado en plantas de energía intracelulares. Pero el cuerpo siempre tiene un factor de resistencia: la resistencia la ejercen las toxinas, las flemas, los catarros, el barro biliar, los cálculos, los forúnculos y toda la materia tóxica contenida dentro del sistema linfático. Todas estas impurezas y catarros frenan e imposibilitan la liberación de energía del cuerpo. Por ello, toda persona que purifica su cuerpo destila también su alma y lo primero que observa es mayores niveles de energía, claridad y felicidad.

Prevenir y no lamentar

En todos nosotros duerme latente alguna enfermedad. La vamos irrigando con un poco de leche, azúcar, carne y emociones negativas. Estos ingredientes son los abonos que fertilizan a la semilla de la enfermedad latente; está allí la leucemia, la diabetes, el cáncer, el Alzheimer, la esclerosis múltiple. Antes de esperar a que el enemigo nos ataque, hay que desalojarlo, invitarlo a salir. Por eso es importante higienizarnos antes de que brote la enfermedad.

Drenaje y limpieza del hígado

La palabra COLESTEROL deriva de los vocablos griegos CHOLE ('bilis') Y STEREOS ('sólido'). Por lo tanto, el significado etimológico de colesterol es 'bilis solidificada'. El propósito de la limpieza del hígado no es otro que extirpar la bilis solidificada en este órgano. Esta bilis solidificada se convierte en lo que llamamos CÁLCULO. Los cálculos tienen apariencias distintas. Si es negro Y parece una piedra, entonces es un cálculo antiguo. Si es verde, se trata de una formación joven. La gran mayoría de cálculos son verdes y tienen una consistencia de cera de abeja o plastilina seca. Cuando el cálculo es blanco puede estar avanzadamente calcificado y, por lo general, es más sólido y se le distingue porque no flota sobre el agua, a diferencia de otros tipos de cálculos.

Muchos cálculos, aunque no todos, suelen ser concentraciones de focos infecciosos. Parásitos, bacterias, nanobacterias y virus conviven aglutinados dentro del cálculo. No extirparlo del hígado nos expone a patógenos y recurrentes infecciones. Con infección o sin ella, los cálculos y el barro biliar en la vesícula y en los ductos biliares son materia tóxica, que corresponde expulsar del cuerpo.

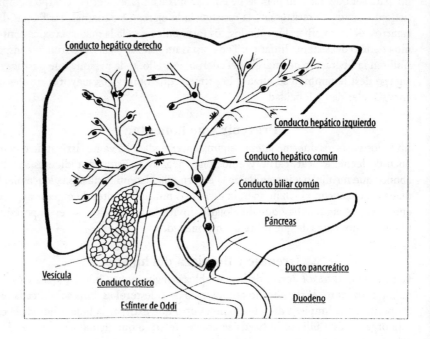

Conducto hepático derecho

Conducto hepático izquierdo

Conducto hepático común

Conducto biliar común

Páncreas

Ducto pancreático

Vesícula

Conducto cístico

Esfínter de Oddi

Duodeno

Debido a la posición en la que se encuentran, los cálculos reciben dos nombres diferentes. Aquellos almacenados en la vesícula son llamados cálculos biliares, mientras que aquellos que habitan enfilados dentro de los ductos del hígado son llamados cálculos intrahepáticos.

Cuando se realiza una limpieza del hígado, la mayoría de la materia a eliminarse, sólida, semisólida y viscosa, proviene de los ductos hepáticos. Las ecografías al hígado solo pueden detectar cálculos calcificados, no detectan los cálculos blandos en los ductos hepáticos. Por ser invisibles a las ecografías, a veces podemos pensar que no tenemos ningún cálculo cuando sí los hay.

La mayoría de personas piensa que no tiene cálculos, pues no los puede ver ni tocar y quizá tampoco tenga molestias. Pero nuestra experiencia clínica comprueba que toda persona que complete la limpieza del hígado, con alivio, expulsará cálculos. Serán en promedio unos doce a veinte cálculos de regular tamaño, de uno a tres centímetros, y tal vez cientos de cálculos diminutos. Pero, más allá del asombro y de evidentes mejorías en la salud digestiva, se experimentará un semejante drenaje emocional, mayor claridad mental y menos frustración, impaciencia, cólera e irritabilidad.

Comparada con la medicina occidental, la medicina china, aunque menos exacta, es mucho más suspicaz y aguda en sus observaciones del hígado. Innegablemente, el hígado es uno de los órganos más afligidos en la sociedad; es una rara excentricidad encontrar un hígado ejemplar.

El doctor Max Gerson empleaba extractos de verduras orgánicas, un vaso cada hora del día, para curar diferentes enfermedades, y se hizo famoso por los resultados obtenidos en casos de cáncer. El era consciente de que con los extractos de verdura una gran cantidad de toxinas es liberada de los tejidos del cuerpo y luego estas se concentran en el hígado. Para resolver este problema residual, a sus pacientes les recomendaba enemas de café, una práctica especial para la limpieza del hígado. Investigaciones de laboratorio, conducidas por Lee Wattenberg, identificaron que el ácido palmítico del café es un potente promotor de la glutationa S-transferasa, una enzima importante en la desintoxicación del hígado, que neutraliza radicales libres, considerada como un importante mecanismo de desintoxicación de químicos cancerosos.

Desde épocas bárbaras y extendiéndose hasta el Medioevo, han abundado las más originales e insólitas maneras de purgar el hígado y la vesícula. Hoy lo más usual es esperar hasta el espasmo del dolor y luego ofrecerse a la sala de operaciones. Hay que explicar que la operación a la vesícula no es una solución real, ya que solo está removiendo una fracción de los cálculos presentes, y tampoco está solucionando el problema del órgano mayor, vale decir, un hígado con esteatosis hepática (hígado graso), que también es afligido por cientos de cálculos en sus ductos internos.

Muchos pacientes en su posoperatorio respiran aliviados del dolor y, ya sin vesícula, se consuelan con la idea de que nunca más tendrán cálculos ni cólicos biliares. Creen que un capítulo doloroso de su vida se ha cerrado, pero lo real es que el peligro, aunque amordazado, sigue adentro. La verdad es que, aunque no tienen vesícula, desde los ductos internos del hígado, el colédoco aún desagua hacia el duodeno. Por eso es que quienes se han sometido a una colecistectomía serán las primeras en beneficiarse del drenaje del hígado.

La bibliografía de medicina alternativa está llena de múltiples técnicas de limpieza del hígado. Algunos procedimientos duran un solo día; otros, varias semanas. Unos usan aceite de coco; otros, linaza, olivo, hierbas medicinales. Entre ellos, el más popular es el extracto de manzana, con sales de Epsom y aceite de oliva, que está descrito más adelante. Esta fue la receta popularizada por la doctora Huida Clark y, con pequeñas variantes, sucesivamente por el doctor Andreas Moritz y otros más. Estas recetas son trasladadas gracias a la tradición oral y van modificándose y quizá perfeccionándose en el camino, como es el caso de la receta propuesta. Es también la limpieza más segura, porque lleva una metódica preparación de seis días de jugo de manzana; el ácido málico de esta fruta ablanda al cálculo y drena los colangiolos o ductos del hígado. Seguidamente, se emplea el sulfato de magnesio, que dilata los mismos para lograr una completa limpieza.

Receta para limpiar el hígado:
Extirpación de cálculos y barro biliar

La limpieza del hígado es una operación no quirúrgica al hígado. Requiere seis días de preparación y luego dieciséis a veinte horas de limpieza.

ÚTILES QUIRÚRGICOS

Extracto de manzana	Un litro diario durante seis días
Sal de Epsom (sulfato de magnesio)	4 cucharadas
Aceite de oliva extravirgen	½ taza (8 onzas)
Jugo de toronja (o limón con naranja)	²/₃ de taza
Cúrcuma	3 a 4 cápsulas dos veces al día
Lavado colónico	Uno antes y otro después de la limpieza

- **Preparación**

1. Beber un litro de extracto de manzana al día durante seis días, aleja do de alimentos. El ácido málico de la manzana ablanda los cálculos. Es posible advertir algo de diarrea con barro biliar, posiblemente distensión abdominal. Aun así no se debe interrumpir el consumo.

2. Durante toda la semana de la limpieza, evitar bebidas frías. Evitar alimentos de origen animal, productos lácteos y frituras. Comer nor mal, pero sin llenarse.

3. Consumir tres cápsulas dos veces al día de cúrcuma, durante todos los seis días.

4. El mejor momento es el fin de semana. Empezar lunes y terminar domingo en la mañana.

5. Para aliviar el hígado, solo tomar medicamentos estrictamente in dispensables. Evitar toda medicina y vitamina innecesaria.

6. Hacer una limpieza hidrocolónica antes y después de la limpieza del hígado. Es muy importante que el tracto digestivo esté despejado. Esto multiplicará los beneficios de la limpieza. Un lavado colónico puede ser de café y el otro, de cúrcuma o limón.

7. En el sexto día (sábado), tomar el extracto de manzana, un desayuno ligero, avena cocinada. Evitar azúcar, especias, leche, huevos, carnes animales, nueces, pasteles. Para el almuerzo, solo arroz integral y verduras. No consumir proteínas, ni grasas de ningún tipo. No ingerir nada después de las una y media de la tarde. Comer en la tarde impedirá que se eliminen los cálculos y toxinas del hígado.

Cronología de la limpieza
• La primera etapa de la limpieza

1. **6.00 p. m.** Poner cuatro cucharadas de sal de Epsom en tres tazas de agua filtrada. Solo beber la primera taza de agua. Opcionalmente, se puede enjuagar la boca con jugo de limón. La sal de Epsom empezará a dilatar los canales biliares.

2. **8.00 p. m.** Beber la segunda taza de sal de Epsom.

3. **9.30 p. m.** Si no ha tenido un movimiento intestinal, realizar un enema de agua.

4. **9.45 p. m.** Exprimir las toronjas (o limón con naranja). Los tres cuar

tos de taza de jugo de toronja deben mezclarse con media taza de aceite de oliva.

5. **10.00 p. m.** Estando de pie, beber la mezcla de jugo y aceite de oliva. No demorar más de cinco minutos en beber la mezcla. Inmediata mente, recostarse boca arriba, apoyado sobre dos almohadas gran des, apagar las luces, permanecer absolutamente quieto durante veinte minutos, no hablar. Es posible sentir el tránsito de los cálculos. No habrá dolor alguno. Si es posible, intente dormir. De lo contrario, quédese en la cama. Solo levántese si tiene ganas de ir al baño. Al ir al baño observe si hay cálculos. Es posible que sienta náuseas.

A la mañana siguiente:

1. **6.00-6.30 a. m.** Beber la tercera taza de sal de Epsom. Hacer ejerci cios ligeros, como yoga.
2. 8.00 a. m. Tomar una cuarta taza de agua con una cucharada de sal de Epsom.
3. 10.00 a. m. Puede tomar un jugo de fruta, sin azúcar. Media hora después, un trozo de fruta, papaya, piña o pera. Regrese a la vida normal, pero continúe comiendo ligero algunos días. Recuerde que acaba de terminar una cirugía sin bisturí al hígado. Durante el día y la noche debe sentirse más ligero, despejado y con lucidez mental.

- **¿Qué puede esperar?**
Durante la mañana y quizá durante la noche podría presentar varios episo dios de diarreas. En ellas habrá una mezcla de alimentos y cálculos. Es posi ble ver una docena de cálculos de regular tamaño, de hasta dos o tres centí metros, y otros cien cálculos menores de diferentes tamaños. Como ya se comentó antes, los cálculos negros son antiguos, mientras que los verduzcos suelen ser más recientes. Los cálculos de colesterol, que son la mayoría, flotan sobre el agua. Es posible también observar cálculos calcificados, ge neralmente son blancos y se hunden al fondo del agua. Además, puede flotar una gran cantidad de espuma, compuesta de diminutos cristales de colesterol. Son, en conjunto, toxinas del hígado importantes de eliminar. Después de la limpieza, el hígado empezará a funcionar con mayor eficien cia, la digestión será más cómoda, libre de distensión abdominal, el dolor disminuirá y tendrá mayor claridad mental. En general, el resultado es una gran mejoría en la salud a todo nivel. Sin embargo, es posible que el bienes tar sea breve y vuelvan los malestares. Esto es debido a que los cálculos que están al fondo del hígado se han desplazado hacia delante. Será, entonces, necesaria otra limpieza. Por lo general, son necesarias varias limpiezas del hígado. Para una completa curación pueden ser necesarias hasta cuatro lim piezas, pero debe haber una pausa de tres a cuatro semanas entre cada una de ellas.

- **La segunda etapa de la limpieza (opcional)**
1. Cada día en ayunas beber un vaso de agua grande con tres o cuatro

limones enteros licuados y colados. Opcionalmente se puede licuar con media caigua cruda, o con un pequeño trozo de kion, o con unos diez frutos de camu camu deshuesado.

2. Durante las tres semanas siguientes, seguir una dieta pitagoreana: consumir 80 por ciento de vegetales orgánicos crudos y 20 por ciento de granos cocinados, como quinua blanca, negra y roja, arroz integral, adzuki, lentejas, pallares, habas, fréjol mung y legumbres. Incluir col de Bruselas, espárrago, caigua, alcachofa, zapallo, germinado de brócoli, berros, beterraga, zanahoria, diente de león.

3. No consumir ningún tipo de azúcar ni miel. Es importante suspender el pan, las pastas y, en general, todo producto de trigo.

4. Eliminar de la dieta cualquier producto animal, incluyendo huevo y pescado.

5. Moderar el consumo de fruta. Las frutas permitidas son aquellas de bajo índice glicémico, como camu camu, aguaymanto fresco, toronja, noni. Ocasionalmente, se puede consumir un trozo de papaya, tuna, pera o melón, siempre y cuando se consuma en un horario especial para la fruta, bien alejado de otros alimentos, preferiblemente en trozos y no como jugo.

6. Durante las primeras dos semanas, se puede consumir en el desayuno linaza, ajonjolí, almendra, coco, cacao y avena cruda. Se puede combinar con manzana rallada, granadilla y papaya. Un día previo a la limpieza del hígado no se deben consumir las semillas oleaginosas.

- **La tercera etapa de la limpieza**

Terminando la tercera semana de la limpieza, repetir la limpieza del hígado. Opcionalmente, se puede hacer una variante. El día 7, domingo, se toma una cucharada de sal de Epsom, a las ocho de la mañana. En vez de tomar otra taza de sal de Epsom, se puede volver a tomar aceite de oliva y jugo de toronja, pero la mitad de la dosis. A las nueve de la mañana tomar la última dosis de sal de Epsom. Con esta dosis extra de aceite se estimula la expulsión de cálculos.

- **Variantes inteligentes**

Algunas personas tienen condiciones más severas en el hígado. En estos casos es necesario complementar el tratamiento con otras medicinas. Siempre se recomienda acompañar el tratamiento con una prescripción herbolaria, que debe ser formulada por un médico herbolario.

— **En casos de cáncer.** Sustituir el aceite de oliva por aceite de linaza. Acompañar con abundantes extractos de verduras orgánicas. Sopa hipocrática con ganoderma y hongo shitake. Sábila y graviola. Los enemas de café deben ser diarios. Incrementar la dosis de cúrcuma a cuatro cápsulas dos veces por día. Asimismo, si el cáncer presenta tumores que comprometen a importantes tejidos del hígado, es preferible evitar esta limpieza.

— **Para el hígado graso.** Incluir lecitina de ajonjolí o soya, incrementar la dosis de cúrcuma hasta cinco cápsulas dos veces al día, agregar hercampuri en decocción o en cápsulas. Evitar el consumo de aceite de coco.

— **Para las transaminasas y fosfatasa alcalina elevadas.** Consumir dos cápsulas diarias de cardo mariano (milk thistle), Schizandra chinensis y hongo ganoderma.

— **Meteorismo y distensión abdominal.** Como té digestivo, consumir una decocción de agracejo. Si el meteorismo es fétido, agregar dos cápsulas de carbón vegetal dos veces al día.

Nota importante: Es preferible no intentar hacer el drenaje de hígado sin acompañarlo de un lavado hidrocolónico. El tener movimientos intestinales diarios no asegura que el tracto digestivo esté despejado. Debido a que saldrán cientos de cálculos, existe la posibilidad de que estos se queden implantados en el tracto digestivo. El enema de café tiene la propiedad de estimular las funciones de la vesícula, pues no solo promueve el flujo de la bilis, sino que además previene la reabsorción de la bilis y las toxinas contenidas en la bilis excretada.

Enema de café

En una manera elegante y profesional, el doctor Gerson ha resumido la mejor forma de administrarse el enema de café individualmente. El doctor Gerson sugiere que el individuo asuma una posición específica cuando se aplica un enema de café. Él escribe: «Para hacer que el enema sea más eficiente, el paciente o la paciente deben reclinarse a su lado derecho, con ambas piernas encogidas hacia el abdomen, y mantenerse respirando profundo, para así ingerir la mayor cantidad de líquido en todas las partes del colon. El líquido debe ser retenido de diez a trece minutos».

Después de más o menos doce minutos, la mayor parte de la cafeína del café es absorbida por las venas hemorroidales. Desde ahí se desplaza hacia la vena porta del hígado. La sugerencia del doctor Gerson fue que en los pacientes con cáncer inicialmente se puede administrar el enema de café cada cuatro horas, pues, de esta manera, se ayuda a desintoxicar el hígado. Sus indicaciones exactas para hacer el enema son las siguientes:

1. Poner tres cucharas llenas de café molido (no instantáneo) en un litro de agua.
2. Dejar que la solución hierva durante tres minutos y dejar reposar durante quince minutos.
3. Colar la solución.
4. Llenar un recipiente de vidrio de un litro con líquido y dejar enfriar a temperatura del cuerpo.
5. Usar esta solución a temperatura del cuerpo para propósito de infusión de colon. La dosis varía entre dos tazas a un litro.

Para muchas personas, resulta un poco extravagante la idea del enema de café, pero todo es cuestión de costumbre. El doctor Gerson cuenta una historia de un paciente suyo con leucemia. Después de ser curado de su enfermedad, se casó y tuvo una hija. Preservó el hábito de hacer un enema de café de cuando en cuando. Pero cierto día recibieron una visita y la pequeña niña corrió espeluznada donde su padre, para decirle que el señor se estaba bebiendo el café.

Capítulo 7
CALCIO INTELIGENTE Una nueva
PROPUESTA PARA NIÑOS Y GRANDES

Existe una larga lista de enfermedades que se manifiestan en diferentes partes del cuerpo, pero todas comparten un mismo y único desequilibrio: la calcificación. En la calcificación se generan depósitos de calcio en los tejidos, pero necesitamos diferenciar la calcificación normal de la calcificación mórbida, también llamada calcificación distrófica. Comprender este proceso es liberarnos de todo un paraguas de enfermedades, además de impartir a nuestro cuerpo una vitalidad libre del largo otoño de anquilosamientos calcáreos que trae la edad.

Al nacer, somos bebés flexibles y elásticos, con cartílagos en el cráneo en vez de huesos. Conforme pasa el tiempo, el niño va teniendo una estructura muscular y se solidifican sus huesos, hasta llegar a ser un hombre compacto y robusto. Durante la adultez, en forma silenciosa y oculta, otro proceso, mórbido y disfuncional, de calcificación prosigue hasta el fin de la vida.

Con el paso del tiempo, nos vamos arrugando y petrificando. Este anquilosamiento generalizado está presente en los cálculos biliares y renales, en la arena de calcio incrustada en la corteza cerebral, en las calcificaciones de órganos internos, como el hígado y el riñón. Las arterias se vuelven un rígido viaducto de plomería calcárea, las válvulas del corazón se vuelven una tiza inerte, lo mismo que las mamas. Los huesos engendran protuberancias de calcio mórbido y contrahecho, mientras que en el tuétano la porosidad se hace cada vez más evidente.

Todas estas calcificaciones extraóseas (fuera de los huesos) son causadas por un desequilibrio fisiológico y, en gran medida, las podemos evitar si permitimos que nuestra bioquímica sanguínea opere en condiciones adecuadas. Al parecer, en la niñez el calcio viaja de afuera hacia adentro, y con la edad el calcio corre el peligro de ir del centro a la periferia, de los huesos hacia el tejido blando. Es cuando nuestro tejido conectivo se calcifica, se avejenta, y adquirimos una apariencia contraída y rugosa. Como veremos, los esfuerzos por evitar las calcificaciones mórbidas —incluyendo los osteofitos de la artrosis— del envejecimiento coinciden grandemente con las medidas para evitar la osteoporosis.

¿De qué manera se presentan las calcificaciones mórbidas?

1. Arena cerebral.
2. Cálculo renal y biliar.
3. Envejecimiento de la piel.
4. Calcificación de las mamas.
5. Osificación y sordera del oído medio.
6. Cataratas.
7. Glaucoma.
8. Aterosclerosis y arterioesclerosis.

9. Osificación del tejido blando.
10. Quistes al hígado.
11. Cálculos de las glándulas salivales.
12. Esclerodermia (endurecimiento de la piel).
13. Tendinitis.
14. Aneurismas cerebrales y accidentes cerebro-vasculares.
15. Calcinosis cutis (depósitos de calcio en la piel).
16. Prostatitis.
17. Hipoparatiroidismo.
18. Cáncer (huesos, cerebro, mama, colon, ovario, próstata)

¿Cuáles son las causas del envejecimiento y la calcificación mórbida?

Acidosis de la sangre

Existen varias hipótesis sobre cómo se produce la calcificación. La primera en discutir nos remite a la acidificación de la sangre. Según esta teoría, nuestros tejidos están expuestos a un excesivo nivel de acidez, como consecuencia de una desmedida ingesta de alimentos acidificantes, entre ellos la carne y grasa animal, el azúcar y los lácteos. El consumo de estos alimentos hace que nuestro pH de la sangre descienda. Cuando ocurre esta situación, el cuerpo extrae sus reservas de calcio de los huesos, porque, debido a su alta alcalinidad, el calcio es el principal agente usado en el mecanismo de controlar la acidez.

En resumen, podemos decir que el peligro de la acidosis del cuerpo es la resultante calcificación del tejido blando, que provoca que nuestros órganos internos habiten en un medio de ácidos tóxicos y luego pasen a operar con el freno de una urdimbre de fibrosis calcáreas en sus tejidos.

Se ha cuestionado la teoría de la acidosis sanguínea, con el legítimo y científico argumento de que nuestro torrente sanguíneo no puede alterar su pH. Acidificar o alcalinizar la sangre puede resultar mortal para la salud. Más aún: el pH de la sangre está rígidamente establecido en la neutralidad, con un rango estrecho de 7,3 a 7,4. Debemos precisar, entonces, que la acidosis sanguínea a la que hacen referencia tantos libros de medicina natural se refiere más exactamente a la acidez o alcalinidad del espacio intersticial de los tejidos, donde fluye el fluido extracelular, y no al torrente de la sangre.

Los depósitos de calcificaciones que encontramos fuera de los huesos están, en su mayoría, compuestos de fosfato de calcio. Se sabe que el fósforo, el cloro y el azufre son minerales que reducen el pH de la sangre. Cuando el calcio se extrae de los huesos, se une con estos minerales acidificantes y corrige la acidez sanguínea, pero también nos deja estos peligrosos depósitos. Nuestra dieta moderna es rica en fósforo. La carne animal está cargada de fósforo, lo mismo que las bebidas gaseosas, pero una de las mayores fuentes de fósforo en nuestra dieta reside en los lácteos. Por ejemplo, un vaso de bebida gaseosa puede tener 33 miligramos de fósforo, mientras que uno de leche contiene 230 miligramos.

Los lácteos y sus derivados no solo son promotores de calcificaciones irregulares, sino que además son acidificantes (con excepción de la mantequilla) y fisiológicamente contribuyen con la osteoporosis. La prueba está en la incidencia de osteoporosis en países de alto consumo de lácteos como Holanda, Dinamarca, Finlandia y Estados Unidos, y la casi inexistente presencia de estas enfermedades en ciertos países asiáticos, que históricamente nunca acogieron el hábito de adoptar a nodrizas animales.

Para entender esto aritméticamente, veamos que la leche de vaca contiene 118 miligramos de calcio por cada 100 gramos, pero a la vez contiene 97 miligramos de fósforo. Si sustraemos los miligramos de calcio de los de fósforo, nos quedamos con 21 miligramos, con lo cual estimamos la biodisponibidad de calcio en la leche, que es alrededor del 21,25 por ciento. En pocas palabras, debido a su alto contenido de fósforo, la leche de vaca no solo no es fuente primaria de calcio, sino que además promociona la acumulación de mórbidos depósitos de calcio, lejos de los huesos. Este resultado es consistente con todos los estudios epidemiológicos realizados, según los cuales los países de mayor consumo de lácteos tienen la mayor incidencia de osteoporosis y acentuada acumulación de depósitos de calcio en el tejido blando.

Aparte de la ubicuidad del fósforo en la dieta, también estamos expuestos a un exceso de proteína animal, la cual se descompone en desechos acidificantes y toxinas. Además, es responsable de la pérdida de calcio de los huesos y de la concentración de calcio en los tejidos blandos.

El fósforo, si bien es un mineral esencial, en general se consume en exceso. Como hemos dicho, la mayoría de calcificaciones están compuestas de fosfato de calcio. El contenido de fósforo de la dieta promedio se ha venido incrementando en los últimos años. Sus fuentes principales son los lácteos, las bebidas gaseosas y los aditivos de sales de fosfatos en la industria alimentaria. Estos aditivos se usan en la industria, en infinidad de productos, para darle humedad, suavidad y aglutinación al alimento.

Nanobacterias

Otra teoría aparte adjudica el origen de las calcificaciones en el cuerpo a las nanobacterias, que son diminutos huéspedes de nuestra sangre. Oficialmente, en la escuela de Medicina se nos ha enseñado que la sangre es estéril, pero ahora sabemos que no es así, y que Louis Pasteur estaba equivocado. Nuestra sangre tiene muchos huéspedes, simbióticos, prebióticos y parásitos, virus, bacterias y hongos. Entre los más diminutos huéspedes se encuentran las nanobacterias. Como parte de su metabolismo, ellas atrapan el calcio del plasma, lo combinan con colesterol y forman duras placas de calcio, las cuales van depositando en todo el tejido blando. Han pasado muchos años en el anonimato, pues los científicos nunca imaginaron que dentro de las duras placas de calcio habitara una colonia de diminutos microorganismos.

Cuando abrimos un cálculo renal, con la ayuda del microscopio vemos en su interior una gran colonia de nanobacterias. Recientemente, se viene estudiando el rol de estas diminutas bacterias en las enfermedades cardiovasculares. Se sabe que las placas de arterioesclerosis en las arterias son calcificaciones duras, debajo de las cuales tenemos extensas colonias de nanobacterias. Las bacterias, así como los hongos y otras bacterias de la sangre, prosperan en un medio ácido de la sangre y del espacio intersticial.

Ahora, ¿de dónde surgen las nanobacterias? Hay diferentes teorías al respecto, pero lo que sabemos es que parecen predominar en los animales. En las vacas, por ejemplo, tanto la leche, como la orina y la carne son una abundante fuente de nanobacterias. Estas nanobacterias están enquistadas en sus capas de calcio y son resistentes a la cocción, por lo que pueden ingerirse con el consumo de carne roja. Al orinar, los animales contaminan las aguas del subsuelo, infestándolas de microorganismos. Las bacterias igualmente son resistentes a los sistemas convencionales de purificación del agua. Hasta el momento, no se ha reportado presencia de nanobacterias en vegetales.

También se sabe que estas nanobacterias prosperan en un medio ácido de la sangre, por lo que la teoría de la acidosis sanguínea y las nanobacterias es compatible y pueden suceder en paralelo. Las carnes animales y los azúcares son alimentos acidificantes de la sangre.

¿Cómo tener huesos fuertes y fortalecer una calcificación normal?

Magnesio

Para evitar las calcificaciones mórbidas, es importante reducir nuestro consumo de alimentos ricos en fósforo, aunque también tenemos otro gran socio colaborador, que es el magnesio. Al igual que el calcio, el magnesio es alcalinizante y se une al fósforo para evitar la acidez, pero, a diferencia del calcio, el magnesio no se solidifica en placas duras. El magnesio es el principal aliado para lograr una buena densidad de huesos y se le considera el mineral anticalcificante por excelencia. A pesar de todas sus bondades, es un mineral muy ausente en nuestra dieta, porque no tenemos el hábito de consumir vegetales verdes crudos de alto contenido de clorofila, como el perejil, el berro, la alfalfa o el germinado de pasto de trigo. Para agravar el problema, la agricultura intensiva de la revolución verde ha hecho que los suelos se desgasten de este mineral. Los métodos modernos de agricultura no restituyen el magnesio al suelo, ni figura siempre entre sus fertilizantes, ya que no mejora la productividad de la cosecha. De este modo, se merma el contenido nutricional. Esto no sucede con la agricultura orgánica, en la cual, por el uso de abonos naturales, en promedio se provee el triple de magnesio. Como ya se ha dicho, podemos pagar un poco más por un perejil orgánico, pero este proporciona el triple de nutrientes. Como estudiaremos más adelante, uno de los alimentos con mayor concentración de magnesio es el cacao.

Vitamina K

Si bien el magnesio es el principal mineral aliado para evitar las calcificaciones mórbidas, la principal vitamina es la K. La vitamina K se encuentra en las verduras verdes, como la alfalfa, el brócoli y la espinaca. Esta vitamina posibilita la activación de la osteocalcina, una proteína producida por osteoblastos muy importante para fijar el calcio en los huesos. La salud de los huesos se relaciona directamente con la activación de la osteocalcina, una imprescindible hormona para prevenir la osteoporosis.

Mitos de la vía láctea

En años recientes, China se ha occidentalizando y entre los hábitos que ha adquirido está el consumo de leches animales. A su vez, el consumo chino de leche ha producido que el precio de la leche en polvo suba en el mercado internacional.

El Perú tiene el mérito de ser un país con megadiversidad. De las ciento siete zonas de vida que postula el botánico y climatòlogo inglés Leslie Holdridge, el Perú posee la envidiable suma de ochenta y cuatro, lo que justifica su apelativo de «arca de Noè del mundo».

Sin embargo, un problema del Perú son los escasos territorios aptos para la agricultura, por lo que es cuestionable que nuestro país pretenda ser un país exportador de productos lácteos o que se quiera introducir la tecnología de alimentos transgénicos. Es algo contrario a la naturaleza de los recursos y talentos del país. En el Perú tan solo el 2,4 por ciento del territorio es apto para la agricultura. En Europa, aproximadamente entre el 60 y el 70 por ciento del territorio agrícola es utilizado como pastizales para animales.

Volviendo a los lácteos: solo la leche ultrapasteurizada (ultra heat treatedo UHT) es propiamente leche peruana. Sin embargo, desgraciadamente podemos decir que las vacas han sido alimentadas con semilla de algodón, maíz y soya transgénica, y gallinaza (excremento de aves) en el caso de las vacas de engorde. Atrás y lejos están los años en que las vacas eran alimentadas con chala de maíz, alfalfa y pasto natural. Adicionalmente, algunas vacas reciben la hormona de crecimiento bovino recombinante (HGBR) para incrementar en 40 por ciento la producción del hato lechero.

Conocida también como Posilac o lactotropina, es una hormona transgénica, que incrementa la producción de las ubres de vaca, ubres grotescamente dilatadas. Las personas que consumen esta leche llenan su sangre de secreciones glandulares bovinas, y se incrementa el riesgo de cáncer hormonal, cáncer de mama, ovario y, sobre todo, cáncer de próstata.

La leche conocida como evaporada es, en su totalidad, leche en polvo reconstituida, procedente de importaciones de Argentina y Nueva Zelanda.

Si bien hemos dicho anteriormente que la leche no se debe pasteurizar, tampoco la podemos pulverizar. Aunque la leche en polvo es muy práctica para la industria alimentaria, su consumo es peligroso para la salud. Se ha educado a la población para que tenga mucho cuidado con el colesterol elevado, pero el colesterol elevado solo es un problema en la medida en que este se oxide. Si se consumen suficientes antioxidantes, selenio, vitamina E y C, entonces el colesterol en la sangre no se oxida y no se crean los problemas de la peroxidación de lípidos, los cuales ocasionan lesiones a las arterias. Lo que muchos ignoran es que hay maneras de consumir el colesterol ya previamente oxidado. Estos colesteroles oxidados se llaman oxiesteroles. Una fuente excepcionalmente alta de oxiesteroles la encontramos en la leche en polvo, así como en el huevo en polvo. Hay estudios que evidencian su alto poder aterogénico (causante de arterioesclerosis).

Además, sabemos que la industria láctea vende crema de leche, mantequilla y quesos cremosos. Al retirarle la grasa a la leche, nos deja una gran cantidad de leche desgrasada y desabrida. Para no perder esa leche, se le adiciona grasa vegetal, en su mayoría de palma aceitera, que es grasa saturada y que le dará a la leche mayor vida en el anaquel. A esta leche se le llama leche modificada.

Alternativas a la leche bovina

Después del destete, las madres buscan un óptimo superalimento para su bebé. Como hemos desechado la idea de ofrecer leches de otras especies animales, nos sentimos obligados a ofrecer una alternativa fuente de nutrientes. La leche materna ofrece de 1 a 1,5 por ciento de proteínas, lo cual es más o menos el contenido proteico de las frutas.

Antes de ofrecer la fórmula para bebés, vale la pena recordar las grandes razones por las que no se debe consumir leche animal.

- Baja disponibilidad de calcio.
- Descalcificación evidente en países con alto consumo de lácteos.
- Homogeneización y deterioro de las arterias por efecto de la xantina oxidasa.
- Presencia de hormonas bovinas naturales.
- Presencia de hormonas bovinas sintéticas (Posilac, lactotropina, somatropina de crecimiento bovino recombinante).
- Carácter altamente mucogénico de la leche de vaca.
- Caseína, proteína de la leche, que ha demostrado presentar actividad protumoral[1].
- Presencia de residuos de antibióticos en la leche.
- Presencia de leucocitos, células de pus, entre doscientos mil a seiscientos mil por litro de leche.
- Alimentación desnaturalizada de los cuadrúpedos (grasas hidrogenadas, proteína de soya transgénica, semillas de algodón), y no forraje verde, como es propio de los rumiantes.
- Agresivo ai medio ambiente. Deforestación y competencia por tierra de cultivo.
- Crueldad para el animal, muerte de becerros, separación forzada de madres y crías, promoción de la industria de carnes, inseminación artificial.
- Nula presencia de ácidos grasos esenciales y alto contenido de grasas saturadas.
- Promotor del cáncer: alta relación de cáncer de próstata, mama y ovarios en países con alto consumo de lácteos.
- Principal promotor de la diabetes juvenil tipo I.
- Pérdida y desnaturalización de nutrientes debido a la práctica de la pasteurización.

Tras varios años de experiencia clínica, puedo decir, sin riesgo de incurrir en una exageración, que es asombrosa la mejora de la salud cuando se suspenden los lácteos de la dieta. Esto es especialmente notorio y revelador cuando se retira la leche de la dieta de un infante. He observado tantos pequeños que han podido superar los catarros crónicos, los resfríos recurrentes, la rinitis alérgica, el asma y el eczema, con una medida tan sencilla. Muchas madres me han comentado que tras

---

1 Campbell, T. Colin (2004). *The China Study*. Dallas: BenBella Books.

visitar varios pediatras, e ingerir antibióticos durante todo el año, sus hijos recién encontraron alivio con este cambio. El secreto es sencillo: hay que empezar por suspender la leche de vaca en todas sus formas, leche de fórmula, quesos, yogur y chocolatadas.

Cualquiera puede hacer este experimento y ver los resultados. No quisiera que implanten esta filosofía en su conciencia sin antes haberla experimentado. Tampoco quisiera que las madres se sometan al absurdo culto de la leche de vaca por una cobardía maternal, o rigidez matriarcal, imaginando que sus hijos tienen así garantizado el consumo de calcio. Por otro lado, es sumamente difícil, si no imposible, controlar el catarro, la bronquitis y el asma si no se suspenden los lácteos.

La ciencia académica y la sapiencia popular reconocen que la leche de vaca es un líquido altamente mucogénico, origina catarros, alergias y mucosidades. Muchas madres suspicaces dudan de esta información, pero para los escépticos tenemos el siguiente experimento: agregar unas cucharadas de vinagre o de limón a un vaso de leche; de esta manera habremos cortado la leche y separado el cuajo del suero.

Con una gasa podemos recolectar el suero y agregarle una cucharadita de polvo de hornear (bicarbonato de sodio). Después de remover por un tiempo, tendremos caseína hidrolizada, a lo que comúnmente se le denomina goma blanca de carpintero. Esta cola blanca origina infecciones de oído, catarros, sinusitis, diarreas y descensos vaginales. Debe saberse que, debido a la acidez del estómago, por acción del ácido clorhídrico, la leche también se corta en nuestro interior, en nuestro estómago. Más adelante, en el tracto digestivo, al entrar en contacto con álcalis poderosos, ocurre el mismo fenómeno de hidrolización de la caseína.

Donde hay flema gelatinosa conviven entrelazadas una variedad de bacterias y hongos. Estos microorganismos, aunque parezca insólito, son necesarios, ya que limpian la sangre de impurezas, alimentándose de nuestros desechos. Sin embargo, alojar estos diminutos huéspedes en la sangre también es activar la autodescomposición del hombre. Toda persona que haga un espacio importante para el azúcar en su dieta estará además procreando una sangre infestada. Es lamentable que muchos niños vivan alternando entre antibióticos, lácteos, gripes y alergias y antibióticos nuevamente. Abandonar la leche es la vía recta que nos salva de este laberinto circular.

Muchas madres preguntan entonces: «¿Con qué reemplazo la leche?». La pregunta naturalmente requiere una respuesta, que es lo que se ofrece en este texto. Sin embargo, en secreto y en la intimidad de mi conciencia, resuelvo que esa pregunta es absurda, ya que no hay mucho que reemplazar. La leche bovina no aporta algo interesante a la salud humana y renunciar a ella no representa una pérdida para nuestra sangre. Más bien posibilita que el cuerpo se libere de mucosidades, alérgenos, antibióticos, hormonas bovinas naturales y hormonas transgénicas.

Las leches de fórmula

Los bebés que consumen leches de fórmula se colman de grasas y proteínas. Después de un tiempo de haberlas tomado, se puede ver que todas sus vías respiratorias se congestionan, tienen heces fétidas, alergias y continuos resfríos y catarros. Algunos bebés engordan de manera poco saludable: con una papada enorme, distensión abdominal por gases y una frecuente liberación de flemas nasales y bronquiales. Estos bebés, en muchos casos, son incapaces de liberarse de un resfrío común. Esto no es sorprendente si sabemos que la leche materna ofrece protección inmunológica al bebé. La leche materna tiene lactoferrina, lisozima e inmunoglobulinas. La lisozima de la leche materna se adhiere a las bacterias y permite que las células fagocíticas puedan combatir con mayor facilidad a la bacteria.

He observado muestras de rápida recuperación cuando se suspende la leche de fórmula. La palabra fórmula es una expresión que denota ciencia, matemática de laboratorio y crea la expectativa de que la satisfacción de todos los requerimientos del bebé ha sido calculada científicamente. Pero las leches de fórmula difieren mucho en su composición. Lamentablemente, todas comparten el hecho de ser un polvo deshidratado que luego será reconstituido. Ya hemos dicho que la leche de vaca no se puede pasteurizar y menos pulverizar. El lácteo en polvo es motivo de innumerables cuestionamientos por profesionales de la salud y especialistas en lactancia. La leche de fórmula es una suma de sustancias sin vida, a diferencia de la leche materna, que es un alimento vivo y versátil. En realidad, la ciencia de la leche materna es incomparablemente superior frente a las pretensiones científicas de la leche de fórmula.

La leche materna es un alimento insustituible. Muchos promotores de lactancia opinan que la lactancia debe prolongarse lo más posible, mucho más allá de los seis meses recomendados por la pediatría oficial. Lamentablemente, la tendencia es reemplazar rápidamente la lactancia con la fórmula.

Algunos datos sobre la leche de fórmula

Según estudios científicos de la Organización Mundial de la Salud, los riesgos de mortalidad infantil aumentan con la sustitución de la leche de fórmula. A eso hay que agregar la incidencia de diarrea, cáncer, alergias y enfermedades respiratorias. Sin lugar a dudas, la salud del niño se ve adversamente afectada con el biberón de fórmula, en contraste con la lactancia materna.

Los resultados que vemos abajo provienen de un equipo colaborativo de estudio de la Organización Mundial de la Salud: «El efecto de la lactancia en el infante y la mortalidad infantil debida a infecciones en países no desarrollados».

Mortalidad infantil y leche de fórmula

País	Tasa de mortalidad infantil	Riesgo de muerte con leche de fórmula*
México	38	10 veces mayor
Perú	100	2,5 veces mayor
Malasia	30	2 veces mayor
India	106	1,5 veces mayor
Filipinas	31	5,5 veces mayor
China	36	3 veces mayor

* El riesgo de mortalidad infantil se mide cada mil nacimientos vivos.
Organización Mundial de la Salud, Equipo Colaborativo de Estudio sobre el Rol de la Lactancia Materna y la Prevención de la Mortalidad Infantil.

Riesgo de enfermedades respiratorias

País	Autor y año	Riesgo relativo de enfermedad respiratoria o muerte con leche de fórmula
Israel	Palti, 1984	3,7 veces mayor (en los primeros cinco meses)
Italia	Pisacane, 1984	4,5 veces mayor
Brasil	Victoria, 1989	17 veces mayor (hospitalización por neumonía)
México	Lopez, 1997	2 a 8,5 veces mayor (en primeros cuatro meses)
Escocia	Wilson, 1998	1,9 veces mayor (en los primeros cuatro meses)
Estados Unidos	Blaymore, 2002	6 veces mayor

Organización Mundial de la Salud, Equipo Colaborativo de Estudio sobre el Rol de la Lactancia Materna y la Prevención de la Mortalidad Infantil.

Riesgo de diarrea de infantes alimentados con leche de fórmula versus leche materna

País	Autor y año	Riesgo relativo de diarrea (o muerte) en infantes con leche de fórmula
Israel	Palti, 1984	2,7 veces mayor (en los primeros cinco meses)
Brasil	Victoria, 1989	14 veces mayor mortalidad infantil
Escocia	Howie, 1990	5 veces mayor incidencia
India	Sachdev, 1991	6 veces mayor mortalidad infantil (a los cinco meses)
Canadá	Beaudry, 1995	1,9
Filipinas	Yoon, 1996	9 mayor mortalidad infantil
México	Lopez, 1997	4 a 6,3
China	Fu, 2000	2,8 mayor incidencia (en el cuarto mes)
Italia	Gianino, 2002	3 veces mayor incidencia de rotavirus
Estados Unidos	Dewey, 1995	2 veces mayor incidencia
Estados Unidos	Scariati, 1997	1,8

Organización Mundial de la Salud, Equipo Colaborativo de Estudio sobre el Rol de la Lactancia Materna y la Prevención de la Mortalidad Infantil.

La Organización Mundial de la Salud nos dice que el riesgo de diarrea en bebés alimentados con biberón de fórmula es seis veces mayor, en un estudio en países en desarrollo. Las autoridades de salud, conscientes del problema que las leches de fórmula generan a la salud de los bebés, han tomado ciertas medidas: en China y Arabia Saudita las autoridades han prohibido toda publicidad de leches sucedáneas. Una nueva legislación en Indonesia exige que las leches de fórmula se vendan solo bajo prescripción médica.

Por otro lado, las compañías de leches sucedáneas son tan poderosas como la industria del tabaco y hacen todo lo posible por ocultar los peligros de sus productos. Las empresas patrocinan sus ventas regalando sus fórmulas a hospitales, y así los médicos indirectamente avalan y garantizan el producto. Lamentablemente, desconocen muchos de los riesgos que propician:

1. **La leche de fórmula disminuye la inmunidad.** Provoca problemas inmunológicos, desde el cáncer hasta el resfrío y la disentería.
2. **El exceso de sodio y minerales.** Se sobrecarga de trabajo al riñón. Lleva a confundir el hambre con la sed.
3. **Mayor riesgo de muerte infantil prematura.** Diarrea, enfermedades respiratorias. El riesgo de muerte puede ser entre cinco a trece veces mayor si se compara con la leche materna. Y diez veces mayor riesgo de hospitalización.
4. **La carencia de ácidos grasos esenciales.** Por lo general, no presente en la leche de fórmula. Y si los contiene, se duplica su precio y las concentraciones son mínimas.
5. **El problema de los residuos tóxicos en la leche de fórmula.** La leche de fórmula tiene cantidades de residuos tóxicos «permisibles»: desde restos de aluminio, pesticidas, además de los detergentes usados para lavar los biberones. Téngase presente que muchas madres dan leche materna, pero en biberón.
6. **La leche materna es irreemplazable desde el punto de vista nutricional.** Contiene ácido dihomogamalinolénico, DHA, EPA y ciento treinta oligosacáridos diferentes.
7. **La leche de fórmula es igual en cada gota.** La leche materna es versátil, cambia continuamente. Con la dieta de la madre, su sabor y composición es siempre diferente.
8. **El precio de la leche de fórmula.** En algunos países una lata equivale a una semana de trabajo. Muchas madres pobres se sacrifican para poderla comprar pensando que esa leche contiene más minerales y que es mejor porque así alimentan las madres ricas a sus bebés.

La leche materna y el amamantamiento vegetal

Sin olvidar que la leche materna es insustituible, si fuera necesario «formular» una leche casera, lo mejor es buscar una leche que guarde cierta similitud en cuanto a la composición y al perfil de grasas. La composición de las grasas en la leche materna se distribuye así:

— 35 por ciento de grasas monoinsaturadas.
— 15 a 20 por ciento de grasas poliinsaturadas.
— 40-50 por ciento de grasas saturadas (18 por ciento de ácidos láurico y cáprico).

Del grupo de grasas saturadas, aproximadamente un 18 por ciento son ácidos láurico y cáprico, que son grasas antimicrobianas, antimicóticas. Estas grasas también nos dan protección contra infecciones virales y están presentes en el coco.

El aporte de ácidos grasos esenciales en la leche

Entre las grasas importantes para el bebé y los niños en crecimiento tenemos la familia de grasas cerebrales del grupo omega 3. La grasa omega 3 es de una cadena de dieciocho carbonos, pero el cuerpo las encadena o alarga en otras grasas de veinte y veintidós carbonos llamadas eicosapentanoico (EPA) y docosahexanoico (DHA), respectivamente. Encontramos estas últimas grasas de cadena larga en el pescado, pero también en la verdolaga y en las algas marinas, que es de donde las obtiene el pez.

Al mezclar una grasa altamente saturada —como el coco— con una grasa altamente insaturada —como la linaza o el sacha inchi— sucederá una sinergia química: se unen el cielo y la tierra del mundo graso y se produce una formidable alquimia. Cuando el aceite omega 3 ingrese como alimento, será elongado en grasas de cadena más larga como el DHA y EPA, en una proporción del 1 por ciento, pero al mezclarlo con una grasa saturada —como el ácido láurico del coco—, por sinergia el porcentaje de conversión se ampliará y será de un valor situado entre el 6 y el 13 por ciento. Esto tiene profundas implicancias en la biodisponibilidad de las aclamadas grasas de cadena larga de la familia omega 3 (DHA y EPA) y su trascendente efecto en el tejido nervioso de infantes.

Propiedades del coco

El coco ha sido usado en Centroamérica y Polinesia como una excelente nodriza vegetal. Muchas personas tienen prejuicios contra el aceite de coco por ser una grasa saturada, pero la verdad es que este fruto presenta un fino aceite vegetal, que además posee un alto porcentaje de cloro, potasio, magnesio, hierro y azufre.

Una característica particular de la palmera del coco es que se provee de nutrientes del océano profundo, por medio de sus largas raíces. Su grasa saturada y resistente se puede emplear para frituras y repostería, en lugar de la problemática manteca de cerdo usada antiguamente, o la moderna margarina, que es barata pero tóxica.

Se dice que la grasa del coco acrecienta la secreción testicular del esperma. Debido a su sabor fresco, se le considera frío y se puede usar en casos de fiebres. Adicionalmente, es un alimento alcalino y combate los ácidos tóxicos del cuerpo. También su leche es absolutamente libre de gérmenes e infecciones, a diferencia de las leches animales, en las que encontramos presencia de diferentes organismos. El coco provee glucosa, que es necesaria para el cerebro. El cerebro no puede usar grasa o proteína como combustible, tan solo puede quemar glucosa.

La grasa del coco es en el 92,1 por ciento una grasa saturada y, debido a ello, muchas personas mal informadas se resisten a su consumo. Se nos ha enseñando que las grasas saturadas engordan, endurecen las arterias, elevan el colesterol. Con certeza, podemos afirmar que el aceite de coco no produce ninguno de estos efectos adversos. El público medianamente informado, e incluso muchos autores, continúan señalando al coco como una grasa saturada que obstruye las arterias, similar al cebo de res, la manteca de chancho y la mantequilla. Pero la verdad es que el aceite de coco está lejos de presentar estos problemas y, más bien, contribuye positivamente a la salud cardiovascular, combate los radicales libres y baja el colesterol.

Para empezar a conocer al coco, debemos saber que su perfil de grasas es el siguiente:
— 92 por ciento de grasa saturada.
— 6,2 por ciento de grasa monosaturada.
— 1,6 por ciento de grasa poliinsaturada.

Además de clasificar las grasas en saturadas e insaturadas, otra importante categorización se refiere a la longitud de la cadena molecular. Hay tres tipos de grasas:
— Grasas de cadena larga (14-20 carbonos).
— Grasas de cadena media (7-12 carbonos).
— Grasas de cadena corta (4-6 carbonos).

La gran mayoría de grasas en nuestra dieta, ya sean saturadas o insaturadas, de plantas o de animales, son grasas de cadena larga. La soya, el algodón, el maní y el maíz son todas grasas de cadena larga, lo mismo que el pollo, el cerdo, la res y el pescado. Se estima que el 98 por ciento de la ingesta de grasas en nuestra dieta es grasa de cadena larga. Por otro lado, en el coco tenemos las grasas de cadena larga, media y corta, pero las más protagónicas de su perfil de grasas son de cadena media. Es así que en el coco tenemos:
- Grasas de cadena corta: 0,5 por ciento.
- Grasas de cadena media: 62 por ciento.
- Grasas de cadena larga: 37,4 por ciento.

El secreto curativo de esta maravillosa fruta consiste en que las grasas de cadena media son las más importantes en el coco. Estas grasas de cadena media se encuentran distribuidas de la siguiente manera:
- Ácido graso caprílico (C8): 7,8 por ciento.
- Ácido graso cáprico (CIO): 6,7 por ciento.
- Ácido graso láurico (C12): 47,5 por ciento.

La grasa del coco como antibiótico y antiviral

La principal grasa del coco es el ácido láurico que, además de ser un alimento celular, es un poderoso antiviral y antibiótico. La grasa del coco rompe la membrana celular de las bacterias y esto las hace fácil presa del sistema inmunológico. De igual modo, el coco ha mostrado tener un positivo efecto antiviral. Por ejemplo, personas con hepatitis C, con una carga viral de 900.000, después de consumir dos cucharadas diarias de aceite de coco durante seis semanas, han logrado reducir la carga viral hasta 200.000. Entiéndase que la carga viral es la cuantificación de una infección por virus.

El coco no solo aporta una valiosa nutrición, pero simultáneamente se comporta como un antiviral y un antibiótico, pues tiene la capacidad de destruir virus, hongos y parásitos. A un bebé puede nutrirlo y le da, además, protección contra un espectro de enfermedades. La leche materna también presenta grasas de cadena media idénticas a las del coco y estas son las que proveen mayor protección inmunológica al infante. Por esta razón, en Jamaica, Nicaragua, Polinesia, Hawái, Tailandia y Filipinas se usa al coco como leche sucedánea. Así también, observamos que las leches de fórmula comerciales utilizan estas grasas de cadena media para darle protección al bebé.

Los siguientes son los usos medicinales del aceite de coco:
1. Infecciones urinarias.
2. Neumonía, influenza, gonorrea, mononucleosis, meningitis, endocarditis, fiebre reumática.
3. Pie de atleta, hongos en la piel, candidiasis.
4. Herpes, hepatitis C.

5. Parásitos intestinales, como Giardia lamblia, tenia solitaria, tiña.

La ciencia parece haber resuelto satisfactoriamente la pregunta de cómo combate el coco a los microorganismos. Las grasas de cadena media del coco deforman, corrompen y disuelven la membrana celular de los organismos patógenos, al punto que se desintegra la membrana y el microorganismo muere. Sin membrana protectora, se vuelven una fácil presa del sistema inmunológico. Los microorganismos más vulnerables a las grasas de cadena media son aquellos encapsulados en membranas lipídicas, virus y bacterias revestidos de grasas.

Otro mecanismo que explica la capacidad de levantar la inmunidad del aceite de coco la encontramos con la monolaurina, un monoglicérido del ácido láurico que estimula la producción de los leucocitos, específicamente las células T.

La grasa del coco como protector antioxidante

El proceso oxidativo de las grasas poliinsaturadas ha sido inculpado en el incremento de radicales libres en las células, que origina una lista de enfermedades como el cáncer, la degeneración de la mácula, entre otros. Esto se ha visto recrudecido con la llegada de los aceites comerciales refinados, que ya no cuentan con sus antioxidantes naturales. Aun cuando la industria utiliza antioxidantes ficticios, análogos de la vitamina E, como el butil hidroxitolueno (BHT), el controvertido BHT está prohibido en muchos países y también como alimento de infantes, y no es comparable con el consumo fresco de la semilla oleaginosa en su estado natural (ver La gran revolución de las grasas).

Por otro lado, las grasas saturadas son químicamente estables y resistentes a la rancidez y disminuyen la peroxidación. Esta es la razón por la cual a la industria alimentaria le complace usar estas grasas en sus productos, pues extienden la vida de anaquel. El conflicto sucede con el difundido uso de las grasas hidrogenadas, o parcialmente hidrogenadas, que son siempre nocivas a la salud. La grasa del coco es 92 por ciento grasa saturada, una grasa estable, que además actúa como antioxidante de las grasas insaturadas. Por ser una grasa de cadena media, no presenta los inconvenientes de las grasas saturadas de cadena larga, y tampoco la vulnerabilidad oxidativa de los ácidos grasos esenciales omega 3 y 6.

Propiedades de las almendras

La almendra es una buena fuente de calcio; contiene 250 miligramos de calcio por cada 100 gramos. Adicionalmente, tiene grasas omega 6 en su forma cruda y virgen. La almendra en medicina ayurvédica ha sido usada como uno de los principales tónicos del ojas, que viene a ser la quintaesencia del sistema glandular y hormonal en el cuerpo. Un concepto muy similar es újingen la medicina china, que, se diría, es la esencia del conjunto del sistema hormonal. La almendra, al ser semilla, análogamente nutre nuestra semilla fisiológica: las gónadas.

La fórmula secreta develada

La leche vegetal propuesta debe usarse después de la lactancia, cuando se presentan mayores demandas proteicas. El aporte de grasas es el siguiente:

Ajonjolí	45%	Omega 6		Lecitina de sésamo (fosfatidilcolina)	
Linaza	58%	Omega 3	14%	Omega 6	
Coco	45,7%	Láurico	7,8%	Caprílico	6,7% cáprico

Debe tenerse en cuenta que hay una importante sinergia entre la lecitina del ajonjolí y el omega 3 de la linaza, así como también entre el omega 3 de la linaza y el ácido láurico del coco.

Aporte proteico en leches vegetales

Nos asombra el rápido crecimiento de un bebé recién nacido que solo se alimenta de leche materna. Es importante observar que la leche materna, si bien es rica en grasas, solo aporta el 1 por ciento de contenido proteico. La leche vegetal propuesta es para usarse solo después de la lactancia, cuando se presentan mayores demandas proteicas. El contenido proteico de las semillas es el siguiente:

- Sésamo: 18 por ciento de proteína.
- Linaza: 12 por ciento de proteína.
- Coco: 3,2 por ciento de proteína.

Al hacer un aminograma de cada semilla obtenemos los siguientes resultados. Obsérvese que los aminoácidos en negritas son los ocho aminoácidos esenciales y los que están en gris son los esenciales en los niños. Como podemos ver, tanto la linaza como el ajonjolí son proteínas completas, ya que contienen todos los aminoácidos esenciales, incluyendo la arginina y la histidina, que son fundamentales en los infantes.

Aporte mineral

Debemos recordar que el ajonjolí tiene una admirable concentración de calcio, y para muchos especialistas es considerado como un alimento referente de este mineral. Igualmente, por su abundante contenido de zinc y hierro, es una semilla favorita para niños.

AMINOGRAMA DE AJONJOLÍ (SÉSAMO)	AMINOGRAMA DE LINAZA
Triptofano, 559 mg	Triptofano, 297 mg
Treonina, 1.060 mg	Treonina, 766 mg
Isoleucina, 1.099 mg	Isoleucina, 896 mg
Leucina, 1.955 mg	Leucina, 1.235 mg
Lisina, 819 mg	Lisina, 862 mg
Metionina, 844 mg	Metionina, 370 mg
Cistina, 516 mg	Cistina, 340 mg
Fenilalanina, 1.354 mg	Fenilalanina, 957 mg
Tirosina, 1.070 mg	Tirosina, 493 mg
Valina, 1.425 mg	Valina, 1.072 mg
Arginina, 3.787 mg	Arginina, 1.925 mg
Histidina, 752 mg	Histidina, 472 mg
Alanina, 1.335 mg	Alanina, 925 mg
Ácido aspártico, 2.370 mg	Ácido aspártico, 2.046 mg
Ácido glutámico, 5.695 mg	Ácido glutámico, 4.038 mg
Glicina, 1.750 mg	Glicina, 1.248 mg
Prolina, 1.167 mg	Prolina, 806 mg
Serina, 1.392 mg	Serina, 970 mg
Hidroxipropil 175 mg	

Metionina

La metionina es un aminoácido limitante en el mundo vegetal. Las dietas vegetarianas suelen carecer de él, pero el ajonjolí es una de las más ricas fuentes del mismo.

La importancia de remojar las semillas

Muchas semillas crudas y oleaginosas como las nueces contienen inhibidores de enzimas. Es una manera natural en que la semilla se asegura de no germinar prematuramente y perder su vida. Al consumir las semillas crudas estamos consumiendo estos inhibidores de enzimas que lamentablemente también van a neutralizar las enzimas del cuerpo. Esto trae consigo indigestiones e inflamación del páncreas.

Todas las semillas crudas tienen estos inhibidores de enzimas, en particular el maní. Hay dos maneras de destruirlos: una es con la cocción y la otra es con el remojo. El problema de la cocción es que también destruye a las enzimas importantes para la salud. Con el remojo, en cambio, activamos la vida en la semilla y se empieza el germinado. Además, el contenido enzimàtico de la semilla se multiplica por un factor de 3 a 6.

Para avivar la vida que hay en ella, la semilla debe ser remojada. El agua despierta un sinnúmero de reacciones químicas, que hacen que la semilla salga de un largo letargo hacia una plena potencia de sus capacidades bioquímicas. Con el remojo, desaparecen fitatos y muchos otros antinutrientes son neutralizados o reducidos significativamente.

Las enzimas son proteínas vivas. Quizá lo más importante que distingue un alimento vivo de uno muerto es la presencia de enzimas. En experimentos con ratas alimentadas con dietas privadas de enzimas, se observó que su ciclo vital fue de dos años, en comparación con las ratas alimentadas con enzimas vivas, quienes pudieron extender su ciclo vital hasta tres años. Se puede concluir que en las ratas el consumo de enzimas extiende la vida en un 30 por ciento.

Leche de ajonjolí (o almendras), linaza y coco

Ingredientes
1/2 taza de almendras o ajonjolí remojados.
1/3 taza de linaza remojada.
1 taza de pulpa de coco. ii 1 taza de agua de coco.
3 tazas de agua. ^ 1 pizca de sal marina o sal rosada.

Variaciones
Dos cucharaditas de canela molida, maca, harina de algarrobo, pasta de cacao, harina de lúcuma, melaza de yacón, *stevia*.

Instrucciones
Licúe todos los ingredientes hasta que se ablanden y pueda obtener un líquido uniforme. Colar con una gasa fina, exprimir con fuerza. Helar entre una y dos horas antes de servir.

Leche de coca y coco
Igual a la receta anterior, agregando una cucharadita de harina de coca.

Leche de nueces
Instrucciones
Remoje en agua filtrada las nueces o semillas el tiempo recomendado en la siguiente tabla:

Ingrediente	Medida	Tiempo
Almendra	1 taza	12 horas
Pecana	1 taza	1-2 horas
Nuez	1 taza	1-2 horas
Ajonjolí	1 taza	4 horas
Alfalfa	3 cucharadas	5 horas
Pasa	1 taza	3-4 horas

Remoje los frutos secos que desea añadir a su receta durante cuatro a seis horas.

Escurra las nueces, semillas y frutas remojadas. Combine todos los ingredientes y añada las especias. Añada agua, agua de coco o el líquido donde remojaron los frutos secos para que la mezcla contenga suficiente consistencia líquida para colarse. Añada alrededor de una taza de nueces o semillas para dos tazas de líquido.

Use una licuadora o un procesador de alimentos (con la cuchilla «S») para mezclartodos los ingredientes, hasta obtener una consistencia suave.

Colar todos los ingredientes a través de una tela delgada.

Tendrá que exprimir bastante para sacar todo el líquido. Puede hacerse una bolsa para leche de nueces usando una tela de *nylon* con trama fina. La bolsa es fácil de lavar a mano o en lavadora y se puede reutilizar.

Consejos

Disfrute su leche fresca encima de granóla, postres o sola.

Deshidrate la pulpa que dejó después de colar.

Decore postres con la pulpa o úsela como «harina» en panes. No desperdicie.

Chai (té hindú) de almendras

Ingredientes

3 tazas de leche de almendras.

3 cucharadas de pasas remojadas (opcional).

2 cucharadas y media de harina de algarrobo.

1 cucharada y media de jugo de kion.

1 cucharada de canela.

7 cucharada de nuez moscada.

Instrucciones

Licúe todos los ingredientes hasta que se ablanden y pueda obtener un líquido uniforme.

Refrigerar entre una y dos horas antes de servir.

Chai de leche de nueces

Ingredientes

1 1/4 tazas de almendras o pecanas remojadas.

2 1/2 Vi tazas de agua de coco.

1/4 taza de pasas remojadas.

1/4 cucharadita de pimienta negra.

1/4 cucharadita de palillo.

1 cucharadita de kion rallado.

1 cucharadita de canela molida.

1 pizca de sal marina o sal roja.

Instrucciones

Licúe todos los ingredientes hasta que se ablanden y pueda obtener un líquido uniforme.

Helar entre una y dos horas antes de servir.

Leche de chocolate y menta

Ingredientes

1 1/2 tazas de pecanas remojadas.
3 tazas de agua de coco.
1 Esencia de vainilla al gusto.
1 cucharada de menta fresca picada.
1 cucharada de harina de algarrobo.
1/2 cucharadita de sal marina.

Instrucciones

Licúe todos los ingredientes hasta que se ablanden y pueda obtener un líquido uniforme.

Helar entre una y dos horas antes de servir.

Leche de pecanas y algarrobo

Ingredientes

1 taza de pecanas remojadas.
3 tazas de agua.
1 cucharada de harina de algarrobo.
Vainilla al gusto.
1/4 cucharadita de sal marina.

Instrucciones

Licúe todos los ingredientes hasta que se ablanden y pueda obtener un líquido uniforme.

Helar entre una y dos horas antes de servir.

Leche de ajonjolí negro

Ingredientes

2 tazas de ajonjolí negro (remojadas durante 4a 6 horas).
1 taza de agua. Agua de 7 coco.
1 cucharada de harina de algarrobo.
1 cucharadita de cardamomo o canela en polvo.
1 cucharadita de sal marina o sal rosada.

Instrucciones

Licuar el ajonjolí a alta velocidad, colar y mezclar con los demás ingredientes.

Capítuo 8

UNA MEDICINA QUE SIEMBRA ÁRBOLES
La búsqueda para integrar y expandir la
MEDICINA

La medicina tradicional, además de ofrecer medicamentos, proporciona interesantes oportunidades para el desarrollo económico de un país. Con la esperanza de que estas reflexiones sirvan para abrir oportunidades de desarrollo de la medicina tradicional en el Perú, empezaremos con contrastar la medicina tradicional y la medicina occidental. Hay muchas formas de medicina tradicional, pero me limitaré a reflexionar sobre la medicina china, que es mi especialidad.

En China existen, paralelas, dos carreras de Medicina: la medicina occidental (xi y i) y la medicina oriental (zhong yi). En los hospitales, ambas colaboran estrechamente. Por ejemplo, el Departamento de Gastroenterología tiene dos secciones, la Tradicional y la Occidental. Así, en cada hospital, y en cada especialidad, coexisten ambas medicinas. La medicina herbolaria china es una disciplina sumamente compleja y tiene muchas escuelas. Por ese motivo, hay médicos especializados en diferentes estilos de herbolaria: Shan Han Lun, Wen Bing Xue, Jin Gui Yao Lúe, por citar solo algunos de los más renombrados.

La medicina herbolaria china es particularmente efectiva en las siguientes especialidades: gastroenterología, dermatología, nefrología, ginecología, pediatría, urología y oncología. Debido a que la medicina herbolaria constituye un sistema de medicina holística, puede tratar o mejorar casi cualquier condición. Sin embargo, en China, por su eficacia, para enfermedades oftalmológicas y cardiacas, tienden a preferir la medicina occidental. Por otro lado, la medicina china ofrece una efectiva terapia para enfermedades que son desconocidas en la medicina occidental, un número de condiciones que no son visibles dentro del modelo médico occidental.

Si fuera posible vivir trescientos años, y si dedicáramos doscientos setenta al estudio de la herbolaria china, solo cubriríamos el 20 por ciento de todo lo que tiene por ofrecer esta disciplina. En China, los estudiantes de medicina occidental y oriental estudian el mismo sílabo de Anatomía, Patología, Fisiología, Bioquímica, Etiopatogenia, y luego se dividen para seguir sus respectivas especialidades. Los médicos chinos tienen una sólida base científica en la medicina occidental; incluso estudian los mismos cursos básicos y pasan los mismos exámenes. Lo mismo sucede en muchas escuelas universitarias de medicina complementaria en Europa.

En China, muchos estudiantes prefieren estudiar medicina occidental porque resulta más sencilla que la medicina oriental. La medicina occidental tiene una racionalidad más asequible, pues en ella se simplifica el ejercicio médico, debido a que se usa más el lado izquierdo del cerebro, donde las formulaciones son más lineales y predecibles.

Hay que tener en cuenta que en China la materia médica completa consta de diez mil plantas. En la universidad, el alumno debe memorizar todas las funciones de al menos seiscientos remedios (zhongyao), lo que incluye plantas, raíces y minerales. Luego se necesita memorizar no menos de unas doscientas fórmulas magistrales ifangji). En tercer lugar, en los cursos de medicina interna (nei ke) es necesario poder diferenciar a cada enfermedad en sus diferentes expresiones posibles. Por ejemplo, el asma en la medicina occidental es una sola enfermedad, podrá tener diferentes grados de severidad y complicaciones, pero siempre será descrita como asma (sea asma alérgica o no alérgica). En la medicina china, el asma tiene una docena de manifestaciones, completamente diferentes en su etiología y en su tratamiento, y es preciso tener la agudeza para reconocer qué tipo de asma se está manifestando, cuál fórmula herbolaria debe emplearse, cómo modificar y dosificar esta fórmula para las necesidades particulares de cada caso, y cómo hacerlo teniendo en cuenta lo que sucede en los demás órganos, además del pulmón. En una decocción herbolaria, el médico tiene que sintetizar una sola medicina para todas las enfermedades del paciente. Es decir que, dependiendo del caso, simultáneamente se prepara una decocción para el asma, la diabetes, la neuropatía diabética y la migraña.

Por cada enfermedad descrita en la medicina occidental, la medicina china tiene clasificada unas seis o doce diferenciaciones de la misma enfermedad. La medicina occidental, con equipos de alta tecnología, tiene la ventaja de ser muy aguda, precisa y exacta, pero la versatilidad, astucia y profundidad de comprensión de la medicina china es igualmente asombrosa.

Los médicos occidentales que practican acupuntura o medicina herbolaria sin una sólida formación pueden cometer serios errores. Por haber estudiado medicina alopática, sienten el derecho de ejercer la medicina tradicional con impunidad, y lo hacen de una manera tan rudimentaria e informal que su práctica y destreza médica resultan tan fuera de lugar como si un médico herbolario realizara una cirugía. Sin exagerar, puedo decir que son contados los médicos occidentales expertos en medicina china, primero porque toma muchos años de estudio conocer la medicina oriental y, segundo, porque es necesario hacerlo sabiendo el idioma. He conocido a cientos de médicos alópatas que practican la acupuntura y todo tipo de terapias alternativas, pero, en su mayoría, y con contadas excepciones, son incompetentes, recetan a base de conjeturas y no llevan una práctica médica responsable desde la perspectiva de la medicina oriental, que tiene sus propias exigencias de competencia y excelencia.

En su educación universitaria, un médico alópata no recibe formación en medicina herbolaria, ni en nutrición, ni en naturopatía. ¿Cómo entonces se le permite practicar algo que no conoce? Debido a una falta de capacitación elemental en nutrición y naturismo, los médicos cirujanos cometen graves y hasta letales equivocaciones. Por ejemplo, en casos de cáncer, se sabe que las células tumorales se multiplican siete veces más rápido ante la presencia de azúcar[2]; sin embargo, en los hospitales oncológicos, ante los ojos del doctor, se les da a los pacientes gelatina y

---

2   Campbell, T. Colín (2004). *The China Study*. Dallas: BenBella Books.

galletas con mermelada. La Organización Mundial de la Salud recomienda una dieta con 10 por ciento de proteína, pero la población por lo general consume un 25 por ciento. Está comprobado que el paciente aquejado de cáncer debe adoptar una dieta con tan solo un 5 por ciento de proteína y esta debe ser de origen vegetal. Sin embargo, en los hospitales a diario se les da pollo a los internos, y muchos pacientes reciben leches fortificadas (Ensure, PMV, etcétera), que son suplementos con alto contenido proteico, como para que las células malignas estén bien alimentadas. Se les dice a los pacientes con cáncer que todas las verduras deben ser cocinadas, pero una verdura cocida es una fibra muerta, sin ningún poder nutritivo, ha perdido las enzimas, vitaminas y fitoquímicos antitumorales. Debido a que la quimioterapia baja las defensas, se teme que la verdura cruda sea fuente de infecciones. La solución está en remojar las verduras en una solución al 10 por ciento con agua oxigenada o con citricidas disponibles en el mercado, elaborados con semilla de toronja, que tienen un extraordinario poder aséptico. Podemos agregar que más peligro que unas inofensivas bacterias en las verduras (en el intestino ya tenemos cien millones de bacterias) son los pesticidas, herbicidas y compuestos órgano-fosfatados de las verduras producidas por la agricultura intensiva. El paciente con cáncer tiene que consumir un extracto de verdura orgánica cada hora del día, para transformar su sangre y llenarla de vitaminas y nutrientes. Con esto, todo el tejido pretumoral se desvanece rápidamente y así reducimos el riesgo a que se difunda la enfermedad. Un paciente con cáncer debe consumir altas dosis de ácidos grasos esenciales omega 3, que son alimentos para fortalecer las células sanas y también sustancias que las células cancerosas no pueden metabolizar. Nunca se le debe dar aceites comerciales refinados, ricos en omega 6, pues son un alimento mortífero para pacientes con esta enfermedad. Si el cáncer está en el plato, entonces ahí también tenemos que remediarlo.

No dudo de que en nuestros hospitales oncológicos tengamos personas geniales, altamente capacitadas en su especialidad y con la mejor de las intenciones, pero, en lo que se refiere a las cosas más elementales y sencillas, como la alimentación de sus pacientes, temo que no poseen los mismos conocimientos. Hay un evidente descuido y cometen graves faltas, deshaciendo con una mano lo que hacen con la otra. En China, hay pacientes que reciben quimioterapia, pero antes y después de la misma reciben hierbas chinas para mitigar los efectos secundarios de la droga, para frenar la náusea, la leucopenia y la fatiga.

Las hierbas, salvo raras excepciones, son perfectamente compatibles con los fármacos. Sin embargo, cuando se sugiere el empleo de hierbas medicinales en los hospitales, el médico se alarma, siente amenazada su autoridad, teme una variable más en su ecuación y, en vez de preguntar o investigar más, prohibe toda medicina complementaria, ya sean suplementos o plantas que desconoce. Las hierbas son una forma de comida muy concentrada y potente. Nunca un médico le prohibe a su paciente que se alimente. ¿Por qué entonces prohibir alimentos herbolarios?

Hay médicos occidentales que siguen cursillos de unos meses en acupuntura o fitoterapia y con eso se atribuyen el título de acupunturista o fitoterapeuta. Si alguien estudia un cursillo relámpago de fisiología, ¿acaso podrá ejercer la medicina alopática? Para ser competente en su área, un médico de cualquier especialidad tiene que haberla estudiado por lo menos siete años y dedicarse por completo a ella, al menos, diez.

En general, la prescripción de medicamentos farmacológicos son compatibles con la medicina herbolaria, pero el ejercicio simultáneo de ambas medicinas, por lo general, no es compatible, porque tienen una visión del cuerpo, conceptos y filosofías tan disparejas que se requiere de mucha flexibilidad y versatilidad en el pensamiento para coexistir en una sola cabeza. Un hombre puede hablar muchos idiomas, pero cuando razona, habla o escribe tiene que usar un solo código gramatical, un solo lenguaje. El cuerpo de conocimiento de una escuela o filosofía médica se consolida solo con muchos años de estudio, práctica y total dedicación. El problema, o el desconocimiento del médico occidental alópata, es que razona que su modelo médico de causa-efecto es el único válido y que todo lo demás es hechicería sin ciencia.

En mi caso, cuando veo los síntomas de un paciente, no pienso en términos de anemia o colesterol alto, aunque podría traducirlos en términos chinos como deficiencia de la sangre y flema en la sangre. El reto es ir más allá, profundizar y ver la constitución básica del paciente, la interacción de sus órganos y los síndromes que se manifiestan. Una ventaja de las fórmulas herbolarias es que si el paciente reúne los síntomas respectivos de un síndrome, la lengua y el pulso correspondiente al síndrome, se tiene una buena garantía de que el resultado clínico sea positivo. La medicina china no se preocupa tanto en suprimir y apagar los síntomas, sino en comprender la urdimbre de influencias y llegar a las causas.

La filosofía de la medicina china es tal que no solo te permite ver el cuerpo, sino que, a través de él, se pueden observar todos los dramas, las pugnas emocionales de un paciente, sus frustraciones, temores y preocupaciones. Uno contempla y conoce a todo el ser humano y no solo una masa anatómica de visceras y hormonas. Pero indiscutiblemente el atractivo mayor de esta medicina es que es sumamente efectiva para una multitud de condiciones y es libre de efectos secundarios. La medicina china no vive bajo la sombra de las enfermedades iatrogénicas, en las que, por desgracia, pero irrefutablemente, la medicina alopática lidera el escenario. Además, es una medicina que no está afectada por el complicado comercio de las patentes.

El calor y la quemazón en la planta del pie es un síntoma incómodo y sumamente frecuente en las personas de edad, pero desconcierta y mistifica al médico alópata, que no lo entiende y no le da importancia. En la medicina china, este síntoma puede venir acompañado de sudoración nocturna, orina concentrada y escasa, tinitos y/o sordera, boca seca, cansancio lumbar. A todo este conjunto de síntomas se le denomina deficiencia yin del riñon con calor vacío. Como vemos, ambas medicinas observan el mismo cuerpo, pero descubren diferentes realidades.

Por otro lado, y como dato interesante, el síndrome de Behfet es una enfermedad autoinmune que fue descrita y descubierta en Occidente en 1924, pero en China fue descubierta en el 150 a. C. por el célebre médico Zhang Zhong jing, quien no solo la definió con exactitud, sino que además formuló un remedio para la misma (zhi can cao tang), que hasta hoy se utiliza con éxito.

Cuando en la Europa antigua y medieval el hombre era víctima de una medicina primitiva, y hasta en algunos casos perversa, en el mundo árabe se tenía un arte muy sofisticado de la medicina. Sin embargo, los chinos no solo habían alcanzado un notable desarrollo científico en ese campo, sino que contaban con médicos especializados en distintas ramas de la medicina, incluyendo cirugía, pediatría, ginecología, tuina, acupuntura y herbolaria, y ya tenían publicados innumerables tratados médicos.

La medicina alopática tiene una historia de ciento cincuenta años en el empleo de fármacos. Por otro lado, la medicina china alcanza los cinco mil años de experiencias clínicas, y en cada dinastía ha producido sorprendentes avances y perfeccionamientos. A diferencia de la medicina de la época de Hipócrates, la cual quedó congelada en el tiempo, la medicina china nunca dejo de crecer y evolucionar, y en los últimos treinta años ha dado un salto gigante con la ayuda de la tecnología moderna y los ensayos clínicos. Hoy se ha podido comprobar químicamente lo que se ha sabido durante miles dê años, además de expandir infinidad de informaciones sobre las propiedades de sus remedios.

Nadie duda de que la medicina occidental sea admirable y salva miles de vidas por segundo. Pero, después de quedar deslumbrados por la eficacia de sus curas, lentamente hemos ido aprendiendo que también tiene sus limitaciones y algunas desventajas. La medicina occidental puede ser insuficientemente eficaz en algunas enfermedades crónicas y degenerativas. Hay casos en los que un paciente puede atenderse en simultáneo y de manera fragmentada con cuatro a cinco médicos de diferente especialidad, pero quizá ninguno de ellos tenga un panorama completo de lo que sucede. Personalmente, si tuviera un accidente grave, una mordedura de serpiente o una septicemia, no dudaría en recurrir a la medicina occidental. Pero si me enfermara de esclerosis múltiple, artritis reumatoide o diabetes, dispondría de las tecnologías modernas de diagnóstico, pero optaría por la medicina china como cura de base y la complementaría con una buena dieta. Sobre esto hay documentada eficacia en la terapéutica y lo sé también por experiencia directa.

Creo que toda persona está en su legítimo derecho de elegir cómo desea curarse. Si la medicina clásica no nos ha aliviado el dolor y la salud decae calamitosamente, o si el paciente no tiene los medios económicos, como vivimos en libertad y democracia estamos en nuestro derecho a buscar otras opciones. La curación es un largo viaje de aprendizaje del alma. El mundo de la medicina es ancho y nadie debe tener potestad para ejercer un monopolio centralizado sobre la salud, ni los colegios médicos y menos las industrias farmacéuticas. Además, se puede decir que para un paciente no importa tanto a qué tipo de medicina se someta: lo más importante es la calidad humana y profesional del médico.

La mayoría de los fármacos provienen de extractos de hierbas. El planeta está lleno de etnobotánicos que viajan por los lugares más remotos, buscando a curanderos, con la expectativa de que su conocimiento pueda ayudarlos a descubrir nuevos principios activos para crear fármacos. La aspirina, la penicilina, la digoxina y la morfina son algunos ejemplos de la vasta lista de fármacos derivados de hierbas.

En Occidente y en Oriente son primordialmente las hierbas (puras o extractadas) las que han curado y curan al hombre.

En Occidente, cuando hablamos de fitoterapia, podemos pensar en algunas hierbas como la manzanilla, la hierba luisa y la menta. En la medicina herbolaria china no se emplea este tipo de hierbas aromáticas, que más bien se usan como digestivos en restaurantes, como el té verde, el té wu long o el té de jazmín. Tampoco el famoso té verde figura en la materia médica china y no es usado por un médico herbolario chino. La materia médica china se compone principalmente de raíces, bejucos amargos, tallos pungentes y cortezas astringentes; además, las decocciones no se limitan a hierbas, pues se incluyen muchos minerales naturales, como el sulfato de calcio (shi gao) y el sulfato de sodio (mangxiao).

Hay que tener en cuenta que en Occidente la medicina china se ha expandido de manera notable. En Inglaterra, todo pueblo con más de cinco mil habitantes tiene ahora una farmacia de hierbas chinas. En Cuba, es reglamentario que en toda posta médica trabaje un médico acupuntor; en sus universidades, para graduarse de médico es preciso aprender las teorías chinas de los órganos llamadas zangfu, y es requisito atender a por lo menos diez pacientes con acupuntura. En Estados Unidos hay más de treinta universidades dedicadas a la formación en medicina china. En Inglaterra son unas ocho. En Cuba, a nivel universitario, existe la especialidad en medicina alternativa y se tiene como base a la medicina china. En China, he convivido con cientos de médicos becados de todas partes del mundo que sran a estudiar.

Dejando de lado la experiencia clínica, en Occidente se juzga la calidad de la formación del médico por la universidad en la que estudió y por los estudios de especialización o posgrado que pueda tener. En la medicina china, lo más importante es el maestro con quien uno se ha formado, ya que solo el maestro nos puede transmitir su arte, sus secretos, su destreza clínica, algo que no puede lograr un manual Merck de protocolos médicos. Por esta razón, en China los estudiantes se esfuerzan por estudiar en una buena universidad, pero más trascendente y determinante será el tutor con quien han realizado su clínica. La carta de presentación de un médico en China es ser discípulo de un reputado maestro, quien, a su vez, fue alumno de otro maestro. Tuve la fortuna de ser discípulo del doctor Huang Huang, famoso no solo en toda China, sino también en Japón y Taiwán. Junto con un estudiante cubano, un rumano y varios chinos, recibimos clases particulares durante un año en la casa del maestro Huang, y en el hospital durante otro año. A pesar de la extensión y amplitud de los estudios universitarios en China, honestamente, sin este adiestramiento adicional, todos los cursos formales que atendí hubieran sido insuficientes.

Estudié entre chinos y conocí el sílabo de antemano, pues, por la dificultad del idioma, tuve que prepararme concienzudamente antes de las lecciones. Por cada hora de clase, tuve dos horas de previa preparación, y luego una hora adicional de repaso. Sin embargo, saberse de memoria el nombre y uso de tantos teoremas, hierbas, fórmulas y enfermedades no otorga el arte de la medicina herbolaria. Eso se lo debo al maestro doctor Huang Huang, quien merece mi más alto respeto y profundo agradecimiento.

Una pregunta frecuente que se me hace es por qué usar hierbas chinas y no las andino-amazónicas. No dudo que en nuestras tierras tengamos las más poderosas medicinas. El problema es que nadie las conoce lo suficiente, nadie las ha investigado con suficiente profundidad y rigor; ni siquiera la admirada uña de gato ha sido cabalmente escrutada. Si escuchamos a los hierbateros tradicionales, tampoco encontraremos un consenso sobre las aplicaciones de las hierbas: uno dirá una cosa y otro opinará diferente. Por supuesto que también hay curanderos que son maestros en su oficio y hay miles de años de tradición en su medicina. Pero, por más maravillosas que sean nuestras plantas, necesitamos cautela, primero conocerlas y no aventurarnos a practicar una ciega medicina de suposiciones ofuscadas e hipótesis sin sustento científico.

Antes de partir a China, trabajé durante cuatro años en el Instituto Peruano de Investigación Fitoterápica Andina (Ipifa). Llegué a trabajar con las plantas nativas, pero aún así no llegué a tener un buen conocimiento de cómo emplearlas; por ejemplo, cómo equilibrar una decocción. En la herbolaria tradicional china una decocción tiene una hierba emperadora, tres o cuatro ministros y tres auxiliares que potencian sinérgicamente a las primeras, y una hierba armonizadora que cohesiona y orquesta a todas las demás. La hierba emperadora es la que corrige la constitución básica del paciente, las hierbas ministras la potencian sinérgicamente y los auxiliares se ocupan de la sintomatología.

Un estudio de los principios químicos de una planta puede ser muy importante, pero no es suficiente. Por ejemplo, desde el punto de vista de sus principios activos, la planta Bupleurum chínense (chai hu) es un febrífugo y colagogo, pero si a esta hierba, que es una planta maestra en la herbolaria china, la describimos según la medicina china, podríamos escribir varios tratados sobre ella: su constitución, aplicación clínica, acción sinérgica con otras plantas, bioenergética de la planta, uso histórico, tipología clínica y hasta características psicológicas del paciente que la necesita. Mi más sincero deseo es poder investigar las plantas andino-amazónicas a la luz de la filosofía de la medicina herbolaria china y la bioquímica moderna.

Nuestro país es lo que se conoce como un biodiversity hotspot. La lista de alimentos y medicinas nativas es inagotable y existe el potencial para crear una excelente escuela de medicina tradicional. Coincidentemente, entre las negociaciones para un tratado de libre comercio del Perú con China está también contemplado establecer colaboraciones en medicina tradicional. En China, muchas veces me preguntaron por la famosa quinina y la hoja de coca (esta última también se cultiva en la provincia de Guangzhou y la he visto figurar en libros de farmacología de hierbas chinas).

El camote en China tiene una increíble popularidad: lo venden horneado en las calles y en cada esquina, y lo curioso es que, debido a su ubicuidad, imaginan que es un alimento nativo. Inversamente, en el Perú es más popular el arroz que la quinua. En todo el mundo hay inmigrantes chinos y japoneses, pero el Perú es el país que mejor los ha asimilado a su sociedad, no los segrega, los respeta y valora, y se entremezclan los genes. Solo en el Perú podría elegirse a un gobernante oriental, porque el pueblo en su momento lo percibió como propio, un ciudadano más entre los suyos, algo inconcebible en países vecinos. El Mercado Central está atestado de productos y comerciantes chinos, y los supermercados de las clases medias también son de origen oriental. Las grandes ciudades del mundo están llenas de restaurantes chinos, pero únicamente en nuestro territorio existe el chifa. Toda Latinoamérica cocina con jengibre y salsa de soya, mientras que el peruano conoce a estos ingredientes como kion y sillao.

China tiene mucho que aprender y beneficiarse de nuestra riqueza vegetal, y nosotros también tenemos mucho que aprender de los chinos en su destreza en la medicina herbolaria, ya que es un país líder en el desarrollo y perfeccionamiento en la medicina tradicional.

En China, las exportaciones de hierbas medicinales para 2005 fueron de 830 millones de dólares, pero solo en la primera mitad de 2007 llegaron a un récord de 855 millones de dólares. Las exportaciones de extractos de medicinas preparadas suman 69,57 millones de dólares anuales. A la vez, China también importa unos

240 millones de dólares anuales en hierbas medicinales. Como vemos, el mercado de las hierbas medicinales crece y es gigante. Por su parte, el Perú reúne todas las condiciones para convertirse en país exportador de hierbas medicinales orgánicas. Nuestro país es ahora la sétima potencia mundial en exportación de productos orgánicos. En el terreno de las medicinas herbolarias, se viene abriendo el mercado internacional con la maca, la uña de gato, el aceite de copaiba; también tenemos crecientes exportaciones de sangre de grado a la India, de donde se extrae una medicina para la diarrea. El iporuro, clavo huasca, chirisanango, chuchuhuasi, manayupa, chancapiedra, ratania, achiote y el mate de coca son algunos casos de hierbas cada vez más populares y con creciente demanda en el extranjero. El pueblo de San Pedro de Casta es un ejemplo de una comunidad que progresa y vive de la venta de hierbas medicinales.

Con la colaboración y experiencia de un gigante en la medicina tradicional como es China, rápidamente podríamos tener acceso a conocer cabalmente nuestros recursos herbolarios, valorizando y acrecentando el potencial medicinal y económico que este tiene para nuestro pueblo. El trabajo es no solo evaluar a las plantas, sino darles una aplicación práctica con un modelo médico razonado y coherente, y con una efectividad que ha sido puesta a prueba durante miles de años. El reto es capacitar médicos en medicina tradicional andino-amazónica con nuestra cultura y con nuestros recursos medicinales. Una medicina que siembra árboles de salud y prosperidad.

Para terminar, quisiera decir que para progresar las dos medicinas no deben ni pueden andar separadas. Ambas se complementan.

Capítulo 9

ALIMENTOS ORGÁNICOS
Sobre la importancia de un suelo sano
para una vida sana

La calidad de la capa de suelo arable que cubre nuestro planeta es un factor determinante del poder y la vitalidad que vaya a tener nuestra alimentación. Así, un suelo humedecido de agroquímicos es un suelo estéril, y depende para su «fertilidad» de fertilizantes artificiales. Sanar el planeta de alguna manera es el equivalente a curar este manto de tierra.

En la actualidad, nuestro suelo ha sufrido graves daños: ya son varios años de acumulaciones de pesticidas, fungicidas y fertilizantes. Por estudios de análisis químicos, sabemos que el mejor contenido nutricional lo tienen las especies comestibles silvestres, le siguen los cultivos orgánicos y, en último lugar, está la agricultura intensiva. Como ejemplo, tenemos que una libra de ginseng silvestre tiene un precio de trescientos dólares, mientras que una especie cultivada apenas llega a los doce dólares por libra. La comida silvestre es, sin duda, una fuente de abundantes nutrientes, y estos nutrientes permitieron la evolución del hombre durante los miles de años en que fue cazador y recolector.

El Departamento de Agricultura de Estados Unidos (USDA, por sus siglas en inglés) publica anualmente un informe con el contenido promedio de nutrientes de los principales cultivos. Lo que se ha observado es que hay un progresivo declive nutricional en nuestros principales cultivos. Por ejemplo, en 1940 el trigo presentaba un contenido proteico del 19 por ciento, mientras que hoy el trigo promedia un 12 por ciento. Es decir, el pan nuestro de cada día ha perdido un 31,57 por ciento de proteínas, además de otros nutrientes esenciales. Así, en todos los granos, frutas y verduras de agricultura intensiva vemos una progresiva caída de valor nutricional.

Varias generaciones de verduras expuestas a pesticidas, hormonas foliares, fungicidas, semillas transgénicas y fertilizantes han procreado a especies endebles, cada vez menos resistentes a plagas y progresivamente más empobrecidas de nutrientes. Además, sabemos que los alimentos ahora son procesados, cocinados y enlatados, y en ellos se agudiza más aún la pérdida de valor nutricional.

Hay investigaciones que nos demuestran que existe una correspondencia entre el declive de nutrientes de los alimentos y la introducción de los insumos de la revolución verde, los fertilizantes químicos, la manipulación genética y los pesticidas. Todas estas prácticas han debilitado el suelo, menoscabando su fertilidad. Un suelo de agricultura intensiva es un suelo biológicamente muerto, donde ya no habitan microorganismos benéficos. Un suelo silvestre u orgánico es un suelo donde coexisten millares de microorganismos, bacterias, lombrices, mariquitas, hormigas y chanchitos. Este suelo tiene la capacidad de descomponer materia orgánica, para producir el humus, que es, a su vez, una fuente de nutrientes para la cosecha. Por lo tanto, en un suelo degradado por el abuso de sustancias químicas la nutrición de las plantas también va a verse afectada: tendremos plantas lánguidas, desabridas y sin fuerza vital.

En Argentina, el cultivo de soya transgénica ya está mostrando en pocos años una cadena de inimaginables problemas. Se ha creado una soya transgénica que genéticamente es más resistente a herbicidas, específicamente el Round Up, cuyo ingrediente activo es el glifosato. Esto le permite al agricultor hacer mayor uso del herbicida sin afectar a la planta de cultivo, y también se beneficia la industria que a la par produce el herbicida y la semilla transgénica. Después de un prolongado uso de químicos, como resultado obtenemos una tierra estéril, pues ya no habitan las bacterias del suelo que descomponen la materia orgánica. Estas bacterias también inhiben la proliferación excesiva de hongos, por lo que ahora las raíces de la soya se están pudriendo por infecciones micóticas.

De la misma manera, un hombre que abusa de antibióticos lleva a su cuerpo a perder su flora intestinal, y entonces prosperan los hongos intestinales, como la candidiasis intestinal. La cándida habita normalmente en el intestino, pero cuando su crecimiento no está frenado por las bacterias intestinales, la cándida crece a sus formas maduras y adultas, y así secreta el ácido tartárico, que es una sustancia neurotóxica.

La mayoría de pesticidas contiene sustancias activas que actúan sobre el sistema nervioso de los insectos, es decir, sustancias neurotóxicas. El problema es que estas sustancias también son neurotóxicos para los mamíferos mayores, si bien no a dosis que resulten mortales, pero, tras un prolongado consumo, terminan deteriorando su sistema nervioso. Por ejemplo, la hiperactividad infantil se debe, entre otras cosas, al impacto de estas sustancias: comida chatarra, grasas trans y excesiva televisión. En zonas rurales donde la gente no consume estos ingredientes, hasta ahora no se ha reportado un solo caso de hiperactividad infantil. Diversas investigaciones han mostrado que niños puestos en una dieta de alimentos orgánicos presentan un promedio de curación de la hiperactividad del 50 por ciento, sin hacer nada más. Otras condiciones en las que tenemos diferentes grados de neurotoxicidad son el déficit de atención, la mala concentración y los impedimentos del desarrollo intelectual. De igual modo, hay investigaciones que relacionan a enfermedades neuronales como el Parkinson con una historia de mayor exposición a pesticidas. No es de sorprender, sabiendo que los pesticidas y herbicidas son neurotóxicos. A menos que uno consuma productos orgánicos, se está continuamente expuesto a estas sustancias tóxicas. Por eso es que se dice: «El pesticida para el suicidio».

La alta proliferación del cáncer también tiene su origen en la agroquímica. Este envenenamiento de la tierra consecuentemente nos ha envenenado también a los seres humanos. El cáncer infantil es la segunda causa de muerte en niños menores de quince años en Estados Unidos. Cada año se diagnostican innumerables casos de cáncer en todo el mundo, aunque estas cifras eran inimaginables años atrás. Uno de los efectos más importantes de los pesticidas es la iniciación del cáncer, además de la neurotoxicidad. Nosotros somos biológicamente similares a las pestes, y en nuestro afán de querer eliminarlas agresivamente, nos estamos autoeliminando también, un disimulado y sereno suicidio colectivo.

El alimento orgánico y auténtico, a diferencia de la agricultura intensiva comercial, contiene en promedio un 88 por ciento mayor contenido de nutrientes, según estudios de la Universidad Tufts. Normalmente, los agricultores de verduras orgánicas cultivan con una filosofía de amor y devoción a su producción. Estas pequeñas granjas están creciendo aceleradamente en Estados Unidos, Europa y Latinoamérica. En todo el planeta se están popularizando los mercados de productores. Sin intermediarios se tiene acceso a una producción natural de alimentos. La comida orgánica juega un rol muy importante en la sanación del planeta. El movimiento orgánico es una de las maneras más efectivas para rectificar la destrucción del suelo cultivable y devolver la salud de la humanidad.

Hacer un llamado al consumo de alimentos orgánicos en nada representa un sacrificio al bolsillo. Se paga un poco más por el alimento orgánico, pero se duplica o triplica el contenido de nutrientes. ¿No será falsa la economía que pretende ahorrar con cultivos revestidos de químicos tóxicos, en la que podemos pagar el precio con diferentes enfermedades o con la vida misma? Lo que es benéfico para la tierra lo es, además, para la salud. Y lo que es bueno para la salud humana necesariamente beneficia al medio ambiente.

Soy de la opinión de que la mejor inversión de salud que podemos hacer es trasladar nuestra dieta a una de origen orgánico. Más aún, podemos afirmar, sin riesgo a exagerar, que invertir en alimentos orgánicos es preferible a invertir en un seguro médico. ¿Qué lógica tiene adquirir un seguro oncológico si vamos a seguir comiendo generosas cantidades de cancerígenos? ¿Qué lógica tiene prescribir Ritalin al niño hiperactivo si le vamos a dar alimentos neurotóxicos?

La doctora Sherry Rogers, autora de varios libros sobre desintoxicación, y con más de treinta años de experiencia en el tema, después de analizar todas las formas de toxinas a las que está expuesto el hombre, a modo de conclusión nos dice que los pesticidas son el agente causal de la enfermedad número uno en los tiempos modernos. Después de analizar los efectos del cadmio, el plomo, el mercurio, el arsénico y otros metales pesados, concluye que en nada es comparable con el efecto de los pesticidas supuestamente «seguros» que ingerimos a diario. Es difícil encontrar alimentos libres de pesticidas; incluso los alimentos orgánicos no están del todo libres de contaminación, ya que muchas veces su agua de riego proviene del subsuelo, que es agua contaminada por campos vecinos.

Hay quienes creen que el alimento orgánico es similar al de la agricultura intensiva. La verdad es que no hay punto de comparación.

Capítulo 10

BIOTECNOLOGÍA TRANSGÉNICA
¿Qué paradigma de ciencia representa?

Mucha de la confusión que emerge alrededor de la biotecnología ocurre en el contexto de la necesidad de ciencia y desarrollo: nos cautiva la idea de disponer la última tecnología. Paralelamente, existe una sana y legítima reticencia a las trabas del desarrollo científico. Ya tenemos las históricas experiencias de Galileo y Giordano Bruno, dos grandes de la historia que fueron inculpados por saber demasiado. En nuestros tiempos, la ciencia se ha posicionado en un elevado estatus y todo intento de obstruir el conocimiento se califica como dogma, oscurantismo medieval y antiprogresista.

Existe el consenso unánime de que la ciencia trae desarrollo y prosperidad. Históricamente, el hombre ha sido confrontado con grandes desafíos y ha sido abatido por hambrunas y plagas que han amenazado su supervivencia, pero con el uso de la ciencia ha forjado soluciones. Grandes hombres como Louis Pasteur, Alexander Fleming y Zhang Zhong Jing fueron impulsados por una íntima necesidad de aliviar el dolor, y su compasión los condujo por un camino de sorprendentes hallazgos científicos.

Los países desarrollados siempre han dedicado una porción de su riqueza a la investigación. La novedad es que hoy son las corporaciones las que invierten en ciencia y tecnología. Las corporaciones tienen mayor poder económico que los gobiernos y sus universidades e instituciones de investigación. Pero, a diferencia de estas últimas, las corporaciones realizan investigaciones científicas puntualmente orientadas a mejorar sus ventas e ingresos económicos. No siempre las motiva mejorar la calidad de vida del hombre y su búsqueda no es necesariamente impulsada por un estudio objetivo de los principales problemas que aquejan a la humanidad.

El término *biotecnología transgénica* nos hace pensar en los irrefrenables progresos de la ciencia y la modernidad, tecnologías en las que deberíamos instruirnos. Pero si somos más indagadores y agudos, veremos que detrás de la llamada biotecnología transgénica se esconde una creación artificiosa de las corporaciones, que con audacia ha logrado entretejer un sistema de beneficio económico. Esto incluye:

1. Patentar semillas (algo audaz e inaudito que, moralmente, nadie imaginó como una posibilidad. Hoy es una realidad).
2. Asegurar una venta enlazada de semillas con sus respectivos herbicidas, procreando semillas genéticamente manipuladas para resistir las sustancias agroquímicas que ellos mismos expenden.
3. Enjuiciar a los agricultores que accidentalmente (incluyendo viento y polinización por insectos y aves) absorben en sus campos de cultivo material genético patentado. (Solo en Estados Unidos se han abierto más de nueve

107

mil juicios).

4. Organizar un sistema de dependencia que atrape a los agricultores y a las economías emergentes. Una práctica muy difundida es el incentivo de regalar semillas al agricultor para ir colonizando nuevas hectáreas de cultivo.

5. Apoderarse de las cadenas de producción de alimentos, monopolizando el mercado de ventas de semillas.

6. Confeccionar semillas estériles (lo que anualmente asegura una nueva venta).

7. Debido al fenómeno de resistencia biológica, periódicamente se modifica el material genético, dejando obsoletas a las semillas previas. Por ejemplo, un año se vende el maíz BT813, y al año siguiente, el maíz BT830. Sus respectivos herbicidas también son renovados. Esto consolida la dependencia del agricultor.

8. Consolidar su posicionamiento en el mercado valiéndose de falsos e irresponsables argumentos. Se difunde un desvergonzado uso de sofismas, en los que el rigor de la lógica y la razón se emplea para encubrir engaños, tales como afirmar que los alimentos transgénicos son seguros e inocuos, que la humanidad padecerá de hambrunas por efecto de la sobrepoblación y la falta de alimentos, o que los transgénicos son una tecnología verde que reduce el uso de plaguicidas.

No se trata de ser obcecados e intransigentes, echando pestes contra la razón y la ciencia. Se trata de tener la lucidez suficiente para distinguir cuándo es que estamos frente a una legítima ciencia. Una ciencia honesta busca la verdad, exhibe coherencia en sus planteamientos y, buscando el desarrollo social, llega a una propuesta plena de armonía en todas sus partes. La llamada biotecnología transgénica es una práctica que, si bien aplica el conocimiento científico, sigue el camino de la ciencia hasta llegar a la aniquilación de la propia ciencia, una ciencia que se vuelve contra sí misma porque no llega a madurar una propuesta viable para las necesidades del planeta y del hombre.

Se ha dicho que la biotecnología transgénica, si bien se viene usando con alevosía, bien empleada podría ser también una tecnología benefactora que nos ayude de múltiples maneras, como a crear arroz dorado con extra betacaroteno, o arroz con ferritina y lisozima. Nadie objeta una ciencia que traiga prosperidad al hombre. Si el oficio de las agroindustrias transgénicas fuera sembrar la felicidad, impedir la enfermedad, en esta y otras vidas más allá, no tendríamos por qué objetarla. El hecho es que la abrumadora mayoría de las hectáreas sembradas de transgénicos no están hechas para mejorar la calidad del alimento e, irónicamente, tampoco la productividad.

El costo de producir una semilla transgénica oscila entre diez y cien millones de dólares y requiere entre seis y diez años de investigaciones. ¿Será científico y filantrópico emplear la ciencia para buscar un arroz reforzado con betacaroteno? Si tanto preocupa la salud, ¿por qué entonces no promueven el arroz integral, que tiene una significativa diferencia de nutrientes respecto al arroz blanco?

Pero seamos nuevamente científicos. En los Andes hay 2.032 variedades diferentes de camote, que es una fuente inigualable de carotenos. En Asia se tiene el gou qi zi (Lycium barbarum), una fruta muy popular consumida por todo el pueblo chino. Es la única fruta que contiene el espectro completo de betacarotenos y una asombrosa concentración de antioxidantes. Si vamos a buscar betacarotenos con realismo, tenemos que buscarlo en sus fuentes, donde lo encontramos en abundancia. ¿Qué lógica tiene forzar al arroz a producir algo que le es ajeno? ¿Si sembramos un campo de arroz, no será un poco rebuscado esperar cosechar zanahorias? Y aun si lo logramos, será con un altísimo costo. Sin embargo, en eficiencia de rendimiento nunca se podrá comparar con otras fuentes inocuas y baratas de betacarotenos. Para satisfacer las necesidades diarias de vitamina A, se requiere multiplicar por doce el consumo de arroz dorado, unos tres kilos diarios. Sin embargo, los creadores de este arroz, fatigados después de cinco años de estudios, admiten que aún no saben cuánto del contenido vitamínico está disponible después de la cocción.

Nuevamente, llegamos a la conclusión de que se trata de una tecnología que no busca ni encuentra una solución al problema de falta de nutrientes. Su encanto reside en la posibilidad de patentar un grano de consumo masivo, y cuando miles de millones de comensales mastiquen al arroz, cada uno habrá abonado su cuota de regalías para los dueños de la patente. Syngenta, quien tiene la patente de este arroz, posee además la exclusividad para comercializarlo en países industrializados, mientras que en los países no industrializados ofrecer un aureolado arroz «humanitario» les aceita el camino para internarse en un vasto mercado.

La realidad es que estas semillas reforzadas de nutrientes hasta ahora no se han obtenido y los intentos de producir arroz con ferritina y lisozima han sido desastrosos, con experimentos que, además de ilegales, dejaron secuelas en los niños peruanos, al punto que ahora se les ha abierto un juicio a los responsables del estudio. Mientras esto sucede, leemos sus comunicados sobre el éxito de sus estudios y con entusiasmo anuncian la pronta llegada triunfal de su arroz pediátrico. El objetivo es lograr hacer leches de fórmula que puedan contener sustancias específicas y naturales de la leche materna, pero, como mencionamos antes, esta es, por múltiples razones, afectivas y nutricionales, irremplazable. Lo que urge en el mundo es la promoción de la lactancia materna y no de las leches sucedáneas o de las leches transgénicas.

No faltan los proyectos de investigación necesarios para el desarrollo del agro nacional, pero pecaríamos de ingenuos si nos sometemos a este proyecto corporativo imaginando que nos enrumbará hacia un moderno progreso tecnológico. Naturalmente, aspiramos a un crecimiento económico, siempre que este progreso beneficie a todo el país y no solo a un manojo de empresarios y asesores de ministros, y que no ponga en peligro la salud y el medio ambiente. La agricultura intensiva de agroquímicos es compatible con la agricultura orgánica, pero la agricultura transgénica es incompatible con la agricultura orgánica, porque la contamina de transgenes y le prohibe la certificación orgánica. Con la agricultura orgánica nunca en la historia se ha dado una mejor oportunidad para un auge de la agricultura, la economía nacional y el desarrollo de biotecnologías naturales. Veamos las cifras:

Exportación de productos orgánicos
(incremento de ventas respecto al año anterior)

Producto	Periodo	Incremento de ventas con respecto al año anterior
Café	Primer semestre de 2008	93%
Alcachofa	2006	67% (US$ 72,8 millones)
Palta	2006	67% (US$ 38,8 millones)
Palta	2007	346%
Tomate	2007	60% (US$2,8 millones)
Uvas frescas	Primer semestre de 2008	99,3% (US$ 42,64 millones)
Camu camu	2007	238% (US$ 5 millones)
Sacha inchi	2007	373% (US$ 422.599)

Las leyes de interdependencia que rigen la naturaleza nos dicen que lo que es bueno para la riqueza económica del país lo es también para el medio ambiente y, por lo tanto, lo es también para la salud. La verdad siempre es congruente en sus partes y es profundamente científica.

Capítulo 11

EL SILENCIO LUCIDO DE PITAGORAS, LA MÚSICA DE LAS ESFERAS Y LOS VEGETALES
El vínculo entre el alimento vivo, la meditación y la conciencia

Los pitagóricos se dedicaban a purificar el cuerpo con la comida, y el alma, con la música. Evaluaban a la comida como una perdurable medicina que le ofrece al corazón un punto de apoyo. Dentro de su empeño por entender el cosmos, habían formulado que las órbitas concéntricas de los cuerpos celestes están separadas entre sí por intervalos acústicos, semejantes a los tonos musicales y en las mismas proporciones que la escala musical. Juzgaron que el movimiento planetario produce un sosegado arrullo al que llamaron música de las esferas. Cultivaban la terapia con la música, para curarse y entrar en consonancia con la armonía de las esferas celestes.

Una cuerda pulsada emite un sonido determinado conforme con su grosor y con su longitud. Tomando como ejemplo una cuerda de 36 centímetros, resonarán dos armónicos de 18 unidades de longitud de onda, 3 de 12, 4 de 9 y 6 de 6, y así hasta lo infinito. La música es la propulsión de la matemática hacia el vacío, una arquitectura de vibraciones sin masa, pero con el rigor de estar numéricamente entretejidas. En el pensamiento pitagórico, las distancias entre los planetas son comparables a la distancia entre las notas musicales. A cada planeta en movimiento se le atribuía un sonido y, como se generan distancias variables de separación entre los astros, alegaban la creación de consonancias llamadas música de las esferas. A mayor distancia entre los astros, el sonido es más agudo, mientras que a mayor cercanía, el tono se agrava. Se comenta que Pitágoras y sus iniciados auscultaban esta música en silencio. Los pitagóricos estimaban la meditación y la música como herramientas curativas del alma. Menos poético, y más conservador, es saber que el reposo de la mente permite que el sistema nervioso oscile con orden y que las frecuencias eléctricas del cerebro reduzcan su velocidad. Este orden abre el espacio para pulsiones de armonía que trasladan (o arrullan con música) a la mente a otros planos de conciencia.

El vocablo filosofía fue acuñado por Pitágoras y comprendía dos modos de saber: contemplación y comprensión, máthesis y ákousma. Empleando el artilugio de la contemplación, la filosofía y la ciencia, los pitagóricos alcanzaron asombrosos hallazgos, anticipándose a su época. Varios siglos antes de Johannes Kepler, sostuvieron que la Tierra gira alrededor del Sol, y el Sol, a su vez, se desplaza en torno a un fuego central invisible, lo que en astronomía ahora se conoce como el año solar de veinticinco mil años.

Pitágoras era un destacado científico, pero eslabonar leyes matemáticas no le impedía la audacia de sentir. Más aún, su punto de partida era el sentir la música de las esferas y la de su corazón, y avanzando sobre este ritmo su mente despejaba 1 acionamientos, con la coherencia y el rigor que la ciencia debe exhibir. Es interesante observar que la palabra considerar se origina de con-sideral, o 'pensar con las estrellas', mientras que el des-astre indica una colisión de los astros.

Poca importancia se le da al hecho de que el cosmos nos impacta. Los astros y los planetas, entre ellos el Sol y la Luna, inagotablemente emiten radiaciones cósmicas a la Tierra. En particular, las flores de las plantas son centros receptores sensibles a estas emisiones. Un ejemplo visible, y acaso palpable, es la flor del girasol, que recorre el movimiento del sol en el horizonte.

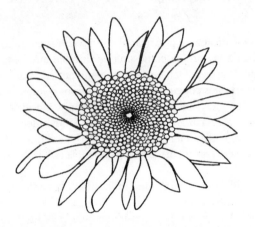

El girasol en realidad no es una flor. Botánicamente hablando, más exacto es llamarlo una inflorescencia. Si se observa el centro del girasol, se notará que contiene abundantes florecillas, una para cada pipa oleaginosa, y que están organizadas en patrones espirales, un principio geométrico de las flores llamado filotaxis. Cada florecilla se posiciona al lado de la siguiente en un ángulo de 137,5 grados (que es la medida del ángulo dorado), con el que se dibujan espirales sucesivos. El numero de espirales que giran a la izquierda y los que giran a la derecha (34 y 55, respectivamente) expresan leyes matemáticas conocidas como los números de Fibonacci. No solo el girasol, sino todo el reino vegetal está gobernado por estos números. La sucesión de números de Fibonacci es la siguiente:

$$0, 1, 1, 2, 3, 5, 8, 13, 21, 34, 55, 89, 144...$$

La filotaxis es el arte geométrico de las flores, los cactus y los pinos de ordenarse en patrones con simetría matemática. Una explicación es que hojas y flores puedan colocarse de tal manera que puedan exponerse al sol, con eficiencia y con el mínimo de interferencias de las vecinas. La pregunta sin resolver es: ¿Cómo aprendieron matemáticas las plantas?

El girasol es celebrado por las fuerzas del heliotropismo que lo impulsan, pero, más allá de la fotosíntesis y los fotones del sol, en general, y a semejanza, ¿no será posible que todo el reino vegetal viva imantado al cosmos, y que toda su urdimbre biológica esté ordenada o en algún grado influenciada por fenómenos siderales, incluyendo los rayos cósmicos y las estaciones?

Las plantas metódicamente recorren los climas de las estaciones. En sus células sucede un fenómeno meteorológico en miniatura, parejo con el del medio ambiente. En cada planta estaría codificada la capacidad de absorber cierto espectro de rayos o luminiscencias del cosmos, que no se limitan al Sol. Además, existen radiaciones cósmicas extrasolares, rayos X, beta, gama, etcétera. La diversidad de amplitud y longitud de estas ondas es tan vasta como la biodiversidad de todas las especies vegetales. La ciencia se abre a la posibilidad de que no solo las radiaciones del Sol, la Luna y el clima influyen sobre el reino vegetal, sino también otro conjunto de radiaciones siderales.

Por ejemplo, la terapia de esencia floral enlaza el cosmos, las flores y el alma, como si un río de música fluyera por las fibras de la flor y luego organizara y contagiara sus oscilaciones al alma. Ajenas a las impertinencias del mundo, las flores viven absortas con el cosmos.

Debido al fenómeno de consonancia, en el alma de las personas que consumen predominantemente vegetales vivos —es decir, crudos— resuenan cadencias que lo desplazan a una percepción particular de la vida, y es casi imposible eludir esta situación. Sin terminar de comprenderlo, sienten amplificado el impacto del cosmos, una continua pulsión hacia las células, como si desde el espacio fluyera una sutil transfusión sanguínea. Las plantas contienen, en sus células, energías y patrones vibratorios del cosmos, además de fuerzas biomagnéticas pacientemente condensadas en almidones y proteínas, vitaminas, alcaloides, minerales y aromas.

El aire que respira y cómo lo respira también permiten que el hombre se eleve. Literalmente, lo inspira, ya que en el aire se suspende el prana o la energía de la atmósfera, lo que comprende gases, cargas eléctricas suspendidas como cationes y aniones, rayos cósmicos y cargas electromagnéticas. Es limitado suponer que es tan solo oxígeno lo que captamos del aire. Al respirar, el hombre también se ioniza, se carga eléctricamente con iones suspendidos en la atmósfera, las mismas fuerzas crudas que propagan los relámpagos.

La nutrición pitagoreana, más allá de ser una disciplina de crecimiento espiritual, donde se procrea un estado de comprensión filosófica particular, sirve además para confrontar la enfermedad: es una medicina universal para toda categoría de malestares del cuerpo. Con la ayuda del alimento vivo, la sangre es vigorizada, entonada y reverdecida.

El ADN contiene el código para crear la estructura del cuerpo. Sobre él recae la responsabilidad de la creación de los tejidos del cuerpo. Radicales libres, metales pesados y, sobre todo, la quimioterapia tienen el poder de quebrar la integridad del ADN, mientras que, por medio de las enzimas, el alimento vivo la remedia y la repara. Al comer en exceso el alimento industrializado, el hombre se desorienta, es amancebado hacia una cultura de manada. Ha guillotinado su conexión con la Tierra y con el cosmos. No es exagerado decir que la humanidad se ve hostigada por una cultura de la muerte, con alimentos no solo empobrecidos de nutrientes, sino además sin «música».

El propósito que guía el vegetarianismo pitagórico no es otro que el de la destrucción de la destrucción, mientras que masticar vegetales vivos es una fresca y honda causa para un manantial de armonías musicales en la sangre, el corazón y su respectivo estado de conciencia.

Nos consta que perdura el teorema de Pitágoras, pero hay otras enseñanzas espirituales del maestro que fueron calculadas y son igualmente incorruptibles en el tiempo. Pitágoras tiene el singular mérito de ser un inagotable buscador. Vivió veintiún años en Egipto y otros nueve en Siria. Según algunos historiadores, es posible que haya llegado a la India y entrado en contacto con la filosofía sánkhya, algo probable ante el hecho de que el teorema de Pitágoras fue conocido en la India unos mil años antes de los tiempos de Pitágoras. Hoy en día, a pesar del la facilidad de los viajes y la globalización, no tiene curso entre nosotros descubrir hombres que hayan podido enlazar el pensamiento occidental con el oriental. La matemática y la mística son disciplinas opuestas y, sin embargo, Pitágoras tuvo consumada maestría en ambas y se desplazaba con genialidad en los dos espacios. Con justicia, se le considera un maestro integral. Se dice que Pitágoras era un hombre alto, de espaldas amplias, una extendida nariz y una mirada penetrante que muchos de sus discípulos no podían tolerar.

Pitágoras fue contemporáneo de Buda. Ambos vivieron en el 500 antes de Cristo, periodo de supersticiones e idolatrías. Fueron grandes científicos del alma, y comparten la filosofía de transmigración de las almas, la meditación y el cultivo del vegetarianismo. En Occidente y Oriente se sembró aquella enseñanza vegetal para futuras generaciones.

El vegetarianismo aligera la mente y la inclina hacia una conciencia vigilante. Pero toma más urgencia esta ciencia ante los desafíos de la humanidad actual, la sobrepoblación, el calentamiento global y la industria de contaminación de los alimentos. El vegetarianismo es único en su capacidad de sostener una población en crecimiento, ante un planeta con graves desafíos a su equilibrio ecológico. Además, en el vegetarianismo pitagórico encontramos un camino y una ciencia de evolución del alma. Toman importancia el mensaje y el ejemplo de Pitágoras, en nuestros tiempos, por su versatilidad en la ciencia y en la espiritualidad, y por la amplitud geográfica de las raíces de su saber, oriental y occidental.

Capítulo 12

SUPERALIMENTAOS
Alimentos de alto poder medicinal

*«Si en la Naturaleza hay sitio para el espíritu, esta
Naturaleza debe poseer poderes espirituales».*
Sócrates

Para una exposcion completa sobre la dieta pitagoreana, es importante mencionar
las propiedades y el alcance de los alimentos de alto poder medicinal. Cualquiera
de ellos nos puede dar excelentes resultados clínicos. Tras leer estas páginas, sabre-
mos cómo emplearlos. La selección de estos alimentos se ha dado por sus inigualables
virtudes tónicas, antioxidantes, adaptógenas e inmunoestimulantes.

Goji o Lycium barbarum (chino)
Pasas chinas de la longevidad Gou qi zi (mandarín),
wolfberry o goji berries (inglés)

Hay lugares en los que la vida parece prolongarse más de lo normal. Por ejemplo, el
pueblo hunza en las Himalayas, los vilcanota en Ecuador y los pueblos del Cáucaso
de Rusia. La curiosidad científica encontró algunos factores comunes entre ellos,
los que hacen pensar que la prolongación de la vida ahí es más que una coinciden-
cia. Son varias las hipótesis formuladas: el contenido de magnesio en el agua, el aire
puro, la dieta vegetariana, los ayunos estacionales finalizando el invierno, a los que
son habituados desde niños. No podemos decir que exista un solo factor
antienvejecimiento, pero sí que hay un común denominador en estas regiones:
germanio en la tierra. El germanio es un mineral antienvejecimiento que se encuentra en los alimentos de consumo diario. Ofrece una poderosa protección contra el cáncer. Las semillas de lycium contienen una concentración de hasta 166 x
106 ml/L de germanio, esto es, unas 2,8 veces mayor concentración que el ginseng
coreano, veintiocho veces más que el arroz y mucha mayor concentración que el
ajo. De igual forma, contiene alta concentración de vitamina A, Bl, B2, C, selenio,
calcio y hierro.

El germanio inorgánico es un efectivo conductor de electrones, muy utilizado
en la electrónica para hacer chips. Su consumo ha reportado ser peligrosamente
tóxico. Sin embargo, el germanio orgánico, llamado germanio 132, tiene un comportamiento muy diferente. Ha mostrado ser eficaz para proteger el cuerpo del
crecimiento de células malignas y fortalece el sistema inmunológico. El doctor
Asai, de Japón, ha sido un pionero en las investigaciones de este elemento. Él encontró que el germanio orgánico protege contra el cáncer estimulando la produc-

ción del interferón. Sus investigaciones fueron impulsadas por el hallazgo de concentraciones de germanio en la mayor parte de las medicinas herbolarias chinas consideradas de alto poder curativo.

El lycium es la semilla de la longevidad por excelencia. Tiene una lista muy larga de virtudes, casi demasiadas para recordarlas. Quizá lo principal que debe saberse sobre esta fruta es su fama como medicina para la longevidad y como un nutriente excepcional para el ojo y su retina.

Las semillas de lycium vienen de un arbusto de regiones subtropicales de China, Mongolia y los Himalayas del Tibet y de la India. Es razonable pensar que merecería experimentar su siembra en la región andina. Su sabor es dulce y ácido, con la textura y forma similar a la de una pasa de uva. Actualmente, en el mundo está creciendo la popularidad del lycium. En Estados Unidos es hoy una popular bebida para la salud y la inmunidad. Se consume y se vende con el nombre goji, también llamado goji berries.

El lycium es rico en antioxidantes, en especial en lo que se refiere al espectro de carotenoides, entre ellos el betacaroteno y la zeaxantina. Algunos roles de la zeaxantina son proteger a la retina del ojo de absorber luz azul y actuar como antioxidante. Se sabe que el consumo regular de la zeaxantina puede reducir el riesgo de la degeneración de la mácula, que es una de las principales causas de pérdida de visión y ceguera en personas mayores de sesenta y cinco años. Existen pruebas clínicas que señalan que los antioxidantes presentes en el lycium previenen crecimiento de células tumorales, reducen la glucosa en la sangre y disminuyen el colesterol. El hecho de ser una fruta dulce y, sin embargo, con actividad antidiabética la convierte en una de las opciones favoritas de los diabéticos para endulzar.

Usos terapéuticos descubiertos por la ciencia moderna

1. Extiende la vida y previene el envejecimiento prematuro, por medio de sus poderosos antioxidantes.
2. Protege la integridad del ADN.
3. Incrementa la fuerza. Estimula la secreción de la hormona del crecimiento.
4. Previene el cáncer.
5. Reduce el colesterol.
6. Equilibra los niveles de glucosa en la sangre.
7. Ayuda a reducir de peso.
8. Mejora la vista y evita la resequedad del ojo.
9. Mejora la calidad del sueño.
10. Mejora las funciones sexuales.
11. Inhibe la peroxidación de lípidos.
12. Mejora la inmunidad y balancea la actividad de las células inmunológicas, células T, citotóxicas, inmunoglobulinas.
13. Combate ciertas formas de cáncer, como melanoma maligno, carcinoma colorectal, cáncer al pulmón, carcinoma nasofaríngeo.
14. Reduce los efectos tóxicos de la quimioterapia y la radiación.
15. Promueve la producción de la sangre.
16. Alivia la tos seca crónica.

17. Combate la artritis.
18. Mejora la fertilidad.
19. Trata los síntomas de la menopausia.
20. Tonifica el riñón.
21. Mejora la memoria.
22. Apoya las funciones sanas del hígado.
23. Alivia el estrés y la ansiedad.
24. Mejora la digestión.
25. Promueve la felicidad. Por eso, es llamada también la cereza de la felicidad.

Usos terapéuticos tradicionales, según la medicina china

— Nutre el hígado. Usado para nutrir la sangre del hígado y para combatir condiciones como sequedad en el ojo, mareos, visión borrosa, uñas quebradizas, anemia.
— Tonifica el yin del riñón. Por su virtud de nutrir el yin del riñon, es usado para la infertilidad, el dolor lumbar, el dolor en las rodillas, la impotencia, las emisiones nocturnas, la sudoración nocturna y el mareo.
— Como medicina oftalmológica. El lycium es una medicina de primer orden para la sequedad en el ojo, para prevenir cataratas y para la baja agudeza visual.
— Para la diabetes. Otro uso muy difundido es en el tratamiento de la diabetes. A pesar de tener un sabor dulce, es activamente antidiabético. Se usa para endulzar jugos y potajes en pacientes diabéticos.
— Medicina antienvejecimiento. Canas prematuras, dientes sueltos, alopecia.
— Humedece el yin del pulmón. Usado para problemas crónicos del pulmón, como tos seca sin expectoración, tos con sangre, fiebre nocturna.

Efectos farmacológicos

— Inmunoestimulante. Incrementa la actividad fagocitica de los macrófagos y el número de células T.
— Hematológico. La decocción de lycium ha demostrado incrementar el número de leucocitos y eritrocitos en ratones.
— Cardiovascular. A una concentración de 20 mg/kg una inyección endovenosa de lycium baja la presión arterial en conejos.
— Estimulante uterino.
— Antineoplásico. Una decocción de lycium estimula el sistema inmunológico en ratones y suprime el crecimiento de tumores malignos en ratones.

Composición química

Betaina, solavetivone, zeaxantina, betasitosterol, ácido linoleico, sodio, calcio, potasio, magnesio, cobre, zinc, hierro.

Contraindicaciones

— Usar con moderación en casos de diarrea. Consumir con precaución en el embarazo, ya que estimula la contracción del útero.
— El uso de lycium puede interactuar con drogas adelgazantes de la sangre, como la warfirina o la Coumadin.

Estudios clínicos
* **Infertilidad masculina**

  En un estudio clínico de hombres con bajo conteo espermático, se usaron quince gramos de lycium fresco, consumidos como comida durante el plazo de un mes. A los pacientes se les aconsejó evitar la actividad sexual durante el tratamiento. De cuarenta y dos pacientes, veintitrés mostraron conteo espermático normal, diez pacientes tuvieron resultados similares después de dos meses, y nueve no mostraron cambio alguno. Haciendo el seguimiento, treinta y tres de estos pacientes que recobraron conteo y movilidad espermática pudieron concebir hijos.

* **Gastritis crónica**

  Pacientes con gastritis crónica fueron tratados con diez gramos de lycium dos veces por día (veinte gramos diarios), con el estómago vacío, por un lapso de dos meses. De los veinte pacientes, quince mostraron una significativa mejoría, y los cinco pacientes restantes mejoraron después de dos a cuatro meses de tratamiento.

Cómo consumirlo
* **Dosis usada en la herbolaria china**

  Usar diez a quince gramos de lycium en decocción herbolaria, o preferiblemente fresco y crudo en jugo de fruta.

  En la medicina china el lycium se consume crudo, en decocción herbolaria, añadido en sopas o en la forma de extractos líquidos. Mucha gente puede endulzar su jugo de fruta licuando una a dos cucharadas de lycium. Se combina muy bien con polen, para dulcificar diversos platos.

Jugo de toronja con lycium

Preparar 1 vaso de jugo de toronja y licuar con 2 cucharadas de lycium hielo al gusto.

Leche vegetal

Remojar 2 a 3 cucharadas de semillas de linaza durante 3 a 5 horas.
Licuar con jugo de fruta (papaya o pina).
Agregar 2 pecanas (opcional).
2 cucharadas de lycium.
1 a 2 cucharadas de polen.

Nota: Consumir la linaza frescamente molida. No debe comprar harina de linaza. Después de molida, las grasas de la linaza se vuelven rancias en cuatro horas.

La milagrosa arcilla de chaco

La geofagia y la salud intestinal

La geofagia (consumo de arcilla medicinal) permite que los intestinos no estén revestidos de duras capas fecales. La arcilla va ahondándose entre las vellosidades intestinales y poco a poco va recolectando una oscura mazamorra. Cada ínfimo rincón de nuestro intestino es contactado por la superficie de la arcilla; el fango oscuro, fétido y añejo es amalgamado con otro fresco y limpio, así ambos son evacuados, transportados, en medio de elegantes y compactas formaciones excrementicias.

Los indígenas que viven en las márgenes del río Orinoco cada año transitan una época en la que no encuentran alimento. Durante esos días se alimentan de una arcilla del río, que no solo aporta minerales, sino que además contiene restos orgánicos amasados en su interior. De igual forma, la geofagia ha salvado la vida a innumerables personas durante la hambruna, pues ofrece diversos nutrientes y tiene la capacidad de amenguar el espasmo del hambre. Durante las hambrunas largas en China, se llegaron a crear las llamadas tortas de piedra, para cuya elaboración se horneaban masas de afrecho de arroz o mijo, e inclusive aserrín pulverizado, y se les incorporaba dentro de arcillas con las que formaban una torta con gusto a hojarasca y arenisca.

La arcilla, junto con el carbón vegetal, constituye uno de los métodos más efectivos para hacer limpieza del tracto digestivo. Muchas medicinas modernas deben su existencia a la arcilla. Por ejemplo, el caolín ha sido usado por la industria farmacéutica para producir el Kaopectate, que alivia la diarrea y el dolor abdominal. En el Perú, tenemos la bendición de contar con la arcilla de hidralgirita (silicato de aluminio hidratado), llamada chaceo por los nativos quechuas de Puno, del distrito de Asillo. Esta arcilla fue consumida históricamente por los locales, quienes hasta hoy aderezan las papas con una salsa de chaco y sal. No es solo una medicina incuestionable del Altiplano, sino que también forma parte de la canasta diaria de alimentos. Tradicionalmente, se emplea, entre otros fines, para las úlceras, la acidez estomacal, contra los parásitos y como emplasto externo. Esta arcilla realiza una gradual higiene intestinal, desintoxica y a la vez mineraliza.

Este trabajo paulatino de la arcilla es preferible a la anulación de los síntomas, pero no de las causas, que nos ofrecen los fármacos sintéticos. Aún así, la arcilla es usada exitosamente en condiciones agudas, debido a sus efectos antibióticos, antivirales y antiparasitarios. El chaco se usa exitosamente en disenterías infecciosas y otros tipos de diarreas agudas.

Absorción y adsorción

La manera en que actúa la arcilla es por medio de un doble proceso de absorción y adsorción. Estas dos palabras son parecidas, pero su modo de actuar es diferente.

En la adsorción, una sustancia se adhiere en la superficie externa de la arcilla. La arcilla tiene enlaces iónicos no satisfechos en la superficie adherente externa y naturalmente busca satisfacer estos enlaces, encontrando uno con carga opuesta. Se conoce que las partículas de arcilla llevan carga eléctrica negativa, mientras que las impurezas y toxinas llevan carga eléctrica positiva. La arcilla interactúa con diversas sustancias, en especial con sustancias polares como el agua y las toxinas. Debido a esta propiedad, históricamente la arcilla ha sido empleada para recoger impurezas de la cerveza, el vino y la sidra.

El proceso de absorción es similar al de una esponja. En este caso, las sustancias ingresan dentro de la estructura interna de la arcilla. Robert Martin, geólogo del Massachusetts Institute of Technology, nos dice que una dosis de un gramo de arcilla de montmorillonita tiene un área de ochocientos metros cuadrados. Para darnos una idea de esto, es más o menos el equivalente al área de diez canchas de fútbol. A mayor superficie, mayor capacidad de recoger partículas cargadas positivamente o toxinas.

Vemos el poder desintoxicante de la arcilla cuando el puneño consume un cierto género de papa con alto grado de solanina, una papa cuya gran toxicidad conocen las personas de la localidad y, sin embargo, se puede consumir junto con el chaco, que cumple las funciones de antídoto secuestrador de toxinas.

La arcilla de hidralgirita está especialmente indicada cuando las heces son fangosas o para la diarrea. Es importante notar que la arcilla de hidralgirita en dosis superiores a dos cucharaditas diarias tiene un efecto astringente, y para beneficiarse de ella muchas personas tendrían que incrementar su consumo de fibra. Lo ideal es que el consumidor de arcilla se vuelva muy observador de la textura de las heces, y así module la dosis de fibra (por ejemplo, con diferentes dosis de linaza o salvado de avena en la mañana y arcilla en la noche).

Deben remojarse unas dos o tres cucharaditas de arcilla en un vaso de agua por un lapso de dos horas, consumirse con el estómago vacío. Lo ideal es a media mañana o media tarde, o una hora después de la última comida en la noche. Este último horario suele ser el más conveniente para muchos. El chaco es sumamente alcalino y rápidamente puede neutralizar la acidez estomacal y usarse como medicina de primeros auxilios en casos de ardor epigástrico. Esta arcilla, al igual que el bicarbonato de sodio y el bicarbonato de potasio, combinación conocida como Alka-Seltzer o Eno, es altamente alcalinizante, pero adicionalmente ofrece otros beneficios.

Otra propiedad curativa muy importante para considerar entre las arcillas en general es que son neutralizadores de las cargas desequilibradas de energía. Al igual que los equipos electrónicos, nuestro cuerpo puede producir cargas eléctricas desequilibradas y acumular energía electroestática, y esta debe ser compensada y descargada sobre la tierra. En este caso, la arcilla cumple tal función, así como también el caminar descalzo sobre la tierra. Se ha sugerido que muchas formas de insomnio se deben a la acumulación de energía electroestática en el cuerpo.

Fuente de nutrientes

Sobre la superficie de la Tierra existe un conjunto de minerales distintos a los minerales presentes en las profundidades de nuestro planeta. Es decir que, aun teniendo una alimentación óptima, si esta proviene solo del cascarón del planeta, podrá carecer de muchos minerales. Las arcillas son una fuente de numerosos minerales clásicos y esenciales a nuestra salud, como calcio, magnesio, hierro y zinc. Adicionalmente, contiene otros minerales, más exiguos y singulares, como germanio, zirconio, antimonio y estroncio. La ciencia de estos minerales está indocumentada y es desconocida en su mayor parte, pero en el futuro contaremos con nuevos hallazgos, como ya ha venido sucediendo con el azufre y el selenio. Además, tenemos un conjunto de minerales oscuros cuyo rol en la salud aún no comprendemos del todo, como el oro y el cobre. Hubo un momento en la historia en que se razonó que el selenio y el cromo eran metales netamente tóxicos; hoy se prescriben en variedad de suplementos.

Lista de minerales que ofrece la arcilla de hidralgirita o chaco:

Aluminio	Potasio	Silicio
Boro	Litio	Estaño
Bario	Magnesio	Estroncio
Berilio	Manganeso	Titanio
Bismuto	Molibdeno	Talio
Cadmio	Sodio	Vanadio
Calcio	Níquel	Zinc
Cobalto	Fósforo	Plata
Cromo	Plomo	Mercurio
Cobre	Antimonio	
Hierro	Selenio	

Sacha inchi (Plukenetia volubilis)

Se ha dicho que el gran tesoro del Perú reside en su megadiversidad. Entre los tesoros del país hay uno que viene creciendo con asombro desde la Amazonia. Una semilla oleaginosa que tiene un mérito doble, primero por ser una extraordinaria fuente de proteínas y, segundo, una inmejorable fuente de ácidos grasos esenciales. En cuanto a proteínas, se refiere que contiene un 33 por ciento de su contenido, porcentaje nada despreciable. La soya, famosa por sus proteínas, contiene apenas un 28 por ciento de proteínas.

Composición	Cantidad
Ácido linolénico (omega 3)	45,1%
Ácido linoleico (omega 6)	36,8%
Ácido oleico	9,6%
Grasa saturada	7,6%

El sacha inchi es una euforbiácea que crece en la ceja de selva y ofrece un aceite viscoso de color naranja. El 82 por ciento de sus grasas son insaturadas. Lo que llama la atención del sacha inchi es su altísimo contenido de aceites omega 3, que, como sabemos, son aceites difíciles de encontrar entre oleaginosas. Si bien la linaza supera ligeramente al sacha inchi en contenido de aceites omega 3, el sacha inchi tiene una proporción más equilibrada entre los aceites omega 3 y omega 6. Adicionalmente, el sacha inchi supera a la linaza en contenido proteico. Entre sus beneficios, se sabe que los aceites de la semilla bajan el colesterol y los triglicéridos.

Es una fuente inmejorable de ácidos grasos esenciales. Además, se trata de una excelente fuente de proteínas. A diferencia de la soya, el sacha inchi no tiene antinutrientes que no son tan beneficiosos para la salud.

El sacha inchi y la soya comparten el hecho de ser altas fuentes de proteínas y de ácidos grasos esenciales. El sacha inchi recién asoma su cabeza en el mercado internacional y tiene las credenciales para ser un alimento de extraordinario valor nutritivo. Todo alimento tiene su lado brillante y su lado oscuro, pero vemos que esta oleaginosa peruana, a diferencia de la soya, tiene varias ventajas. La soya presenta una lista de antinutrientes, como bociógenos, inhibidores de zinc, ácido fítico y, además, se calcula que el 70 por ciento de la soya en el mercado es de procedencia transgénica. La proteína del sacha inchi, por otro lado, ha probado tener una alta digestibilidad. Exámenes hechos en Europa no le han encontrado antinutrientes (la soya impide la digestión de carbohidratos, razón por la que genera gases cuando se consume con harinas).

En cuanto a las grasas, se refiere que el sacha inchi tiene 48 por ciento de omega 3, frente a tan solo el 7 por ciento de la soya. Una manera muy importante para evaluar la calidad nutritiva de una oleaginosa está en la relación de ácidos grasos omega 3 y omega 6. Aunque hay diferencias de opinión, se dice que debe ser una proporción de 1 a 4. Otros investigadores razonan que debe ser una proporción de 1 a 1. Esta proporción se ve largamente favorecida en el sacha inchi, pues la soya tiene un excesivo contenido de omega 6 (llega al 50 por ciento), una grasa que abunda en la naturaleza cuyo excesivo consumo representa un problema. Por ejemplo, mientras que el omega 6 en exceso promueve el crecimiento tumoral, el omega 3 es antitumoral.

Alimento	Proteína	Omega 3	Omega 6	Antinutrientes
Soya	28%	7%	50%	3 conocidos + (¿otros transgénicos?)
Sacha inchi	33%	48%	36,8%	No contiene

El Perú ha firmado un tratado de libre comercio con Estados Unidos. Difícilmente, va a poder competir con alimentos como maíz, arroz y trigo, que son subsidiados o transgénicos, pero en las especies como el sacha inchi está la clave para tener una importante competitividad en el mercado. El sacha inchi, igualmente, es una planta muy resistente y no requiere mayor uso de fertilizantes ni plaguicidas. Es una semilla promisoria para el Perú y para resolver muchos de los problemas alimenticios de la humanidad.

El cacao como medicina

Reflexiones químicas y psicoanalíticas sobre el Theobroma cacao

Cuando, con ciencia fría, estudiamos el cacao, con asombro observamos que contiene muchos nutrientes afines al funcionamiento del corazón.

El chocolate ofrece un sabor suculento que alerta los sentidos. Ha sido la comida fidedigna de amantes, sexólogos, concubinas y todo género de sensualistas. Históricamente, se ha empleado como un dispositivo para la seducción.

En la década de 1940, la medicina reglamentaria para el infarto al corazón eran las inyecciones de teobromina, un alcaloide extraído del cacao, que tiene el efecto de dilatar las arterias coronarias. No es, entonces, una metáfora: literalmente el cacao abre el corazón.

Las células del corazón tienen una acrecentada necesidad de magnesio para su funcionamiento, tan es así que en las células musculares del corazón se concentran dieciocho veces más este mineral que en las células de otros órganos. La deficiencia de magnesio es un común denominador de muchos males del corazón. El magnesio reduce la presión arterial y disminuye la coagulación de la sangre. Todo paciente que padezca de arritmia cardiaca debe considerar suplementarse de este mineral. El cacao crudo es con seguridad una de las mayores fuentes de magnesio en la naturaleza. En 100 gramos de cacao hay 550 miligramos de magnesio. El magnesio le da al corazón un cimiento mineral sobre el cual puede bombear sangre y efusiones sutiles.

Con alevosía, o quizá por intuición, los hombres enamoran a las mujeres con chocolates, para conferenciar en silencio con las aguas femíneas. Por otro lado, las mujeres que tienen el corazón acongojado recurren al chocolate como sustituto del amor, para torear sus miserias. Tan es así que hay mujeres que declaran que el chocolate no es un suplente del amor: más bien el amor (impredecible por naturaleza) es un sustituto del fiel chocolate. El cacao procrea sensaciones dulces que ambulan por el pericardio y por las cámaras internas del corazón, y asiste en sanar al corazón desmenuzado por dolores sentimentales.

El sabor azucarado del chocolate es también un consuelo. Pero más allá de la famosa dulzura del chocolate, el cacao contiene dopamina y serotonina, dos sustancias que no empanzan ni empalagan, pero sí endulzan la vida. El gusto amargo del cacao puro es un sabor que en la medicina oriental corresponde al órgano del corazón. Otros neuroquímicos del cacao son la feniletilamina, anandamida y el aminoácido triptófano. Su nombre científico, Theobroma cacao, textualmente quiere decir la 'comida de los dioses'. Para mi abuela, quien vivió largos años en la península del Yucatán con los indios lacandones, basta inhalar el aroma del cacao tostado para vivir una experiencia mística.

El cacao puro es un alimento inigualable. Por desgracia, solo una fracción de sus bondades llega al chocolate industrial, que contiene grasas hidrogenadas, azúcar refinada y leche en polvo. Una buena parte del volumen del chocolate está formado por un conjunto de sustancias que no contribuye al sabor, pero se añaden para alargar la vida de anaquel o para permitir que se aglutine la masa. Las altas temperaturas también degradan las virtudes del cacao. Existen estudios referidos a que la mezcla de leche y cacao anula las virtudes de este último, razón por la que es preferible consumir chocolate negro. Y se debe agradecer pero no recibir el chocolate de taza.

El cacao es originario de la Amazonia. Luego migraría a Centroamérica, donde los aztecas crearon una bebida llamada chocolatl. Con este nombre fue llevado a Europa en 1600, pero no fue hasta 1800 cuando se produjo el primer chocolate. Hoy el planeta está infestado de chocolates acaramelados, aunque, lentamente, resurge el conocimiento del real alcance de esta medicina.

> «La semilla de cacao es un fenómeno, ya que en ninguna parte la naturaleza ha concentrado nutrientes tan valiosos, en tan pequeño espacio».
> ALEXANDER VON HUMBOLDT

Desde hace poco, el Perú se ha posicionado como la segunda potencia mundial en exportación de cacao orgánico. En 2007, incrementó sus exportaciones en un 160 por ciento con respecto a 2006.

Sin embargo, es una cruel injusticia que el pueblo no reconozca ni reciba el enorme valor nutritivo del cacao, y cuando lo masca en su presentación de golosina industrial se empalaga de impurezas, mientras se excavan los dientes. Es una pena que mientras el Ministerio de Agricultura se enorgullece de las cifras, y de las 1.740 toneladas exportadas en un año, no medite que allí se fue navegando un alimento inigualable para su pueblo, y que probablemente una parte regrese amasado con azúcar y otros ingredientes cuestionables, un intoxicado alimento para posterior consumo masivo. Asimismo, ¿no es acaso un magno despilfarro no buscar potenciar la industrialización del cacao en una confitería medicinal de primera calidad?

Popularmente, se considera al chocolate como un alimento impuro que apolilla la salud, lo cual no deja de ser una realidad cuando consideramos sus ingredientes, además de las agresiones térmicas y químicas que padece el cacao antes de llegar a ser chocolate. Como sabemos, en muchos casos ni siquiera se utiliza cacao.

Podemos comer un chocolate architónico, dulce y con excelente sabor cuando es preparado de manera amigable con la salud. Y debe ser integral, crudo, sin procesar.

Hay que mencionar que el cacao no es un detonante de las cefaleas. En un estudio realizado por el doctor Moffett[3], a veinticinco personas que suponían que el chocolate les ocasionaba migraña, se les dio dos tipos de chocolate. Solo uno contenía cacao. Se vio que tan solo dos sujetos del segundo grupo desarrollaron migrañas. De un total de ochenta consumos de chocolate, solo se reportaron trece cefaleas.

La mayoría de chocolates comerciales contienen una minúscula presencia de cacao. Asimismo, es usual utilizar un insumo de cacao fraccionado, en el que la manteca de cacao y la pulpa de cacao se separan. La manteca de cacao se vende con alto precio a la industria cosmética, y para el chocolate se emplean grasas vegetales

---

3   Moffett, A. M. y otros (1974). «Effect of chocolate in migraine: a double-blind study», en: *Journal of Neurology Neurosurgery & Psychiatry*, vol. 37, nro. 4, pp. 445-448.

hidrogenadas, más económicas pero nocivas a la salud. Si nos tomamos el trabajo de leer los ingredientes del chocolate comercial, casi siempre podemos leer: «Grasa vegetal hidrogenada». Las barras de cacao de Cusco y Quillabamba también son cocinadas a una temperatura excesiva y, en muchos casos, se les fracciona su manteca natural.

Se recomienda adoptar el hábito de consumir cacao nibs, grano puro de cacao. Solo así podemos tener certeza de su pureza, a menos que se consuman chocolates de empresas con la garantía de usar cacao integral, y de procesarlo de tal manera que conserve sus virtudes.

Los ingredientes secretos del cacao

• Teobromina, el alcaloide vasodilatador

El cacao contiene teobromina y cafeína, dos sustancias parecidas que proveen energía al cuerpo. Más o menos el 1 al 2 por ciento de la semilla está compuesta de estos alcaloides. Otras plantas que contienen teobromina son la yerba mate y la guaraná. La teobromina estimula el sistema nervioso y es un poderoso dilatador vascular. Adicionalmente, es una medicina para la tos, un diurético y un fármaco para ataques al corazón. Por su efecto cardiotónico, se emplea cuando hay edema por insuficiencia cardiaca. La teobromina alivia la hipertensión arterial, relaja las arterias. El cacao mejora la circulación del corazón y es quizá uno de los mejores alimentos para las enfermedades coronarias, para la arritmia, la bradicardia, la hipertensión arterial y para las personas que han sido operadas de un bypass. Los flavonoides del cacao y su alto contenido de magnesio igualmente lo hacen un excelente alimento para el corazón y las arterias. Una propiedad curiosa de la teobromina del cacao es su poder cariostático, pues combate las bacterias que nos dan caries dental. Según investigaciones, el cacao ha probado ser efectivo para combatir ciento dos tipos de bacterias.

• Feniletilamina, la droga de amor

La feniletilamina (FEA) es una sustancia llamada amina aromática, cuyo efecto es semejante al de las anfetaminas. Es un alcaloide psicoactivo, neuromodulador y neurotransmisor. Veamos lo que dice la enciclopedia sobre esta sustancia:

«Las feniletilaminas sustituidas son una amplia y diversa clase de compuestos que incluyen alcaloides, neurotransmisores, hormonas, estimulantes, alucinógenos, entactógenos, anorexígenos, broncodilatadores y antidepresivos.

»Recientemente se ha comenzado a asociarla con el sentimiento del amor, luego de la teoría propuesta por los médicos Donald F. Klein y Michael Lebowitz, del Instituto Psiquiátrico del Estado de Nueva York (Estados Unidos), quienes postularon que su producción en el cerebro puede desencadenarse por eventos tan simples como un intercambio de miradas, un roce o un apretón de manos, sugiriendo además que el cerebro de una persona enamorada contiene grandes cantidades de feniletilamina y que esta sustancia podría ser la responsable, en gran medida, por las sensaciones y modificaciones fisiológicas que experimentamos cuando ocurre el enamoramiento, como vigilia, excitación, taquicardia, enrojecimiento e insomnio. Parece ser además un precursor de la dopamina, que es la sustancia

125

responsable de las sensaciones del amor romántico, según la teoría de la doctora Helen Fisher» (en: es.wikipedia.org/wiki/Fenetilamina).

Como químico del amor, la feniletilamina no solo está relacionada con el enamoramiento y la ternura, sino también con la vigilancia, la capacidad de concentración, cuando la mente está plenamente imbuida y absorta en una actividad creativa. Como fuente exógena, este compuesto se encuentra en abundancia en el cacao y también en las algas azul verdosas.

- **Anandamida, la química del éxtasis**
La anandamida es un compuesto clasificado como cannabinoide e imita los principios psicoactivos presentes en el cannabis. Esta sustancia es conocida como la anfetamina del chocolate; da sensaciones de excitación y alerta. No es ni adictiva ni ilegal. Químicamente, la anandamida es muy parecida al tetrahidrocannabinol (THC), un componente presente en el cannabis. Sin embargo, no hay que hacer conclusiones precipitadas entre las dos sustancias y concluir que el cacao es una droga. Para tener un efecto psicodélico, similar al que provee la marihuana, en teoría tendríamos que consumir doce kilogramos de chocolate, lo cual nos daría tantas náuseas y empacho que no podríamos percibir y menos disfrutar la embriaguez del chocolate. Aun así, conozco personas que ingieren unas semillas de cacao y se van a ver la puesta del sol, para transcurrir una apacible y consagrada relajación de su sistema nervioso.
La anandamida actúa sobre receptores de cannabinoides llamados CB1 y CB2, presentes en el sistema nervioso central y periférico. Adicionalmente, este compuesto tiene un rol muy importante en la implantación del embrión dentro del útero, en la memoria y el sueño.
Las fuentes conocidas de este compuesto son principalmente el cacao, y en especial el cacao fermentado, los erizos de mar y las huevas desecadas de diversos peces. La etimología de anandamida viene del sánscrito ananda, que quiere decir 'éxtasis o beatitud interior'. Ananda también fue el nombre del distinguido discípulo predilecto de Biida. Curiosamente, he constatado personalmente que en el monasterio de Amaravati, de la tradición budista the- ravada de Tailandia, que es quizá la más estricta y ortodoxa tradición budista, a los monjes se les prohíbe todo alimento después de mediodía, con la excepción del chocolate negro.

El cacao como legítimo rey del magnesio
No vamos a extendernos en discutir las prodigiosas propiedades del magnesio, pero, para entender la concentración de este mineral en el cacao, veamos cuáles son sus principales fuentes.

Contenido de magnesio en 100 gramos

Semilla de cacao	550 miligramos
Semilla de calabaza	535 miligramos
Semilla de girasol	354 miligramos
Semilla de ajonjolí	351 miligramos
Semilla de soya	280 miligramos
Semilla de quinua	210 miligramos
Hojas de perejil	50 miligramos

Solo merece resaltar que el magnesio es un mineral que activa muchas enzimas necesarias para el óptimo funcionamiento de las neuronas. Cuando el cerebro carece de magnesio, la claridad mental y la concentración decaen. Por esta razón, el cacao está considerado entre los cinco alimentos más importantes en incrementar el poder cerebral. El magnesio es una de las múltiples razones por las que el cacao constituye un tónico para la química cerebral y para la salud del corazón.

Azufre orgánico

El azufre, un mineral del que carece el 86 por ciento de la población, tiene una especial concentración en el cacao. Es un importante nutriente para la cosmética, incluyendo las uñas, pelo y la piel.

La manteca del cacao

El perfil graso del cacao es el siguiente:

Ácido esteárico	30-35 por ciento
Ácido palmítico	20-30 por ciento
Ácido oleico	39-35 por ciento (el mismo del aceite oliva)
Ácido linolénico	0-0,3 por ciento (omega 3)
Ácido linoleico	2-4 por ciento (omega 6)

La grasa representativa del cacao es el ácido esteárico, que es una grasa neutra, no incrementa ni disminuye el colesterol. Popularmente, se usa la manteca de cacao para combatir la resequedad de la piel.

Poder antioxidante del cacao

Para medir el poder antioxidante de un producto, se utiliza el índice ORAC (siglas de oxygen radical absorbance capacity). Esta escala fue desarrollada por el Departamento de Agricultura de Estados Unidos y mide la capacidad del alimento para absorber y neutralizar radicales libres. Los radicales libres son los principales responsables del desgaste de los tejidos y del envejecimiento de las células.

Alimentos con máximo puntaje ORAC, en 100 gramos

Cacao seco	95,500
Cacao *nibs* crudo (húmedo)	62,100
Polvo de cacao tostado	26,000
Lycium barbarum, *goji berries*, pasas chinas	25,000
Chocolate negro	13,120
Chocolate de leche	6,740
Pasas	2,830
Fresas	1,540
Brotes de alfalfa	930
Naranja	750
Toronja	483

(Fuente: Departamento de Agricultura de Estados Unidos, Laboratorios Brunswick de Maine).

Aunque el cacao tiene un vasto poder antioxidante, esto no quiere decir que vamos a suscribir una intemperancia por los chocolates, ni tampoco por la semilla cruda de cacao. El cacao es un alimento muy poderoso y concentrado para el sistema nervioso. Es alto en grasa, hipercalórico y, más allá de cuarenta a cincuenta gramos diarios (cuatro a seis cucharadas), resulta una exageración para el cuerpo y una sobreestimulación del sistema nervioso y del corazón.

Por otro lado, las pasas lycium, que son parte de la dieta diaria de los longevos hunza en los Himalayas, son un increíble alimento que podemos consumir en mayores dosis, de hasta cien gramos diarios.

Contrastemos tres alimentos afamados por su poder antioxidante:

Compuestos fenólicos	Flavonoides	Catequinas
Té verde	165 mg	47 mg
Vino tinto	340 mg	163 mg
Cacao	661 mg	564 mg

Tan amplio es el poder antioxidante del cacao que el 10 por ciento de su peso está compuesto de antioxidantes, lo cual representa una real hazaña para el reino vegetal. Cien gramos de cacao contienen diez mil miligramos de flavonoides antioxidantes.

Para ilustrar cómo podemos desperdiciar esta poderosa concentración de antioxidantes, debemos saber que la cocoa industrializada en polvo tiene veinte veces menos antioxidantes.

Cacao puro y crudo	10.000 mg de flavonoides antioxidantes
Cocoa en polvo industrializada	500 mg de flavonoides antioxidantes

El cacao en la economía global

Más allá de la necesidad de revalorizar el cacao como medicina, merece también atender la importancia de industrializarlo en su lugar de origen, cerca de la tierra donde se cultiva, y de producir chocolates nutritivos, medicinales, y frenar la invasión de las cuestionables alimentos que importamos e ingerimos inagotablemente de las grandes corporaciones.

¿No es acaso irónico que Suiza, el más grande exportador y productor de chocolates, sea un país maldecido en botánica y meteorología favorable para producir cacao (y café)? Lo mismo podemos decir de otro gigante de la chocolatería, Bélgica.

La clara y segura tendencia (no la moda) del mercado internacional son los alimentos funcionales. El perfil actual del consumidor ha pasado de ser un comensal que busca placer fugitivo a un consumidor original, respetuoso del medio ambiente y consciente de su hábitat interno, cada vez más observador de su salud.

Las transnacionales que exportan alimento azucarado y adictivo ya son incontables, y su vandalismo sobre la salud es también inconmensurable. El reto actual del país es darle el máximo valor posible a sus recursos, darle un valor agregado, crear chocolates puros, con sabrosa originalidad para una perfecta salud. Para exportación y para uso interno, a esto se le llama la glocalización, se sirve a un mercado globalizado y se respeta al mercado local.

Con la actual avidez del Perú por conquistar mercados, quizá haya llegado el momento para que podamos tomar el mercado internacional, no solo vendiendo materia prima orgánica y de calidad, cosa que ya venimos logrando con éxito, sino creando productos gourmet con inteligente calidad.

Es decir, no nos limitemos a proveer a las corporaciones materia prima, para que luego nos invadan con chatarra pulcramente empaquetada, sino más bien, con un poco de indulgencia, perdón, y magnanimidad, ejemplarmente exportemos nosotros exquisitos chocolates de alta calidad como medicinas, productos que de manera incipiente ya están apareciendo en el mercado.

Problemas y precauciones con el cacao

El cacao es alto en ácido oxálico, que contribuye a la formación de cálculos renales.

Antidepresivos, hoja de coca y cacao

Es totalmente valido explorar la capacidad de las plantas de ser una medicina para el alma y no solo para el cuerpo. Con los dientes negros, he reconocido, meditado y filosofado algo similar con los jugos del cacao.

Solo es necesario un poco de atención y silencio para palpar cómo las plantas de nuestros ancestros son fármacos naturales que ensamblan estados de conciencia y favorecen el equilibrio de los tejidos nerviosos.

La hoja de coca y el cacao son alimentos que conforman un perfecto complemento. Uno es grasoso, el otro es astringente y seco; uno es rico en calcio y el otro, en magnesio, dos minerales homólogos que actúan sinérgicamente. Uno es hoja verde solar y la otra semilla es negra lunar, pero ambos aportan cuota de alcaloides, minerales y aminoácidos. Con el matrimonio del cacao y la coca, en el chocolate de coca se conjugan compuestos que proporcionan una alternativa natural a los antidepresivos.

129

La terapia del chocolate

- #### Cacao nibs

El cacao nibs es la pura semilla de cacao. Solo en esta presentación tenemos la plena garantía de pureza, cosa que no nos otorga ni la cocoa en polvo, ni las barras de pasta de cacao chuncho. Se puede añadir en jugos, en la leche de coco, leche de ajonjolí, en papilla de linaza, avena y hasta en platos salados. Con creatividad puede transformarse en innumerables variantes de chocolates medicinales. El cacao puede molerse con cáscara y agregar a la avena, a la papilla de linaza y la leche de coco. Puede comerse con fruta. La cáscara del cacao no tiene sabor y al molerse no se le reconoce ni tampoco interfiere con el paladar. Sin embargo, aporta nutrientes. Tradicionalmente, se le considera como un galactogogo, la chicha de cáscara de cacao es una bebida arequipeña favorita de madres lactantes.

- #### Chocosonjo. El chocolate medicinal

Sonjo es corazón en quechua, y el chocosonjo es una golosina y un remedio para el corazón preparado con cariño en Avantari, un trabajo de ingeniería reversa de la industria del chocolate. Es un chocolate liberado de todos los excesos de la transformación del cacao. Se emplea cacao crudo y orgánico, mezclado con pasta de ajonjolí, harina de coca, especias y miel pura de abeja. Tanto el ajonjolí como la coca aportan calcio que luego se complementa con el magnesio del cacao. Sin exagerar, podemos decir que los reyes del calcio y el magnesio se han fusionado con delicia. Este es un chocolate antidepresivo, cardiotónico y laxante. Los alcaloides de la coca y el cacao conjuntamente ensamblan un Prozac amazónico. El ajonjolí y el cacao son grasosos y pesados, pero se aligeran con una breve dosis de harina de coca. Así se contrarresta el efecto denso de las oleaginosas, dándoles más dinamismo y auxilio con la digestión. No pretendemos dar una panacea, ni reemplazar los trabajos terapéuticos que pueda necesitar un paciente, pero sí asegurar la presencia de ciertos nutrientes para un óptimo funcionamiento del sistema nervioso, con un fármaco natural y masticable. Para las personas que padecen este mal, hemos añadido al chocolate medicinal una mezcla de hierbas con reputada actividad reguladora del sistema nervioso. La harina de coca, el Rhizoma acori y el Polygala tenuifolia son algunos de ellos.

En la India, a las personas con psicosis y esquizofrenia normalmente se les reconoce como sujetos de constitución física vata, y para ellas se recomienda una dieta especial, que incluye una generosa dosis de grasas, incluyendo coco, linaza, ajonjolí y almendras. El ajonjolí en especial es empleado en los hospitales psiquiátricos de la India, por su alto contenido de grasas del grupo omega 6, desde donde se elabora el ácido gamalinolénico, una estructuradora grasa cerebral, que contribuye a mielinizar las neuronas. Adicionalmente, el ajonjolí tiene un elevado contenido de calcio que lo hace una semilla pesada y mineralizante. El calcio relaja los nervios y le da aplomo y arraigo a un paciente, que suele tener ansiedad, delirios y alucinaciones. Igualmente, la medicina ayurvédica recomienda masajes con aceite de ajonjolí para calmar y aceitar los nervios. La coca contiene el alcaloide de cocaína, que es un inhibidor de la reabsorción de la dopamina, un neurotransmisor con propiedad antidepresiva, que igualmente está presente en el cacao. En resumen, la mezcla de las grasas del cacao y ajonjolí, sumada con los ingredientes activos de la coca y el cacao, son una mixtura de nutrientes, que, por autorregulación, provee un entorno que posibilita la felicidad del sistema nervioso.

Cúrcuma medicinal
Una versátil medicina para el cerebro, el ano, la mucosa intestinal, el hígado, los vasos sanguíneos y las articulaciones
Escrito en colaboración con Andrés Humbser

De las múltiples virtudes que ofrece esta raíz, un hallazgo reciente que sobresale, explorado y divulgado en investigaciones, es el de ayudar con la memoria y de protegernos contra enfermedades como el Alzheimer. Esto se viene popularizando con la original invitación a condimentarle curry al cerebro. Sin embargo, el poder antioxidante del palillo no se limita al cerebro. Veremos que parejamente tiene un particular efecto en el ano, la mucosa interna de los intestinos, el hígado y las articulaciones.

Palillo
Turmeric (inglés), Yujin (mandarín) o *Haridra churna* (hindi)
Además de ser usado como condimento y tinte natural, el palillo ha sido utilizado desde los comienzos de la humanidad para fines medicinales. En la medicina china se emplea para tratar dolores articulares, estancamientos de sangre, problemas hepáticos, ictericia, colesterol elevado, úlceras gástricas, entre otros. También es usado extensamente en la medicina ayurvédica. El palillo o cúrcuma es una especia obtenida de los rizomas de Cúrcuma tonga, un miembro de la familia del kion o jengibre, las zingiberáceas.

El color amarillo del palillo proviene de unos pigmentos liposolubles conocidos como curcuminoides. La curcumina, el principal curcuminoide del palillo, es considerada como el secreto químico de su poder. Por lo tanto, numerosos estudios se han realizado centrándose en sus aplicaciones y efectos.

Las investigaciones muestran que la curcumina tiene efectos antiinflamatorios, antioxidantes, colagogos (estimula la producción y expulsión de bilis), antisépticos, adaptogénicos (favorece la adaptación celular ante estreses ambientales), analgésicos, hepatoprotectores, antihiperlipidémicos (disminuye el colesterol y los triglicéridos). Recientemente, la curcumina ha despertado la atención científica debido a la creciente evidencia sobre sus potenciales beneficios en la prevención y tratamiento de enfermedades como cáncer y Alzheimer. La degeneración y envejecimiento del cerebro no es inevitable

Un condimento para el cerebro
La teoría de vanguardia sobre la patogénesis del Alzheimer es que se forma por depósitos de proteína amiloidea en el cerebro. Los amiloides son proteínas anormales que se depositan en los tejidos. Normalmente, estas proteínas son solubles,

pero por razones no conocidas pueden desarrollar plegamientos anormales en su estructura molecular, volverse tejidos tullidos insolubles y resistir la degradación enzimàtica. Con el tiempo, se forman placas de depósitos tóxicos en el cerebro, los cuales originan inflamación, radicales libres y daño oxidativo a las neuronas.

Son diversos los lugares donde se pueden presentar estos depósitos. En casos excepcionales puede presentarse como un tumor y asemejar una formación neoplásica. Antiguamente, y antes de la era de los antibióticos, estas placas se acumulaban en riñones, hígado y pulmones, producto de infecciones crónicas como la tuberculosis o lepra. Hoy, las formas frecuentes de amiloidosis son la diabetes y el Alzheimer. En la diabetes, dentro del páncreas se forman depósitos de amilina en los islotes de Langerhans; en el Alzheimer, se caracteriza por depósitos de péptidos amiloides beta en la corteza cerebral.

Estudios epidemiológicos han constatado que las personas que han recibido una prolongada exposición a antiinflamatorios no esteroidales (AINES) presentaron una mayor protección ante procesos inflamatorios como la amiloidosis, aunque lamentablemente padecen otros efectos secundarios adversos.

La ciencia ha postulado la hipótesis de la curcumina como un compuesto poderosamente antiinflamatorio y a la vez antioxidante, y parece ser que no solo protege sino también revierte la formación de estas placas.

Fue natural indagar si la teoría de la curcumina y su rol protector del Alzheimer fuese correcta, pues entonces las poblaciones con alto consumo de curry deberían reflejar una baja incidencia de esta enfermedad. En 2001, se hizo una pesquisa conducida por Colé y Frautschy, y constataron que la India presenta los niveles de Alzheimer más bajos del mundo. Para completar la información, en 2005 el investigador Yang sostuvo que la curcumina es un antioxidante cerebral muy potente; su poder antioxidante nos protege de los daños de las placas de amiloide. La curcumina tiene una afinidad de enlace químico con las placas de amiloide e interfiere con la formación de las mismas. En su investigación de 2004, Ono y Yamada[4] reportaron que la curcumina no solo es un antioxidante protector, sino que además desmiembra y degrada las placas de amiloide ya establecidas en el cerebro.

Propiedades

- Actividad antioxidante. Los curcuminoides tienen una acción antioxidante más potente que el extracto de semilla de uva, que la vitamina E o C. Los antioxidantes disminuyen el daño que pueden producir los radicales libres a los tejidos, células y ADN, y ayudan a desacelerar los signos de envejecimiento normal.
- Síntesis de glutatión. Los estudios in vitro muestran que la curcumina incrementa los niveles celulares de glutatión[5], un importante antioxidante intracelular. Parte de la acción fisiológica dentro del hígado juega un rol

---

4   Ono, K. y otros (2004). «Curcumin has potent anti-amyloidogenic effects for Alzheimer's beta-amyloid fibrils in vitro», en: *Journal ofNeuroscience Research*, vol. 75, nro. 6, pp. 742-750.

5   Dickinson, Dale A. y otros (2004). «Human glutamate cysteine ligase gene regulation through the electrophile response element», en: Free Radical Biology and Medicine, vol. 37, nro. 8, pp. 1152-1159.

crítico en la adaptación celular al estrés e inflamación

- Propiedades antiinflamatorias y analgésicas. La curcumina es un potente antiinflamatorio[6], extremamente seguro y sin los efectos laterales de otros antiinflamatorios[7]. Ha mostrado ser tan o más efectiva que varios medicamentos esteroidales que tratan inflamación aguda[8]. Disminuye considerablemente la sustancia P, un neurotransmisor involucrado en la percepción del dolor, presente en los terminales nerviosos. Es usado para tratar problemas artríticos.

- Actividad adaptogénica. El adaptógeno neutraliza sustancias que causan estrés celular, mantienen la integridad celular y proveen soporte para el sistema inmunológico. Aporta antioxidantes que protegen las células de excesiva oxidación y de radicales libres, previniendo el daño celular, envejecimiento prematuro y complicaciones relacionadas.

- Inhibición de la invasión tumoral y angiogénesis. Para alimentar su rápido crecimiento, los tumores invasivos desarrollan nuevos vasos sanguíneos (angiogénesis); la curcumina ha mostrado inhibir la angiogénesis en cultivos celulares y en estudios animales[9].

- Acción colagoga. La curcumina aumenta la expulsión de bilis en un 100 por ciento e incrementa la solubilidad de la bilis, lo cual corrobora su uso tradicional para cálculos biliares. Por las mismas cualidades, es benéfico en alcoholismo.

- Efecto sobre el colesterol, triglicéridos y actividad hepatoprotectora. Preparaciones con cúrcuma mostraron marcada reducción en ambos contenidos séricos y hepáticos de colesterol y triglicéridos[10]. Disminuye la absorción intestinal de colesterol, incrementa la conversión de colesterol en ácidos biliares y estimula la excreción de los ácidos biliares. Efectos hepatoprotectores: comparado con el grupo placebo, la administración de palillo fue asociada con un 10 por ciento de mayor disminución en las enzimas ALT y AST[11,] valores que indican el daño celular hepático, cardiaco y muscular. Además, el palillo mostró potencial para hepatitis viral, debido a su efecto inmunológico. La curcumina tiene efectos hepatoprotectores comparables a la silibina y silimarina del cardo mariano (rnilk thistlé)[12].

6   Arora, R. y otros (1971), «Antiinflammatory studies on Curcuma longa (turmeric)», en: Indian Journal of Medical Research, vol. 59, nro. 1, pp. 289-295.

7   Qureshi, S. y otros (1992). «Toxicity studies on Alpiniagalanga and Curcuma longa», en: Planta Medica, vol. 58, nro. 2, pp. 124-127.

8   Murray, Michael (1994). «Curcumin: a potent antiinflammatory agent», en: American Journal of Natural Medicine, vol. 1, nro. 4, pp. 10-13.

9   Bhandarkar, Sulochana S. y Arbiser, Jack L. (2007). «Curcumin as an inhibitor of angiogenesis», en: Advances in Experimental Medicine and Biology, nro. 595, pp. 185-195.

10 Chinese Journal of Immunology (1989), nro. 5, pp. 2-121.

11 New Journal of Medicine and Herbology (1978), nro. 9, p. 540.

12 Kiso, Y. y otros (1983). «Antihepatotoxic principles of Curcuma longa rhizomes», en: Planta Medica, vol. 49, nro. 3, pp. 185-187.

Sus múltiples usos

Esta versátil planta tiene un gran espectro de acción en varios tejidos y sistemas del cuerpo. En ayurveda, se considera que actúa en todos los tejidos corporales (los siete dhatus) y en los sistemas digestivo, circulatorio y respiratorio. Todos estos efectos difícilmente podrían atribuirse a un solo componente químico de la raíz de cúrcuma. Si bien la curcumina es considerada responsable por sus efectos antiinflamatorios, analgésicos, colagogos, entre otros, los resultados obtenidos con la planta integral son más balanceados y de más amplia acción. Por lo tanto, es preferible usar la planta entera y no sus fracciones aisladas, obteniendo así la acción completa de la cúrcuma.

- Artritis, dolores articulares y musculares. Antiinflamatorio y analgésico, es usado interna y externamente en condiciones artríticas, en osteoartritis y artritis reumatoide. Se le considera que tiene la capacidad de reconstruir tejido articular. Como potente antioxidante, la curcumina previene la destrucción celular causada por actividad de los radicales libres. Potencia lafunción adrenal, generando sustancias antiinflamatorias naturales del cuerpo[13].

- Problemas hepáticos. Hepatoprotector y colagogo, se usa en ictericia, hepatitis[14], hígado graso, alcoholismo. Además, previene los cálculos vesiculares.

- Hiperlipidemia (colesterol elevado, triglicéridos elevados). La curcumina reduce concentraciones elevadas de colesterol y triglicéridos en la sangre y el hígado[15].

- Desbalances digestivos. Carminativo, de uso diario, mejora la digestión, aumenta el fuego digestivo, regula la secreción de jugos gástricos, disminuye la flatulencia y es un excelente antiséptico del tracto digestivo. Regula el pH de los intestinos[16], beneficiando a la flora intestinal, y disminuye toxinas de los intestinos. Combate los parásitos intestinales. La cúrcuma es especialmente buena en diarrea crónica. Desinflama las venas hemorroidales y detiene el sangrado hemorroidal. Varios ungüentos hemorroidales en Oriente están basados en el palillo.

- Cuidado de la piel. Los antioxidantes tienen un impacto benéfico en el proceso de envejecimiento, que se hace visible inicialmente en la piel. Los curcuminoides apoyan varias funciones de la sangre y el hígado, nutren y purifican la piel haciéndola más saludable, suave, elástica y radiante.

Efectos del palillo en la prevención y tratamiento del cáncer

La capacidad del palillo para inducir apoptosis (muerte celular) en cultivos de células cancerígenas y su baja toxicidad han generado interés científico en el potencial de la curcumina para prevenir algunos tipos de cáncer. Se ha encontrado

13 Chandra, D. y Gupta, S. (1972). «Antiinflammatory and antiarthritic activity of volatile oil of Curcuma longa (haldi)», en: Indian Journal of Medical Research, nro. 60, pp. 138-142.
14 New Journal of Medicine and Herbology (1978), nro. 9, p. 540.
15 Chinese Journal of Immunology (1989), nro. 5, pp. 2-121.
16 Chinese Patent Medicine (1987), nro. 5, p. 44.

que la administración oral de curcumina inhibe el desarrollo de adenomas intestinales[17]. Sin embargo, no se encontraron los mismos resultados en modelos animales de cáncer mamario.

El palillo y la salud cerebral

Los curcuminoides presentes en el palillo optimizan el poder cerebral y ayudan a prevenir el Alzheimer. En un estudio se vio que la curcumina inhibe los depósitos de placa amiloidea que ocurren en los pacientes con enfermedad de Alzheimer, además de presentar efecto antioxidante sobre uno de los órganos que más rápido envejecimiento padece.

Trabajo en equipo

En combinación con otras plantas, el palillo tiene acción sinérgica:

- **Diente de león y palillo.** Excelente tónico amargo para limpiar las vías biliares y el hígado.
- **Agracejo y palillo** (proporción 1:2). Se usa en ayurveda para reducir la glucosa en la sangre.
- **Goldean sealy palillo** (proporción 1:2). Sanador de membranas, beneficia las úlceras pépticas. El palillo puede ser usado por largo tiempo como dosis de mantenimiento (uno a cuatro gramos diarios) y para prevenir recurrencias.
- **Perejil en polvo y palillo.** Hemorroides internos, externos o sangrantes.
- **Kion y palillo.** Combinación base para la artritis. En cataplasma, causa la maduración de furúnculos. La pasta caliente o fomentaciones se aplican en músculos adoloridos, torceduras y estiramiento de tendones.
- **Aloe y palillo** (proporción 10:1). Como tónico general, especialmente para pitta y el útero. También efectivo en hemorroides. En pasta con ghee o aceite de coco se emplea externamente para quemaduras.
- **Sándalo y palillo.** Se emplea en pasta para aplicación facial, para embellecimiento facial y problemas de acné y barritos. El palillo con sándalo rojo y ghee, en pasta, se usa para las manchas en la cara.
- **Miel y palillo.** Rico en hierro y digestivo, el palillo es usado en anemia.

---

17 Mahmoud, Najjia N. y otros (2000). «Plant phenolics decrease intestinal tumorsin an animal model offamilial adenomatous polyposis», en: Carcinogenesis, vol. 21,nro. 5, pp- 921-927.

味辛，苦，性寒，归心，肝，胆，经。	Sabor pungente, amargo, frío. Entra en los meridianos del corazón, el hígado, la vesícula
活血	Promueve la circulación sanguínea
止痛	Detiene el dolor
行气	Circula la energía
解郁	Dispersa la energía estancada
凉血，清心	Refresca la sangre y el corazón
利胆退黄	Regula la vesícula, revierte ictericia
气滞血瘀的胸腹胁肋胀痛	Distensión y dolor en pecho, hipocondrio y flancos
湿温病，痰浊，清窍，蒙蔽，神志不清	Para enfermedad febril, confusión mental debido a flema turbia, llenura en el epigastrio, inconsciencia, epilepsia y manía debido a confusión mental flemática
热病神昏，癫痫，痰闭	Enfermedad caliente, espíritu débil, epilepsia, flema estancada al interior
痰浊蒙蔽心窍。	Flema turbia obstruye, ofusca y embrutece los orificios del corazón
热陷心包之神昏	Calor desciende a la envoltura del corazón y el espíritu se nubla
吐血，到经，尿血，血淋。	Epistaxis, endometriosis, sangre en orina, hematuria, estranguria (micción dolorosa)
肝胆湿热黄疸，胆石症。	Flema caliente en hígado y vesícula ictericia, cálculo vesicular

Propiedades de la cúrcuma según la medicina ayurvédica

En ayurveda, se considera que la cúrcuma o haridra es un antibiótico natural, que mejora la digestión y es benéfico para la flora intestinal[18]. Promueve la formación del tejido corporal y ayuda a digerir las proteínas, haciéndola ideal para personas crónicamente enfermas. Se emplea en preparaciones culinarias, porque se piensa que reduce la formación de ama (toxinas), en las comidas al cocinarse y en el intestino al digerirse. Es benéfica para el hígado y lo ayuda a producir y evacuar la bilis, evitando la flatulencia. Por esta razón, las menestras deben ser cocinadas con un poco de palillo. El palillo desinflama el colon y elimina sus toxinas, sin dañar la flora intestinal benéfica. Puede ser consumido a diario para mantener una digestión saludable. Además, tiene un extendido uso en articulaciones inflamadas, enfermedades hepáticas, desbalances gastrointestinales, es un poderoso antiséptico del tracto intestinal, disminuye el colesterol y se usa en terapias de belleza para la

---

18 Sharma, O. P. (1976). «Antioxidant activity of curcumin and related compounds», en: Biochemical Pharmacology, vol. 25, nro. 1, pp. 811-825.

piel. Otra aplicación importante de la cúrcuma es su uso en urticaria y otros problemas cutáneos.

Es un purificador de la sangre, efectivo para limpiar los chakras (nadi-sodhaná), purificando los canales del cuerpo sutil. El palillo o cúrcuma imparte la energía de la divina Madre y da pureza. Fortalece los ligamentos y es ideal para aumentar la elasticidad en la práctica de asanas en hatha yoga.

- Propiedades
    - **Digestiva.** Incrementa el fuego digestivo y la secreción de jugo gástrico.
    - **Carminativa.** Disminuye los gases y mejora la digestión.
    - **Alterativa.** Depura la sangre y disminuye las infecciones y fiebres.
    - **Vulnerario.** Que cura heridas, benéfico para la piel, sanador de lesiones. Antibacteriano y antiséptico, previene infecciones.
    - **Antiinflamatoria.** Usado en artritis.
    - **Rakta stambaka.** Incrementa la sangre, elimina el estancamiento y dolor.
    - **Dosha.** Disminuye kapha y solo aumenta vata y pitta si se consume en exceso.
    - **Rasa: sabor.** Amargo, astringente, pungente.
    - **Virya: potencia.** Caliente
    - **Vipaka: efecto posdigestivo.** Pungente.
    - **Prabhava: potencia especial.** Vishagna, elimina toxinas y venenos del cuerpo.

- Indicaciones
    Indigestión, mala circulación, tos, amenorrea, faringitis, enfermedades de la piel, diabetes, artritis, anemia, heridas, moretones, diarrea de viajero, hemorroides, ictericia, asma, enfermedades urinarias, cólicos, erisipelas, cálculos, envenenamiento, manchas en la cara, urticaria, entre otras aplicaciones.

    Externamente, se utiliza en torceduras, estiramientos, articulaciones inflamadas, moretones o picazón, en forma de emplastos, fomentaciones, cataplasmas, etcétera.

Nota importante: Se debe prestar atención a la calidad de la cúrcuma o palillo. El palillo usado comercialmente puede no contener todas las cualidades medicinales, debido a su almacenamiento, secado, procesamiento y algunos aditivos que son añadidos. Para obtener el máximo beneficio de las propiedades de la cúrcuma, se debe emplear una de pureza medicinal, preferiblemente secado y procesado de acuerdo con los métodos recomendados por la farmacopea ayurvédica, que asegure que el polvo resultante posea todas las propiedades de la planta entera. Muchas personas opinan que el palillo les cae pesado para el hígado, aunque en realidad es un hepatoprotector. Lo que sucede es que la comida excesivamente condimentada es difícil de digerir y sobrecarga al hígado. Además, muchas veces el palillo es mezclado con polvo de ají panca, glutamato monosódico y otros ingredientes irritantes.

Seguridad

No se han reportado efectos adversos en humanos tras la ingestión de altas dosis de cúrcuma o extracto de pura curcumina. En estudios, el consumo de hasta doce gramos diarios de curcumina fue encontrado seguro[19]. En embarazo y lactancia, no hay evidencia de que el consumo diario de palillo como especia afecte negativamente. Sin embargo, la seguridad de los suplementos de curcumina en el embarazo no ha sido establecida.

Interacciones con otros medicamentos

La cúrcuma tiene propiedades anticoagulantes y antiplaquetarias, y debe ser consumida con cuidado en pacientes que estén tomando medicaciones anticoagulantes o antiplaquetarias, ya que podría incrementar el riesgo de sangrado. Aunque esta potencial interacción no ha sido documentada, el palillo podría potenciar los efectos de la warfarina, enoxaparina, heparina, clopidogrel, aspirina y otros medicamentos anticoagulantes o antiplaquetarios.

La cúrcuma y la terapia hidrocolónica

El palillo posee propiedades de gran utilidad para el colon y la limpieza hidrocolónica; no es solo antiséptico, desinflamante: también mejora la flora intestinal y absorbe las hemorragias e inflamaciones de venas hemorroidales.

En la preparación para la terapia hidrocolónica se pueden tomar algunas plantas depuradoras del hígado como agracejo o cúrcuma, que van limpiándolo y facilitando la expulsión de la bilis. También se recomienda tomar laxativos grasosos, como la linaza o el ajonjolí. Una noche antes de la aplicación hidrocolónica, al paciente se le recomienda tomar media taza de aceite de oliva, seguida de agua tibia con limón. El aceite de oliva es un potente colagogo y en una amplia dosis causa una gran producción de bilis, dilata y lubrica las vías biliares, liberando un importante flujo de bilis y a veces cálculos biliares hacia el intestino delgado. A la mañana siguiente, la bilis y los cálculos, de haber alguno, son eliminados con la aplicación hidrocolónica. La cúrcuma incrementa la expulsión de bilis en un 100 por ciento. Además, aumenta la solubilidad de la bilis, lo cual ayuda a disolver cálculos biliares. Tomar cúrcuma por una semana antes de la terapia hidrocolónica se considera benéfico para proteger la flora intestinal, desinflama los capilares en los intestinos, desinflama los hemorroides y es también un fuerte antiséptico de los intestinos; regula el pH intestinal, previniendo cualquier infección. Asimismo, limpia la sangre, disuelve la bilis y los cálculos biliares, facilitando así la acción del aceite de oliva y potenciando la terapia hidrocolónica en su totalidad.

En ayurveda a la cúrcuma se le atribuye la potencia especial o *prabbava de vishagna,* que significa eliminador de toxinas. El palillo es un poderoso depurador de la sangre y de ama (residuos metabólicos) en los intestinos, hígado y sangre. En algunos pacientes, la acumulación de toxinas es tal que pueden producirse mareos o náuseas al tomar el aceite de oliva o durante la aplicación hidrocolónica, debido

---

19 Lao, Christopher D. y otros (2006). «Dose escalation of a curcuminoid formulation», en: BMC Complementary and Alternative Medicine, nro. 6, p. 10.

a que ambos procedimientos remueven las toxinas del hígado y los intestinos, respectivamente. Para evitar o disminuir estos efectos no deseados, es necesario depurar gentilmente la sangre y el hígado en particular, antes de empezar con la limpieza colònica. Esto se puede hacer mediante un periodo de preparación que incluya hierbas depuradoras, alimentación adecuada y días de ayuno o monodietas.

- **Dosis de cúrcuma como depurador hepático e intestinal**
  Se pueden tomar de cinco a diez gramos diarios en dosis divididas, o cuatro a ocho cápsulas tres veces al día con las comidas (doce a veinticuatro cápsulas diarias).
- **Dosis de cúrcuma en terapia hidrocolónica**
  Como preparación para la terapia hidrocolónica, tomar una semana previa a la aplicación hidroterápica y durante los días que dure la terapia. La cúrcuma puede consumirse indefinidamente en dosis de mantenimiento de dos a cuatro gramos diarios, o de cuatro a ocho cápsulas al día.

Ganoderma (Ganoderma lucidum, lingzhi) Hongo espiritual

POR ANDRÉS HUMBSER, MÉDICO AYURVÉDICO DE AVANTARI

Propiedades del lingzhi de acuerdo con la farmacología china
— Nombre literal: hongo espiritual.
— Nombre chino alternativo: mu lingzhi, zi lingzhi.
— Texto original: shen nong ben caojing (clásico de materia médica del Granjero Divino, siglo segundo).
— Sabor: dulce, neutral.
— Canales en los que entra: corazón, hígado, pulmón.

Acciones terapéuticas según la medicina china
1. **Nutre el corazón y calma el shen (espíritu)**
   Shen inquieto. El lingzhi nutre el corazón y fortalece el qi y la sangre para tratar deficiencias de corazón y el bazo, que se manifiestan como insomnio, fatiga, poca memoria, falta de atención y escaso apetito.
2. **Detiene la tos y arresta los sibilantes**
   Tos y asma. El ling zhi disipa la flema, detiene la tos y arresta los sibilantes. Los síntomas incluyen tos producida por frío, tos con abundante esputo, respiración acelerada, asma crónica y dificultad para dormir debido a la disnea.
   Para el asma y la tos, se recomienda añadir kion seco [ganjiang).
3. **Tonifica el qi y nutre la sangre**
   Deficiencias de qi y sangre, digestión débil. El lingzhi ha sido utilizado tradicionalmente para fortalecer el cuerpo y tonificar el qi. Trata deficiencias de qi y la sangre con digestión débil, poco apetito, falta de atención, heces sueltas, fatiga, mareos, dolor en la espalda baja. En caso de deficiencia de qi y sangre, usar ling zhi solo. Dosis: de 3 a 15 gramos en decocción, 1,5 a 3 gramos en polvo. Composición química: ácido ganodérico, ácido

lucidénico, ácido ganoderma, ácido oleico y ganodosterona.

Efectos farmacológicos

- Antineoplásico. El ganoderma ha mostrado tener actividad antineoplásica, debido a sus propiedades para elevar el sistema inmune. El efecto especifico de ling zhi incluye un incremento en los monocitos, macrófagos y linfocitos T. Adicionalmente, también hay un incremento en la producción de citoquina, interleucina, factor tumor-necrosis e interferón.
- Cardiovascular. Incrementa la contractibilidad cardiaca, disminuye la presión sanguínea e incrementa la resistencia a la hipoxia en el músculo cardiaco.
- Antibiótico. El lingzhi tiene un amplio efecto de actividad antibacteriana, inhibe el crecimiento de Escherichia coli, B. dysenteriae, pseudomonas, neumococos (tipo A), estafilococos y otros.
- Otros. El ling zhi ejerce efectos hepatoprotectores, antidiabéticos, antitusivos, expectorantes, sedativos y antiasmáticos.

Investigaciones y estudios clínicos

- **Neurastenia.** La administración de *ling zhi* (3 gramos tres veces por día durante diez a sesenta) mostró de 83,5 a 86,5 por ciento de efectividad al tratar a 225 pacientes con neurastenia. Los efectos terapéuticos del *ling zhi* incluyeron sedación, hipnosis, regulación del sistema nervioso y mejoramiento del sistema inmunológico.
- **Hiperlipidemia.** En un estudio, ciento veinte pacientes con niveles de colesterol elevado fueron tratados con 4 a 6 mi de jarabe de *ling zhi* dos a tres veces por día durante uno a tres meses, con un 86 por ciento de rango de efectividad.
- **Leucopenia.** Administración de *Ganoderma japonicum* fue asociado con un incremento en la cuenta de leucocitos en 72,5 por ciento de 175 pacientes con leucopenia.
- **Enfermedad hepática crónica.** En un estudio, 367 pacientes con enfermedad hepática crónica, como hepatitis crónica, hepatitis infectiva crónica y cirrosis hepática, fueron tratados con extracto de *ling zhi* como té, con buenos resultados. La mayoría de pacientes reportaron mejoría sintomática subjetiva. En adición, el estudio reportó reducción de las enzimas hepáticas en 67,7 por ciento de los pacientes.
- **Desórdenes dermatológicos.** La administración concurrente de *ling zhi* vía inyección intramuscular y tabletas orales tuvo el 79,1 por ciento de efectividad en 173 pacientes con escleroderma, 95 por ciento en 49 pacientes con dermatomiosis, 90 por ciento en 84 pacientes con lupus eritematoso y 78,88 por ciento en 232 pacientes con alopecia areata.
- **Congelación.** De acuerdo con un reporte, 428 pacientes con congelación fueron tratados con *ling zhi* tópicamente, con 89,5 por ciento de efectividad después de tres a cuatro días.

Comentario

El *ling zhi* se ha usado recientemente para tratar angina de pecho, hepatitis, colesterol elevado, hipertensión y leucopenia.

Lingzhi, el hongo de la inmortalidad

El *Ganoderma lucidum* es venerado de manera especial en Asia. En la medicina tradicional china, se ha utilizado como planta curativa durante más de cuatro mil años. Es por ello uno de los hongos más antiguos usados en medicina.

La palabra *ling zhi* significa en chino 'hongo espiritual' o también 'hongo de la inmortalidad'. Debido a sus beneficios a la salud y a la ausencia de efectos laterales, posee una reputación como una excelente sustancia medicinal. El *lingzhi* ha sido añadido en el Compendio Terapéutico y Farmacopea Herbolaria Americana.

El ganoderma posee actividades antitumorales, inmunomoduladoras e inmunoterapéuticas, de acuerdo con algunos estudios en compuestos polisacáridos, terpenos y otros aislados del cuerpo del hongo. Los mecanismos antitumorales del *ling zhi* continúan bajo investigación, pero probablemente se deban a una combinación de diferentes factores: inhibición de angiogénesis (formación de arterias que nutren al tumor); inducir y aumentar la destrucción natural y espontánea (apoptosis) de las células tumorales. También se ha sugerido que el *ling zhi* bloquea y detiene la migración de células cancerígenas, retrasando la presencia de metástasis.

Se le considera un adaptogénico, antialergénico y antihipertensivo, debido a la presencia de triterpenos. Además de estas propiedades, se ha encontrado que el *lingzhi* es antiinflamatorio, antiviral, antiparasitario, antimicótico, antidiabético, antihipotensivo y hepatoprotector. También se ha encontrado que inhibe la agregación plaquetaria, y disminuye la presión sanguínea, el colesterol y el azúcar en la sangre.

Debido a estas propiedades, el *lingzhi* es considerado un estabilizador de la presión sanguínea, antioxidante, analgésico, tónico de nervios y ríñones. Se usa para la prevención de bronquitis y en el tratamiento cardiovascular, de triglicéridos elevados, HTA, hepatitis, alergias, como soporte en quimioterapia y en terapias para contra el sida; incluso para fatiga y mal de altura.

El extracto de ganoderma se usa para reducir o eliminar los efectos laterales del radio y las quimioterapias. Se ha encontrado clínicamente que, cuando se usa antes, durante y después del tratamiento, reduce los efectos de pérdida de cabello, náuseas, vómitos, estomatitis, irritación de garganta, pérdida de apetito e insomnio.

Preparación

Debido a que los hongos contienen quitina, que encierran a los compuestos medicinales, las preparaciones del *lingzhi* pueden no ser efectivas, a menos que haya una extracción prolongada en agua caliente. Tinturas del hongo en etanol o cápsulas del polvo de la planta son esencialmente inertes y pueden ser la razón de ciertas inconsistencias en los resultados de las investigaciones. Adicionalmente, los hongos, de acuerdo con la tradición, incorporan o transforman los constituyentes de los propios árboles que los albergan. Fracciones de las setas cultivadas en aserrín u otro sustrato pueden diferir apreciablemente del hongo completo.

El *lingzhi* es preparado tradicionalmente en decocción en agua. Rebanado delgado o pulverizado, se añade a una olla con agua hirviendo. Luego, se deja reposar con la olla tapada durante dos horas. El líquido que resulta es de sabor amargo. El *ling zhi* rojo es más amargo que el negro. El proceso puede ser repetido. Alternativamente, se puede usar como un ingrediente en una formulación herbolaria, o hacer un extracto líquido, en cápsula o en polvo. También se puede añadir el hongo trozado en sopas y otras preparaciones culinarias.

Posibles efectos laterales

De acuerdo con la literatura clásica, el *ling zhi* es clasificado como una hierba superior. Las hierbas superiores no son tóxicas y pueden ser consumidas en grandes cantidades y durante un largo periodo, sin efectos laterales.

Después de dos mil años, aún no hay efectos laterales reportados en la literatura y estudios clínicos. Sin embargo, durante el periodo inicial del consumo, individuos muy sensitivos pueden experimentar síntomas de detoxificación, como malestar digestivo leve, mareos o erupciones en la piel. Esto se traduce como la excreción de las materias tóxicas acumuladas y como una activación del metabolismo del cuerpo. Estos son síntomas de recuperación e indican que *ling zhi* está funcionando bien. Los síntomas de detoxificación desaparecen usualmente en unos días del uso continuo del hongo.

Más aún, la Farmacopea Herbolaria Americana publicó una monografía del hongo *lingzhi* que lo clasificó como «clase 1»: hierbas que pueden ser consumidas con seguridad cuando son usadas apropiadamente, según los estudios de McGuffin de 1997. No se han reportado efectos laterales en la literatura clínica. Observaciones clínicas reportan ocasional malestar digestivo leve y erupciones en la piel. Estos efectos laterales son de corta duración. Tomar una fuente de vitamina C ayuda a reducirlos.

Ganoderma (*lingzhi*), según la farmacología occidental

— *Nombre común: ganoderma,* reishi, ling chib, ling zhi.
— Nombre científico o latino: *Ganoderma lucidum.*
— Hábitat: las setas de *lingzhi* crecen silvestres sobre troncos en descomposición y tocones de árboles en las provincias costeras de China.

Propiedades y usos

— Antihistamínico, por la acción de los ácidos ganodéricos y oleico.
— Se ha descrito un efecto antiagregante plaquetario y relajante muscular.
— Indicado en cuadros hepáticos agudos y crónicos, cirrosis hepática.
— Coadyuvante en la prevención y tratamiento de procesos oncológicos.
— Hipertensión arterial, hiperlipidemias, arterioesclerosis, prevención de tromboembolismos.
— Coadyuvante en el tratamiento de la diabetes.
— Tratamiento de fondo de procesos alérgicos.
— Inflamaciones osteoarticulares, mialgias, contracturas musculares.
— También se ha comprobado experimentalmente su efectividad como coadyuvante en el tratamiento de las inmunodeficiencias inducidas por abuso de opiáceos.

Inicialmente, se puede producir una descompensación en los niveles de glucosa, que se suele normalizar al cabo de unas semanas.

En casos de diabetes, se deberá controlar la glucemia para ajustar, por parte del personal médico y, si es necesario, las dosis de insulina o de los antidiabéticos orales.

Cuando se prescriba a pacientes con dispepsias hipersecretoras o hiposecretoras, se recomienda su administración posprandial, asociada a tisanas demulcentes (por ejemplo, malvavisco, malva o manzanilla).

Camu camu

POR EDWIN CASTILLO, MÉDICO NEFRÓLOGO DE AVANTARI

El oxígeno es una molécula de vida, pues al ser una molécula oxidante interviene en la conversión de nutrientes en energía, por lo que en condiciones normales es metabolizado en los procesos celulares. Sin embargo, en este proceso se pueden generar intermediarios reactivos o radicales libres, que, si bien viven microsegundos en su ambiente, tienen la capacidad de reaccionar con todo lo que esté a su alrededor. Estos radicales libres, al ser átomos que poseen un electrón desaparecido en su estructura, tratarán de captar un electrón para alcanzar su estabilidad, por lo que en este proceso pueden dañar a moléculas biológicas, como proteínas, lípidos y ácidos nucleicos que intervienen en la estructura vital de nuestro organismo. Es en este contexto donde surge la importancia de alimentos con alto poder antioxidante.

El proceso de estrés oxidativo lleva a la producción de especies reactivas de oxígeno, en donde se incluyen a los radicales libres. Esta producción puede ocurrir en condiciones normales o fisiológicas en un porcentaje no mayor del 5 por ciento, que es regulado por el nivel antioxidante de nuestro organismo.

Uno de los tejidos de nuestro organismo que es dañado producto de este estado pro oxidante es el endotelio, que es una estructura que reviste todos los vasos sanguíneos y que, por las funciones trascendentales que posee, es considerado como un órgano, el más grande del organismo. Cuando este órgano, el endotelio, se vuelve disfuncionante, se constituye en el nexo inicial de diferentes enfermedades, como la arterioesclerosis, la insulinoresistencia, la diabetes o la hipertensión arterial. En estas enfermedades y en otras como el cáncer, existe un medio oxidante en donde la capacidad antioxidante de nuestro organismo no logra alcanzar dicho equilibrio.

El camu camu (.*Myrciaria dubiá)* es un arbusto nativo de la Amazonia peruana, que crece en forma silvestre en los suelos aluviales que son inundados durante la época de lluvias. Posee un altísimo contenido de vitamina C, que oscila entre 1,800 y 2,780 mg/100 g de pulpa de camu camu. Comparada con la naranja, el camu camu proporciona treintaveces más vitamina C, diez veces más hierro, tres veces más niacina, dos veces más riboflavina y 50 por ciento más fósforo.

Contenido de vitamina C (mg/100 g) en la pulpa de frutas seleccionadas

Fruta	Ácido ascórbico
Piña	20
Maracuyá	22
Fresa	42
Limón	44
Guayaba	60
Naranja	92
Casho	108
Acerola (total)	1,300
Camu camu	2,780

Composición química de 100 gramos de pulpa de camu camu

Componente	Unidad	Valor
Agua	g	94,4
Valor energético	cal	17,0
Proteínas	g	0,5
Carbohidratos	g	4,7
Fibra	g	0,6
Ceniza	g	0,2
Calcio	mg	27,0
Fosfato	mg	17,0
Fierro	mg	0,5
Tiamina	mg	0,01
Riboflavina	mg	0,04
Niacina	mg	0,062
Ácido ascórbico reducido	mg	2,780
Ácido ascórbico	mg	2,994

Fuente: Tratado de Cooperación Amazónica.

Considerando que la naturaleza ha dotado al camu camu como el alimento de más alto contenido de vitamina C, es importante considerar la relevancia que tiene esto en la salud, además del conocido efecto antioxidante. Evolutivamente, la capacidad de sintetizar ácido ascórbico apareció en los vertebrados terrestres durante el término de la era Paleozoica, como una respuesta del aumento dramático del oxígeno atmosférico. Esta crisis tóxica e inusual llevó a la extinción en masa de los organismos en el periodo Pérmico. Solo aquellos tetrápodos que desarrollaron un sistema antioxidante sobrevivieron. Es ahí donde emerge una enzima, la gulonolactona oxidasa, que es la encargada de sintetizar la vitamina C. Esta vitamina es sintetizada por todos los animales, excepto en el hombre, en monos, en algunas especies de cerdos y varias especies de aves. El hombre perdió la capacidad de producir esta enzima por un cambio genético en los primates, por razones no bien esclarecidas. La vitamina C posee también un desempeño en el cerebro. Cuando la forma biológica de ácido dehidroascórbico atraviesa la barrera hematoencefálica[20] a través de los receptores GLUT 1 a nivel cerebral, ocurre una conversión con el subsiguiente aumento de la concentración de ácido ascòrbico a nivel neuronal. Se ha estudiado en animales de experimentación, en quienes se indujo un infarto cerebral, que luego de la administración endovenosa de DHA existe una rápida penetración a nivel cerebral con posterior conversión a ácido ascòrbico, lo cual brinda propiedades neuroprotectoras, como el reducir el volumen del infarto. Actualmente, el RDA (siglas de *recommended dietary allowance*) o dosis recomendada de vitamina C es de 90 miligramos diarios en hombres adultos y 75 miligramos diarios en mujeres adultas[21]. Establecer el RDA de una vitamina requiere tener conocimiento de varios elementos. Por ejemplo, determinar la concentración de dicha vitamina en el plasma y los tejidos en relación con diferentes dosis, conocer la biodisponibilidad[22], absorción, establecer la excreción urinaria de la misma —lo cual se relaciona con el nivel en el que en el plasma empieza a saturarse de la sustancia— y su potencial toxicidad. Cuando se establecieron las recomendaciones de dosis de la vitamina C en 1943, se describió que una dosis de 60 miligramos era el doble de la dosis necesaria para prevenir el escorbuto y que además era el umbral en el que se empezaba a excretar vitamina C por orina. Ahora se conoce por estudios de farmacocinética[24] que dicha apreciación era inadecuada. Se ha demostrado que existe una biodisponibilidad al 100 por ciento desde que la dosis alcanza los 200 miligramos y ocurre una completa saturación en el plasma cuando la dosis alcanza los 1.000 miligramos diarios. Asimismo, se ha encontrado una baja incidencia de excreción urinaria cuando las dosis llegan a los 100 miligramos. A la luz de estos hallazgos, el RDA se incrementó en 2000 a 90 miligramos al día. Sin embargo, esto aún dista de una recomendación de 200 miligramos al día, basada en la farmacocinética.

Es importante remarcar, como sugirió un investigador, que no se trata de establecer cuál es la dosis minima (MDA, por las siglas de *mínimum dietary allowancé*) para evitar las consecuencias de la ausencia de vitamina C, sino de conocer la dosis óptima, que además varía según la condición del paciente. Se han descrito también los beneficios de una mayor dosis de vitamina C. En el sistema inmune se ha expli-

---

20 Barrera hematoencefálica: membrana que separa el tejido cerebral de los vasos sanguíneos, cuya función evita el paso de un gran número de componentes de la sangre hacia el cerebro.

21 Perkins, Sarah y otros (2002). «Chemopreventive efficacy and pharmacokinetics of curcumin in the min/+ mouse, a model of familial adenomatous polyposis», en: Cancer Epidemiology Biomarkers & Prevention, vol. 11, nro. 6, pp. 535-540.

22 Biodisponibilidad: representa la concentración de una droga que alcanza en el plasma en el que ejerce un determinado efecto.

23 Farmacocinética: se encarga del estudio de absorción, distribución, biotransformación y excreción de las drogas.

cado que los leucocitos almacenan grandes cantidades de vitamina C durante episodios infecciosos, incluso cuando los niveles en sangre son bajos, pudiendo alcanzar concentraciones hasta cien veces mayores. De igual modo, puede también favorecer el movimiento de neutrófilos y monocitos, intervenir en la proliferación de linfocitos y en el grado de actividad de células *natural killer* que intervienen en la defensa inmune. Por lo tanto, puede optimizar la función del sistema inmunológico.

Otros beneficios derivados del uso de mayores dosis de vitamina C se aplican en el manejo integral del cáncer. Altas dosis de vitamina C se introducen por vía endovenosa, cuyas concentraciones en la sangre pueden alcanzar hasta 21.000 uM/L con una dosis de 60 gramos diarios. Esta concentración difiere de la alcanzada por vía oral con dosis máxima tolerada de 3 gramos diarios, la cual no excede los 220 uM/L por el límite de la absorción intestinal. Esta diferencia de hasta noventa y cinco veces de la concentración en la sangre se traduce en un efecto pro oxidante, caracterizado por la formación de peróxido de hidrógeno, que es una molécula altamente oxidante, que selectivamente afecta a células tumorales y no a células normales. Además, la presencia del peróxido de hidrógeno a nivel de los tumores, pero no en la sangre, se debería a la capacidad antioxidante que existe en la sangre relacionada con moléculas como el glutatión o la catalasa que se encuentran en los glóbulos rojos, pero no en los tumores, y que tienen alto poder antioxidante. Además, está reportado que esta terapia se asocia a una menor presencia de síntomas como fatiga, disminución del apetito, insomnio, que se observa en los pacientes con cáncer. Esta vitamina, entonces, puede mostrar un efecto pro oxidante a altas dosis en el cáncer, si bien conlleva también un efecto antioxidante en el resto de organismo.

Uno de estos efectos antioxidantes se refleja en los vasos sanguíneos. La vasodilatación es una de las propiedades que deriva del endotelio sano. En casos de arterioesclerosis, infarto e hipertensión en los que está inmersa una disfunción endotelial, existiría un impedimento de una adecuada vasodilatación. Varios estudios han reportado el efecto que posee la administración de altas dosis de vitamina C sobre la vasodilatacion.

Lejos nos encontramos de la recomendación de hace muchos años de 60 miligramos diarios de vitamina C por su efecto antiescorbuto, que además no se relacionaba con el efecto antioxidante y solo subestimaba la verdadera importancia de todas sus propiedades. Es importante reconocer el valor que puede derivar del consumo de alimentos con estas propiedades como el camu camu.

Sin embargo, la virtud del camu camu va más allá de la generosa cantidad que la naturaleza le ha dado de vitamina C y de flavonol glicósidos, pues además posee una gran cantidad de antocianinas que contribuyen con su capacidad antioxidante, que incluso se ha demostrado sobre otros alimentos.

En pacientes fumadores, considerando su estado de estrés oxidativo acelerado conocido, se realizó un estudio en el cual se separó a dos grupos; a uno de ellos se le administró una cantidad de camu camu cuyo contenido era de 1,050 miligramos de vitamina C, y al otro grupo, 1,050 miligramos de vitamina C en tabletas. Se concluyó que el grupo que recibió camu camu poseía una propiedad antioxidante y antiinflamatoria, a diferencia del grupo que solamente recibió vitamina. Caemos en cuenta entonces que, si bien conocemos los ingentes beneficios que proporciona la vitamina C para la salud, consumir productos alimenticios como el camu camu, con los componentes que posee, como antocianinas y carotenoides, permiten alcanzar un mayor beneficio.

En Estados Unidos, el 25 por ciento de hombres y mujeres consumen menos de 60 miligramos diarios de vitamina C y el 10 por ciento de adultos consume menos del 10 por ciento. Lo cual se traduce en que, además de no consumir suplementos, existe una ausencia de consumo de fuentes orgánicas ricas en vitamina C, como frutas cítricas, tomate, papa y verduras como coliflor, brócoli, repollo o espinaca. Con un consumo de cinco piezas de frutas y vegetales, se proporciona una concentración de más de 200 miligramos diarios de vitamina C. La dosis requerida puede variar según las necesidades o *turn over* de esta vitamina en nuestro organismo, que varía en personas que fuman, en el embarazo o en el estrés físico. El camu camu proporciona la mayor de las dosis de vitamina C que existe en la naturaleza y se correlaciona con su poder antioxidante. Por lo tanto, tomando en cuenta los hallazgos mencionados, debe considerarse de beneficioso aporte.

Aguaymanto o capulí (*Physalis peruviana*)
Por Edwin Castillo, médico nefrólogo de Avantari.

El aguaymanto, uchuva o capulí es una fruta originaria de América, que crece en regiones tropicales y subtropicales. Es ampliamente utilizada en la medicina tradicional por sus propiedades anticancerígenas, antibacterianas, antipiréticas, diuréticas, inmunomoduladoras y antiinflamatorias. En la medicina tradicional colombiana se ha utilizado el jugo de aguaymanto para tratar el crecimiento anormal de tejido sobre la córnea, denominado *pterigium*. Esta propiedad antifibrótica ha sido demostrada experimentalmente y debidamente reportada en el campo de la oftalmología[24]. Las propiedades terapéuticas del aguaymanto, según estudios fitoquímicos, se las debemos a la presencia de witanólidos, esteroides, alcaloides, glicósidos, flavonoides, saponinas y fenoles. Algunos de estos componentes, además, poseen actividad antioxidante.

Se sabe que la oxidación celular realizada por los radicales libres tiene efectos negativos sobre la salud, siendo implicada en diferentes condiciones, como el envejecimiento, la enfermedad coronaria, ACV, ataques cardiacos, diabetes, reumatismos, desórdenes hepáticos, fallas renales y cáncer. El poder antioxidante del aguaymanto ha sido sometido a prueba en ratones expuestos a hepatotóxicos, como el tetracloruro de carbono, el cual exhibe una conocida propiedad oxidativa, y se ha demostrado su efecto protector. También se conoce el efecto inhibidor que tiene sobre enzimas como la xantina oxidasa, que justamente se encuentra incrementada en fenómenos oxidantes.

Es importante mencionar la gran cantidad de vitamina A y C que posee. Según el *Indian MedicinalPlants. An IllustratedDicdonary,* la composición es: caroteno

5   Franco, Luis A. y otros (2007). «Antiinflammatory activity of extracts and fractions obtained from Physalis peruviana L. calyces», en: Biomédica, vol. 27, nro. 1, pp. 110-115.

(como vitamina A), 2380IU; tiamina, 0,05; riboflavina, 0,02; ácido nicotinico, 0,3; y ácido ascorbico, 49 mg/100 g; materia mineral, 0,8 por ciento; fósforo *phytin,* 18; hierro, 2,0; hierro ionizable, 0,9; sodio, 0,9; potasio, 320; cobre, 0,19; y sulfuro, 43 mg/100 g. El jugo de la fruta contiene considerable cantidad de pectina. El componente ácido principal es el cítrico, pero el màlico y el tartárico están también presentes.

Los fines terapéuticos del aguaymanto continúan en investigación. Veremos su efecto en otras dolencias en las que se ha descrito su utilidad, como la diabetes, para mejorar la tolerancia a la glicemia o el azúcar en sangre, así como su utilidad en algunos tumores como los del colon o el estómago.

Es conocida la actividad antiinflamatoria del aguaymanto, pues se ha demostrado un efecto similar al de los antiinflamatorios convencionales —como la indometacina—, que actúan sobre una enzima conocida como ciclooxigenasa. Esta interviene en forma vital en el proceso inflamatorio. Los extractos de los cálices de la uchuva, que es la envoltura seca que envuelve al fruto, bloquearían en forma similar a esta enzima[25]. Esta propiedad antiinflamatoria se extiende también a otro tipo de células, como los fibroblastos, que en situaciones anormales conducen a la proliferación de tejido anómalo; este es el caso del pterigium, que es un crecimiento anormal de tejido sobre la córnea, para tratar lo cual la medicina tradicional colombiana y la andina del Perú ha utilizado el jugo de aguaymanto.

Sal rosada

Por Andrés Humbser, médico ayurvédico de Avantari

> *«La sal es la base y el sostén de la vida.*
> *La vida comenzó en la salinidad y no se puede librar de ella».*
> Henry Schroeder

La sal común, como su nombre lo sugiere, tiene un extendido uso. Históricamente, fue más que una molécula estable de átomos de sodio y cloro. En el pasado, la sal no solamente era entregada como forma de pago o salario (del griego *salarium:* 'ración de sal'), sino que, además, junto con los átomos de sodio y cloro, se agrupaban muchos otros elementos biológicamente utilizables. El «oro blanco» de los antiguos ha pasado a ser una sustancia refinada en alto grado, en la que también están presentes diversos ingredientes cuestionables, razón por la que es evitada por muchos, debido a las temidas consecuencias de la hipertensión y los daños renales.

Textos antiguos de la cultura griega, romana, egipcia, china e hindú describen los usos terapéuticos y propiedades reconstituyentes de diversos tipos de sales. En general, se le consideraba alcalinizante, restauradora de fuerza física, energía sexual, fatiga muscular, preservadora del calor corporal, digestiva y que incrementa el metabolismo.

25 Wu, Sue-Jing y otros (2005). «Antioxidant activities of Physalis peruviana», en: Biological & Pharmaceutical Bulletin, vol. 28, nro. 6, pp. 963-966.

La sal refinada industrialmente es un compuesto químicamente puro que como tal no existe en la naturaleza. Adicionalmente, se le agregan sales de yodo y otros aditivos muchas veces no mencionados en la etiqueta. Las sustancias químicamente puras tienen una mayor capacidad reactiva, y a la industria, que utiliza el 93 por ciento del cloruro de sodio producido, le interesa esta cualidad para sus plásticos, aceites, conservantes, etcétera. Sin embargo, el organismo no reconoce estas sustancias extremamente refinadas y desencadena una serie de procesos para intentar eliminar esta toxina de alta reactividad.

A diferencia de la sal industrial, refinada, la sal rosada contiene alrededor de 84 minerales junto con el cloruro de sodio. Resulta obvio también pensar que una solución salina que contenga los 84 elementos del plasma marino sea lo más adecuado para mantener el equilibrio del plasma de los organismos vivos. La sal refinada, por su parte, contiene los siguientes aditivos:

- El bicarbonato sódico, que previene que la sal se vuelva púrpura.
- La dextrosa, que evita la oxidación de yodo.
- Hidróxido de aluminio: para evitar el apelmazamiento. Recordemos, antes que el aluminio nos lo impida, que existe una relación documentada entre el aluminio y el mal de Alzheimer.
- Y para terminar con la lista: carbonato cálcico, aluminato de silicio sódico, ferrocianuro de sodio, citrato verde de amoniaco férrico, prusiato amarillo sódico y carbonato de magnesio.

Daños de la sal refinada

- **Retención de líquidos.** Cada gramo de cloruro de sodio utiliza veintitrés veces su peso en agua intracelular. Si consideramos que el consumo diario de sal y sodio excede la capacidad de excreción renal, el resultado será la acumulación de líquidos, en un intento por parte del cuerpo de lidiar con el exceso de sal.
- **Obesidad.** Un segundo mecanismo del cuerpo para neutralizar la sal es capturarla en el tejido graso. El organismo genera nuevas células para encapsular el cloruro de sodio excedente. Lo mismo puede hacer el cuerpo con otras sustancias tóxicas o difíciles de eliminar. La obesidad, de acuerdo con la medicina natural, es el resultado de una toxemia prolongada.
- **Cristalización.** Un tercer destino final para el exceso de sal es la cristalización, junto con otros elementos, en cristales de ácido úrico, arenillas y cálculos.
- **La hipertensión arterial.** Para la medicina convencional, este silencioso mal ataca un 90 por ciento de veces sin causa conocida y se le relaciona con factores genéticos, la edad y el estrés. El hecho es que el corazón bombea más, causando los síntomas de dolor de cabeza, mareos, insomnio, falta de concentración, de aire, palpitaciones y amenaza la arterioesclerosis y el infarto. Si comparamos al sistema circulatorio con un mecanismo hidráulico cerrado, las razones para que la bomba aumente la presión son el incremento en la viscosidad del fluido o la pérdida de fluido. A menos que exista alguna hemorragia, el corazón incrementa la presión del sistema, debido a un cambio en la composición del fluido. Así, de acuerdo con las propieda-

149

des de la densidad natural, una sangre contaminada, grasosa y melosa, con poco aporte nutricional o de oxígeno, es una causa fundamental de la hipertensión arterial.

Por supuesto que la mala calidad de sal y grasas que comemos contribuye con la viscosidad de la sangre. Por otro lado, las dosis correctas de grasas benéficas y sal (rosada o de mar) son indispensables para el funcionamiento adecuado del organismo y para la recuperación de la salud.

La sal rosada de los Andes proviene de residuos de evaporaciones de agua marina ocurridas hace millones de años, que recibieron la energía fotónica del sol, más inmensas fuerzas de presiones de los plegamientos tectónicos. Estos depósitos de sal rosada se encuentran solamente en la cordillera de los Andes y el Himalaya.

La diferencia entre la sal marina y la sal rosada está en su aspecto energético y en la estructura de sus cristales. La sal rosada ha recibido grandes presiones durante millones de años; sus cristales muestran una composición más refinada y se considera que tiene un patrón energético más ordenado. La sal marina se obtiene por evaporación del agua. Si se extrae el agua marina de las costas de ciudades grandes, por consecuencia la sal obtenida no tendrá la máxima pureza. Antiguamente, también se consideró a la sal de roca como la sal de reyes, mientras que la sal de mar era destinada para el pueblo.

Es impráctico y poco individualizado sugerir una dosis universal para el consumo de sal rosada. Lo principal es no abusar, salar justamente las comidas, evitar sal extra en la mesa y disminuir el consumo de sal paulatinamente, sin perder el gusto en las comidas. Entre sus beneficios están los siguientes:

- Aporta ochenta y cuatro oligoelementos biológicamente asimilables por las células.
- Beneficia el balance electroquímico de los fluidos internos y la sangre.
- Ayuda a la digestión y asimilación de nutrientes.
- Purga a los tejidos de material tóxico y adelgaza.
- Estimula al sistema inmunológico.
- Equilibra el pH.
- Evita la putrefacción intestinal.
- Disuelve y elimina sedimentos y arenillas
- Favorece la eliminación de metales pesados como plomo, arsénico, etcétera.
- Ha sido activada por el sol.

Minerales

Hierro	3,3 mg/100 g
Calcio	700 mg/100 g
Sodio	38,4 mg/100 g
Potasio	646 mg/100 g
Magnesio	208 mg/100 g
Cloro	57,1 g/100 g

Certificado de análisis del Japón
(Nippon Shokuhin Analysis Center).

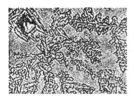
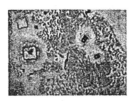
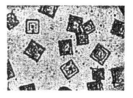

1. Cristal de sal rosada.   2. Cristal de sal marina.   3. Cristal de sal refinada.

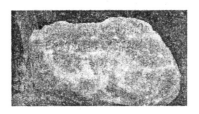

El apio, un alimento androgénico

El apio es una planta muy rica en minerales: destaca en potasio, magnesio, calcio, fósforo y sodio. Debido a su rica concentración en sales, se puede deshidratar y pulverizar para usarse como sal de mesa. Es una planta excepcional para ayudar al riñon y las glándulas adrenales.

Cien gramos de apio fresco contienen:
Potasio   260 miligramos
Sodio   80 miligramos
Calcio   40 miligramos
Fosforo   24 miligramos
Magnesio   11 miligramos

Cien gramos de apio seco contienen:

Sodio	1.435 miligramos
Potasio	4.387 miligramos
Calcio	587 miligramos
Fosforo	405 miligramos
Magnesio	196 miligramos

En la tradición yóguica de la India se usa el apio en extracto para combatir el nerviosismo y como receta primaria para el insomnio. Según Hipócrates, el apio calma los nervios. En Japón, se usa el apio para calmar enfermedades reumáticas. A pesar de ser rica en sodio, tiene un compuesto químico de nombre 3-n-butil phthalide, que es efectivo para bajar la presión arterial. Igualmente, contiene altas concentraciones de un compuesto llamado *apigenina,* un potente vasodilatador, que ayuda a bajar la presión arterial. La apigenina, conjuntamente con el magnesio, el potasio y la apinina del apio, son sustancias que ayudan a combatir la arritmia cardiaca. El apio es un fuerte antioxidante, contiene compuestos que disminuyen el ácido úrico e históricamente ha sido recetado en casos de gota. La mayoría de las personas que consumen apio tan solo ingieren el tallo, pero en realidad es en las hojas verdes donde hay una superior concentración de nutrientes. El apio igual-mente contiene compuestos bloqueadores de los canales de calcio. El espectro de estas tiene la virtud de crear un balance de electrolitos en la sangre, el cual es una labor propia del sistema renal. El apio asiste a la filtración renal y el equilibrio de electrolitos del cuerpo. Por su efecto diurético, ayuda a remover las toxinas del cuerpo.

La androstenona es un compuesto químico presente en el sudor y la orina del hombre y la mujer, la saliva del jabalí y el citoplasma del apio. Entre los compues-tos químicos del apio se ha encontrado al 5 alpha-androst-l6-n-3 alpha-ol, tam-bién conocido como androstenol, una sustancia utilizada en animales para estimu-lar el deseo sexual en el hombre y la mujer. Su composición química es similar a la testosterona y la androstenediona. Quizá el efecto más profundo del apio consiste en ser un alimento que trabaja sobre toda la red renal y adrenal, incluyendo la sexualidad.

La apigenina del apio no solo es un vasodilatador de la sangre. En adición, suprime células tumorales de la próstata y se comporta como un inhibidor de la aromatasa, que son las enzimas que producen estrógenos, las cuales están ligadas al carcinoma de mama y ovario. Adicionalmente, hay estudios que señalan que la apigenina inhibe la conversión de testosterona a estradiol. De igual modo, dentro de la medicina china la apigenina es un renombrado remedio para la gota y otros tipos de enfermedades reumáticas.

La luteolina es un compuesto bioflavonoide presente en el apio, así como en el pimiento, el perejil y la albahaca, que actúa como antioxidante y antitumoral. La luteína ha sido un compuesto investigado por las propiedades antiinflamatorias que ofrece. En particular, es un neuroantiinflamatorio clave para el cerebro, lo cual tiene implicaciones importantes en enfermedades como el Alzheimer y la esclerosis múltiple. La luteolina impide el proceso inflamatorio de las células ner-viosas.

La neuroinflamación es una condición que se manifiesta como somnolencia, pérdida del apetito, impedimentos en la memoria, problemas en el aprendizaje, fiebre y letargo. Las consecuencias de este proceso pueden ser potencialmente fatales, incluyendo la destrucción de células nerviosas.

Las células del tejido nervioso son muy sensibles a LPS, un lipopolisacárido presente en la pared celular de muchas bacterias. De esta manera, los investigadores pueden detonar procesos inflamatorios en el cerebro. Lo que se observa en laboratorio es que aquellas células expuestas a la luteolina tuvieron un 90 por ciento de reducción en la interleukina-6, el cual es un compuesto clave en el camino fisiológico que origina procesos inflamatorios.

El apio contiene una elevada concentración de sodio. El sodio comúnmente se encuentra en exceso en el cuerpo y tiene numerosos efectos negativos: endurece las arterias, anquilosa los tejidos y genera várices. Cuando el sodio es blanco, incluyendo la sal marina, es un producto refinado, son compuestos inorgánicos insolubles privado de nutrientes. El sodio presente en el reino vegetal es orgánico y no deshidrata al cuerpo. El conjunto concentrado de sales presentes en el apio son nutrientes importantísimos para el cuerpo. Quizá la diferencia crítica entre la sal de mesa y la sal de apio es que la primera deshidrata y la segunda es una solución rehidratante.

- **Sal de apio**
  Moler semillas de apio y/o tallo de apio con hojas de apio deshidratadas con sal marina.

Delicioso jugo verde de apio

2 tallos de apio.
1 puñado de espinaca.
1/2 pepino.
2 manzanas medianas.

Maca (*Lepidium meyenii),* un alimento adaptógeno

Cuando los conquistadores españoles observaron que en tierras lejanas sus caballos decaían pusilánimes, que no apareaban, ni cedían descendencia, los nativos del antiguo Perú recomendaron maca. Tan efectiva fue la respuesta que el bulbo se posicionó como una medicina para la fertilidad y la reunión sexual.

Pasando de lado sus históricos atributos sensuales y de estimarse como una raíz benefactora del órgano genital, la maca ha demostrado ser un excelente alimento para la languidez mental, pues fecunda la creatividad del pensador, por lo que es un ingrediente de peso para estudiantes y profesores expuestos a extendida actividad intelectual.

Debido a que se amolda a una similar anatomía de rizoma tuberoso y las propiedades que se les adjudica, a la maca se le compara con el ginseng y en muchos lugares se le conoce como «el ginseng peruano».

Durante el tiempo que residí en China, por el azar llegué a escuchar una interesante revelación sobre el ginseng, que quizá colabore a interpretar las propiedades secretas de la maca. Según el doctor Huang Huang, el ginseng no es precisamente una hierba tónica, pues ese no fue el uso que se le dio en la medicina china antigua. El ginseng es una planta que posibilita restablecer un nuevo orden de salud. Según la medicina china antigua, el ginseng no le hace mayor efecto a una persona sana, pero a una persona convaleciente, ya sea en posoperatorio, después de quimioterapia, tras un fuerte *shock* emocional o después de un accidente, sí le ayuda a volver a la normalidad. La parábola que usan en China para entender al ginseng es la de una habitación en la que todas las ventanas y puertas están abiertas y vapuleadas por corrientes de aire. Una situación en la cual el paciente no puede conservar su salud, ya que toda su energía se disipa y dispersa. Hay que comprender al ginseng como una planta que tiene la capacidad de cerrar las puertas y ventanas. Es decir, más allá de tener propiedades tonificantes, el ginseng permite la conservación de la energía.

Al parecer, la maca y el ginseng procrean un similar fluir químico por la sangre del hombre. El trance parecido de estas medicinas tiene un nombre técnico llamado *adaptógeno*. Los médicos herbolarios son conscientes de que ciertas plantas poseen la propiedad de aumentar la resistencia a la fatiga, el estrés y la ansiedad. Técnicamente, a estas plantas se les conoce como adaptógenos. Antiguamente, se le daba el nombre de tónico, en la India antigua se le decía *rasayana,* y en la China, *bu qi,* tónico de la energía.

El término *adaptógeno* fue creado en 1947 por el científico Nicolai Lazarev, para indicar que el cuerpo con esta sustancia era capaz de «adaptarse» a una circunstancia de estrés, ansiedad o fatiga. Con el adaptógeno el cuerpo es capaz de resistir y afrontar una circunstancia de desafío. Todos los adaptógenos contienen antioxidantes. Un adaptógeno no es equivalente a un antioxidante, pero se le define como una sustancia no tóxica. Asimismo, un adaptógeno aumenta el poder de resistencia ante ofensas químicas, físicas o biológicas. Un adaptógeno normaliza las funciones fisiológicas de la salud, cualquiera que sea su origen, trauma, ansiedad o fatiga.

Ejemplos de adaptógenos	
Poligonum multiflorum	*He shou wu*
Astragalus memebranaceus	*Huang qi*
Asparagus racemosus	Espárrago
Lycium barbarum	*Goji berries,* pasas chinas
Ganoderma lucidum	Ganoderma *ling zhi*
Rhodiola rosea	Rodiola
Panax ginseng	Ginseng
Glycyrrhiza glabra	Regaliz
Lepidium meyenii	Maca

Las hierbas adaptógenas propician un terreno de homeostasis; son capaces de equilibrar las hormonas endocrinas y el sistema inmunológico. Los adaptógenos uniforman y balancean las glándulas endocrinas; aquellas hiperactivas son sosegadas, pero la potencia de las glándulas hipoactivas se ve beneficiada.

Con la observación y experiencia, y algo de inspiración, el hombre ha llegado a la conclusión de que la maca es una raíz para insuflar la libido y la musculatura sexual. Sin embargo, reconocemos que las glándulas sexuales son tejidos delicados, que responden a estímulos de afecto. Los movimientos de las glándulas sexuales rastrean las andanzas del corazón, y ningún alimento, por más afrodisíaco que sea, puede imponerse sobre el comportamiento básico de las glándulas.

Sabemos que una eficiente sexualidad necesita un terreno de condiciones favorables para prosperar, un espacio libre de tensiones emocionales y agitaciones nerviosas. Los pleitos de parejas enfrían el calor de las glándulas; es triste buscar explorar la sexualidad en estado agudo de ansiedad. Las relaciones de pareja necesitan también «adaptarse», normalizar y equilibrar el balance de afectos y sonrisas. Quizá la maca y otras plantas con adaptógenos nos asistan a obtener el equilibrio del sistema nervioso y del sistema endocrino. La ecología del sistema endocrino debe corresponder con otra armonía semejante en el plano de los afectos. Es importante consumir la maca con esta sensibilidad, ya que una tosca y lujuriosa ingesta de maca o ginseng nos deja sin comprender el misterio de las plantas y el amor.

La maca presenta alrededor de 11 por ciento de contenido proteico, se puede hornear, guisar y hacer bebidas fermentadas. Sin embargo, la mejor forma de consumirla es cuando ha sido deshidratada al sol.

Estudios en laboratorio, en escala reducida, han demostrado que los extractos de maca pueden aumentar la libido y mejorar la cantidad y calidad del semen. Sin embargo, son necesarios ensayos más amplios para confirmar estos resultados preliminares. Específicamente, se requieren estudios en hombres con disfunción sexual e infertilidad. Aun cuando hay un aumento sobre la libido, los estudios efectuados hasta ahora no demuestran efecto alguno de la maca en los niveles de las hormonas sexuales. Tampoco se ha presenciado ninguna toxicidad en la planta. Tiene un efecto tiroestimulante en pacientes con deficiencia tiroidea (hipotiroidismo), en especial si deben dejar progresivamente el tratamiento de reemplazo con levotiroxina. La dosis es difícil de establecer por falta de estandarización de los extractos brutos, pero es de unos 600 a 900 miligramos diarios.

También tiene efecto estimulante pancreático, por lo que es beneficiosa en diabéticos no insulinodependientes en diabetes II y en insulinodependientes tipo I.

De los diferentes tipos de maca (roja, negra y amarilla), según estudios previos de los estudiantes de la Universidad Peruana Cayetano Heredia, se ha comprobado que la maca roja tiene un gran poder medicinal como:

1. Antioxidante. La maca roja presenta vitaminas C y E, las cuales son importantes para frenar el envejecimiento.

2. Reduce el tamaño de la próstata. De acuerdo con los estudios de la Universidad Peruana Cayetano Heredia, la maca roja es beneficiosa en casos de hiperplasia prostática benigna y reduce el tamaño del epitelio prostático.

3. Combate la osteoporosis. Al ser fuente de fitoestrógenos y ser rica en minerales, la maca es un tratamiento óptimo para la osteoporosis por deficiencia de estrógenos.

4. Disminuye los niveles de estrés y ansiedad.

Hoja de coca, infusión y difamación

«Yotras hierbas que suelo rumiar
ya te las voy a cantar.
Yo soy como soy».
SILVIO RODRÍGUEZ

Si preguntamos al hombre común, a la gente de la calle, o a un científico objetivo: «¿Qué será más tóxico: una Coca-Cola o un mate de coca?», pocos podrían objetar que hay una unánime respuesta. ¿No es acaso irónico que las instituciones que velan por nuestra salud con alevosía le hagan la vida imposible a la hoja de coca, pero parejamente permitan que la sociedad consuma todo género de comidas peligrosas, gaseosas, salchipapas, grasas hidrogenadas, comidas rápidas, aflatoxinas, edulcorantes y metales pesados, entre otros?

Cedro y Devida desean un país sano, fuerte y libre de la toxicomanía de la hoja de coca, pero me pregunto: ¿Y qué sucede con la ubicuidad de las toxicomanías legales restantes con las que se enferma a la sociedad? Comparemos las heridas sociales que se desprenden del mundo del alcohol y pongámoslas en perspectiva con el uso tradicional de la hoja de coca. ¿Cuáles son los alimentos legítimamente imputables de trastornar y amenazar la salud de nuestra sociedad?

El Perú está entre los tres países con mayor desnutrición en Latinoamérica, pese a que tiene los recursos más pujantes para una óptima alimentación, como la anchoveta, el tarwi, la kiwicha, el camu camu, el sacha inchi, la quinua y, naturalmente, también la hoja de coca.

Alcaloides tóxicos

Se repite que la coca tiene alcaloides tóxicos, pero no se aclara a qué efectos tóxicos exactamente se está aludiendo. Y, mucho menos, en cuáles estudios esto se ha evidenciado. Si bien la hoja de coca contiene 1 por ciento de cocaína, además de otros trece alcaloides, por acción de la saliva y de los jugos gástricos e intestinales la cocaína se degrada en ecgonina y benzoilacgonina. Ambos metabolitos se comportan de una manera singular y su efecto fisiológico es diferente al de la cocaína; son 80 veces más inocuos que el clorhidrato de cocaína. Para que la cocaína actúe como un narcótico, se debe inyectar a la vena o esnifar. El consumo oral de los alcaloides mencionados está asociado más bien a diversos beneficios a la salud, que pueden ser aprovechados por la población en general. El efecto fisiológico de la cocaína no es semejante ni comparable al de la hoja de coca, y todas las investigaciones respecto a la cocaína no son equivalentes al consumo oral de la hoja de coca.

Calcio no asimilable

La coca contiene muchos minerales. Destaca en particular el calcio, con una insuperable concentración de dicho mineral. Para determinar la biodisponibildad del calcio que contiene un alimento, se necesita tener en cuenta los siguientes criterios:

156

- Correcta proporción entre calcio y fósforo.
- Ejercicio.
- Niveles adecuados de acidez estomacal.
- Presencia de ciertos nutrientes: potasio, magnesio, zinc, boro.
- Vitaminas D y K.

Bajo estos criterios, la coca en teoría demuestra ser un buen candidato como rica fuente de calcio. Naturalmente, es necesario hacer las investigaciones correspondientes.Aun cuando se ha expuesto que la hoja de coca tiene una alta concentración de calcio, sin que se conozca fuente que la supere en este mineral (2.097 miligramos de calcio por 100 gramos de hoja de coca), e incluso cuando sabemos que su calcio tiene buena biodisponibilidad para las personas con osteoporosis, quienes se oponen a su consumo argumentan que el calcio de la coca es inservible porque no contiene vitamina D. Veamos las fuentes de la vitamina D (ver tabla en la página 90).

Presencia de oxalatos

El último argumento en contra de la hoja de coca es el de la presencia de oxalatos, que la vuelven tóxica e impiden que se absorba su calcio. Si bien el oxalato inhibe al calcio, no tenemos información sobre el contenido de oxalatos en la hoja de coca. Curiosamente, la espinaca es una verdura con la más alta concentración de oxalatos y nadie ha objetado su consumo; más aún, la sociedad lo promueve y lo tiene como un aureolado nutriente. Tan solo está contraindicado su consumo en casos de cálculos renales por oxalato de calcio. Sin embargo, se asume que la hoja de coca: tiene oxalatos y se le pone la lupa de aumento en toda la prensa.

Más que los oxalatos, son los fitatos, que son compuestos fosfatados, los que inhiben la asimilación de calcio. Los fitatos son la principal forma de almacenar fósforo en los tejidos vegetales; están presentes en muchas verduras verdes y su presencia inhibe la asimilación de calcio en un 20 por ciento como máximo. El alimento con mayor concentración de fitatos, o también llamado *ácido fítico,* es la soya, con un 2,9 por ciento de su peso en seco.

En el caso de que la hoja de coca tuviera una significativa concentración de fitatos, debido a su alto contenido de calcio, aún quedaríamos con el 80 por ciento restante de calcio disponible. El 80 por ciento de 2.097 miligramos de calcio de la coca es 1.677,6 miligramos; todavía con este fuerte descuento aún nadie supera a la coca en concentración de calcio.

Curiosamente, los fitatos para algunos son considerados como fitonutrientes, debido a su efecto antioxidante, que puede prevenir el cáncer de colon y reduce el estrés oxidativo en el tracto intestinal. Muchos investigadores ahora razonan que el contenido de fitatos en la fibra de legumbres y granos es uno de los ingredientes responsables en la prevención del cáncer de colon.

La hoja de coca tiene una altísima concentración de calcio, que nos calma, ayuda a dormir y relaja los músculos. La naturaleza ha equilibrado químicamente a esta planta; en ella hay fuerzas antagónicas que terminan dándonos una aguda y precisa medicina. Nunca dejaremos de aprender sobre esta misteriosa hoja. (Par\u00a0i mayor información sobre la hoja de coca, ver *Anatomía de la hoja de coca,* de Sacha Barrio Healey).

CAPÍTULO 13

PRESCRIPCIONES MEDICINALES ADMIRABLES
¿CÓMO REMEDIAR EL ENVEJECIMIENTO?

En la India, a la elaboración más perfeccionada de elíxires se les llama *rasayanas*. Existen diferentes *rasayanas* que se han formulado para diferentes enfermedades, pero el *chyawanprash* es el *rasayana* que tiene una constatada supremacía. Los *rasayanas* presentan muchas aplicaciones medicinales y comparten el hecho de remediar el envejecimiento. Según los textos clásicos como el *Charaka Samhita*, con el uso del *rasayana* uno obtiene longevidad, memoria, inteligencia, salud, excelencia en la voz, fuerza en el cuerpo y agudeza de los sentidos. Por otro lado, el usuario también obtiene capacidad para eliminar la fatiga, aumenta el placer en el encuentro de hombres y mujeres, incrementa el fuego digestivo y cancela las enfermedades.

Chyawanprash
El legendario tónico para el rejuvenecimiento

Se dice que en los tiempos de la antigua India, el gran sabio Maharishi Chyawan, a la edad de ochenta y cinco años, contrajo matrimonio con una doncella de treinta, una bellísima mujer que soñaba con un hijo. Sin embargo, la diferencia de cincuenta y cinco años admite una desigualdad en la vitalidad de las glándulas de ambos cónyuges. El sabio Chyawan quiso, entonces, emparejar esta diferencia. Con aguda inteligencia e impulsado por fuerzas de ternura y amor, el sabio magistralmente formuló el *chyawanprash,* un tónico glandular afamado en toda la India antigua y moderna.

Muchos lectores habrán pensado ya que el *chyawanprash* es un afrodisíaco, un elíxir como tantos otros que ha creado la imaginación y la mitología humanas. Si bien es cierto que el *chyawanprash* es un tónico glandular y una medicina para rejuvenecer el cuerpo, no se limita a fortalecer las gónadas sexuales. Su espectro de acción abarca todas las glándulas y células del cuerpo e incluye la hipófisis, la glándula pineal, la tiroides, las glándulas suprarrenales y el páncreas. Más aún, la experiencia ha mostrado que el *chyawanprash* ofrece una particular efectividad en niños con baja inmunidad, alergias, resfríos frecuentes y problemas bronquiales. Esta una de las razones de su renombre y amplia difusión en la India moderna.

El *chyawanprash* tiene la singular propiedad de ser un remedio universal. Es una medicina clasificada como *tridosha,* pues puede usarse en las tres constituciones del hombre, *vata, pitta* y *kapha.* Es decir, en personas calurosas, friolentas, hombres o mujeres, gordos y flacos, adultos mayores, adultos o niños. Todo ser humano posee glándulas y sistema inmunológico y puede beneficiarse con esta medicina.

El *chyawanprash* está compuesto de una decocción de amia, una fruta ácida con alta concentración de vitamina C, y más de cuarenta y ocho hierbas medicinales, cristal de azúcar y *ghee*. El resultado es una viscosa mermelada o compota con gusto de especias, conspicuamente condimentada con ceniza de resinas de bambú, cardamomo, pipali y canela.

En su versión andino-amazónica, el *chyawanprash,* con una fidelidad del 95 por ciento, está compuesto por las mismas especies y hierbas medicinales de la fórmula original, pero se ha sustituido el fruto del amia por el camu camu y el aguaymanto. Estas últimas son frutas ácidas similares y, comparativamente, con una superada concentración de vitamina C. Teniendo en cuenta que la vitamina C se pierde al llegar a los 66 grados, hemos resuelto deshidratar la fruta al sol, para así preservar todas las enzimas y vitaminas. La baja temperatura del horno solar no solo permite resguardar los nutrientes, sino que además aviva con fotones las propiedades electromagnéticas de la fruta. En lugar de usar *ghee*, se ha preferido el aceite extravirgen de coco orgánico con el aceite de sacha inchi extravirgen. Se ha sustituido el cristal de azúcar por la miel de abejas. Con estos cambios, unos obligados por la geografía y la disponibilidad de recursos, y otros por el conocimiento científico, estamos seguros de que la sagrada fórmula original no ha sido deshonrada ni atenuada, sino que más bien presenta desarrollos y reformulaciones que la acrecientan y potencian.

Hoy la humanidad busca prolongar su vitalidad con vitaminas y minerales, que en su mayoría son suplementos inertes, electromagnéticamente empobrecidos, minerales fraccionados y removidos del orden natural donde se encuentran insertos. Y en ese estado segmentado y solitario no tienen posibilidad de ofrecer importantes cambios en las funciones celulares. Con el *chyawanprash* tenemos toda la vida de la fruta, sus diligentes enzimas, sus vitaminas concentradas por el sol, con la potencia de un extracto de más de cincuenta hierbas medicinales. Las hierbas de esta medicina tienen una doble función: un grupo aguijonea con alcaloides y fitofármacos a las glándulas del cuerpo para sacarlas del letargo del tiempo, para salir de la somnolencia celular y hormonal, mientras que, por otro lado, hay una cohesión de hierbas diuréticas y depurativas que remueven las toxinas y mucosidades de las células, permitiendo que estas puedan establecer un terreno de óptimas condiciones donde desarrollarse.

Cristóbal Colón se embarcó en tres carabelas a buscar las especies de la India, lo que para sus coterráneos eran peligrosos territorios de ultramar. Con coraje, indagó por la increíble civilización de la India y su paraíso de especies. Es meritorio reconocer la fascinación que estas especies despiertan en el hombre, más aún comprender que estas hierbas presentan ahora un lugar en la vida moderna del nuevo continente y que nosotros microscópicamente podamos embarcarnos a una travesía celular hacia nuestro interior, y así también llegar a semejantes descubrimientos.

Maneras de consumir *chyawanprash*

Se recomienda una cucharada dos veces al día. En niños, la mitad de la dosis. De 12 a 24 gramos diarios. Debido al efecto regenerador y estimulante celular, se sugiere hacer en simultáneo baños diarios de sol de veinte minutos y ejercicios de respiración {pranayamd).

Según los textos clásicos del ayurveda, la manera ideal de tomar chyawanprash es primero limpiar el cuerpo, meditar y hacer preparaciones devocionales. Así se crea una disposición positiva. Use una habitación limpia y de temperatura moderada. Una dieta pura es una ayuda importante para obtener plenamente los beneficios de la medicina.

Rasayana del yogui
El té yogui pungente

El *rasayana* del yogui es considerado el rey de los *rasayanas,* que son elíxires magistrales de la medicina ayurvédica, conformados por hierbas medicinales. Son en conjunto cinco hierbas pungentes y tónicas que se cuecen juntas. El *rasayana* aumenta *ojas* (esencia glandular), nutre todos los tejidos, desintóxica, purifica, aumenta la energía sutil, tonifica los *chacras y marmas* (centros de energía). Incrementa la memoria y tonifica la energía sexual. Además, rejuvenece. Es muy útil para la depresión y el insomnio. Regula todas las constituciones, especialmente a *vata.*

Ingredientes
2 cucharadas de kion (jengibre) con cáscara.
2 cucharadas de canela en corteza.
2 cucharadas de pimienta entera.
2 cucharadas de nuez moscada triturada.
2 cucharadas de clavo de olor.
2 litros y medio de agua.
1 cucharadita de *ghee* (mantequilla clarificada).
Miel de abejas.

Procedimiento
Agregar las dos cucharadas grandes de cada Ingrediente en los dos litros y medio de agua.

Romper el hervor y luego bajar a fuego lento durante dos horas. Añadir agua gradualmente. Al terminar, deben quedar dos litros de agua.

Guardar en la refrigeradora. Calentar diariamente, añadiendo media cucharadita de *ghee,* entibiar y agregar media cucharadita de miel. Tomar medio vaso diario por una semana, antes del mediodía. En la segunda semana tomar medio vasito interdiario. La preparación dura dos semanas.

Brahmastra

(fórmula pungente para combatir resfríos) Tónico calefactor para resfríos, tónico yang para indigestión

Ingredientes

1 litro de agua.
100 gramos de kion rallado.
10 gramos de clavo de olor.
7 pimientas negras.
Hierba buena o menta (un par de ramitas) o 1 cucharada de muña.
Jugo de limón y miel de abejas (para servir).

Procedimiento

Hervir el agua junto con las pimientas, los clavos y la canela. Dejar hervir durante cinco minutos.

Apagar el fuego y agregar el kion rallado y la hierba buena (menta o muña). Dejar reposar tapado durante treinta minutos. Se puede añadir más canela en infusión.

Colar y servir caliente. Agregar el jugo de un limón y una cucharada de miel. Tomarlo abrigado en la cama y evitar corrientes de aire.

CAPÍTULO 14

EL HIGIENISMO Y LA COMBINACIÓN INTELIGENTE DE LOS ALIMENTOS
¿CÓMO COMBINAR LOS ALIMENTOS?

El higienismo es una escuela de salud impulsada por el doctor Herbert Shelton en la década de 1940. Uno de los principios pilares de este sistema radica en la combinación de alimentos. Esta filosofía recientemente ha sido popularizada bajo el título nihilista de «La antidieta». El higienismo enseña que el hombre no necesita curarse con medicinas naturales como la herbolaria o la homeopatía. La solución está en la dieta y el ejercicio, la desintoxicación del organismo, en la calidad de la sangre, y para obtener una sangre de óptima calidad se requiere de ciertas condiciones para una digestión completa.

La nutrición occidental nos dice que el hombre necesita *balancear* la dieta con proteína, leche, fruta, grasas, verduras y carbohidratos. Guiado entonces por un apetito ofuscado, el hombre «balancea» su dieta y al unísono engulle estos «nutrientes». Sin embargo, ha combinado mal los alimentos. Así, la digestión se ve obstaculizada, por lo que se produce un revoltijo de sustancias indigestas, que pasan a fermentarse, dándonos gases fétidos, embotamientos, condiciones que, luego, y sin hacer uso de rigor científico, se diagnostica como colon irritable. Sin embargo, lo más grave sucede en silencio: las sustancias que no han sido metabolizadas completamente pasan al torrente sanguíneo en forma de engrudos a medio digerir, y los alimentos entran al torrente sanguíneo como mucosidades que el cuerpo va acumulando poco a poco.

Las bacterias intestinales se afanan y sostienen con la *masafermentata,* creando una panza distendida y burbujeante, fenómeno sonoro llamado técnicamente *borborygmus.* La barriga emite gases mortíferos; el hedor sulfuroso notifica la presencia de alimento contaminado. Aunque provengan de alimento sano y fresco, químicamente lo hemos descompuesto y corrompido por medio de una imprudente combinación. Los caminos enzimáticos para la masticación química de la proteína y el almidón se han entrecruzado. Debemos tener presente que estos caminos requieren diferentes enzimas digestivas y grados pH para una completa degradación, mientras que, si se combinan en la digestión, se aglutinan en una urdimbre sin orden.

La participación conjunta de azúcar, grasa, proteína, alcohol y leche es suficiente para atollar a cualquier maquinaria, cosa que quizá no suceda de súbito en el intestino, pero con certeza se emponzoña la sangre, y con cuentagotas todos los órganos se taponan, las arterias se obstruyen y la conciencia se aletarga.

En la China antigua también estaban plenamente conscientes de la importancia de la correcta combinación de los alimentos. Comprendieron que cada alimento tiene una propiedad y que algunas sustancias tienen naturalezas opuestas, por las que no se deben combinar.

La ciencia que se encarga de la combinación de alimentos se llama Trofología y su arte puede resumirse de la siguiente manera:

Acido y proteína

Debido a que la proteína requiere un medio ácido para ser digerido, podríamos imaginar que lo ácido asiste la digestión, pero la realidad es que lo ácido inhibe la secreción del ácido clorhídrico y la enzima de la pepsina tan solo puede laborar ante la acción conjunta del ácido clorhídrico y no de otro ácido. Asimismo, vinagretas con excesivo ácido inhiben la digestión de la proteína. Después de un jugo de naranja no es recomendable consumir huevos revueltos.

Proteína y carbohidratos

Esta combinación es muy popular: huevo con tostadas, carne con papas, pollo con arroz, etcétera. Sin embargo, desde el punto de vista estomacal, es una inapropiada combinación; más aún, podríamos decir que la buena combinación de alimentos se centra en separar los carbohidratos de las proteínas, para optimizar la digestión.

La digestión de proteínas requiere de un medio ácido, mientras que la digestión de carbohidratos requiere de un medio alcalino. Al consumir proteínas y carbohidratos en un solo bocado, las enzimas alcalinas de la saliva (amilasa) inician la digestión del carbohidrato. Al ingresar al estómago, este proceso continúa, mientras que la digestión de la proteína se ve inhibida, se obstaculizan las secreciones ácidas del estómago, como el ácido clorhídrico y la pepsina del intestino delgado. De esta manera, se impide que las bacterias del estómago se adhieran a las proteínas, y empieza así la putrefacción, desperdiciando el valor proteico de la proteína y produciendo gases fétidos de la fermentación intestinal.

Azúcar y carbohidratos

A pesar de que ambos son carbohidratos, unos simples y otros complejos, no son compatibles al unirse. El azúcar inhibe la digestión de carbohidratos en el estómago, haciendo que el almidón se fermente.

Los derivados de la fermentación del azúcar son ácidos (por ejemplo, el vinagre), mientras que el carbohidrato requiere de un medio alcalino para digerirse óptimamente.

El pan con grasa, ya sea de mantequilla, *tahini* (pasta de sésamo) o palta es perfectamente compatible. Pero pan con mermelada es incompatible, además de ser poco saludable. Sucede lo mismo con los desayunos de cereales procesados de maíz acaramelados con azúcar.

Buscando el hambre
Un diálogo íntimo con los fenómenos gástricos

Ninguna mente razonable dudará de que los seres humanos tengamos la capacidad de percibir y conocer nuestra hambre, sed, sueño y apetito sexual. Más que manuales de nutrición, necesitamos leer y descifrar el misterio de nuestro propio cuerpo. El abdomen es un pequeño camaleón que nunca deja de cambiar y transformarse,

163

transitando desde un estómago insaciable y voraz, hasta un órgano de consumo distraído, como un polluelo que picotea con descuido.

Como si fuera comida también, la ansiedad parece preferir el estómago como hogar de residencia más que otros órganos del cuerpo. En la barriga confluye la degustación del gusto y el disgusto; no es exagerado decir que las emociones y las comidas son digeridas en un mismo espacio. Asimismo, es raro el día en que nuestro abdomen deje de susurrarnos alguna historia interesante.

Quizá la tragedia más grave de todas es perder la capacidad de reconocer la saciedad, o la capacidad de identificar el hambre real, algo que los bebés y animales conocen a la perfección. El bebé quizá no tiene maestría en cosas técnicas, pero conoce su digestión perfectamente: jamás come sin hambre y solo come hasta el límite preciso de la saciedad. Sin embargo, el adulto no puede reconocer ese umbral con la misma facilidad. Se come por compromiso, porque es la hora de comer, o porque huele sabrosa la comida, o, quizá, porque debido a una agenda saturada sea el único tiempo disponible. Nadie necesita contar calorías, el proceso es más sencillo: es cuestión de sostener un diálogo honesto con las entrañas.

Nosotros no hemos inventado las rutinas del comer. Son prácticas que heredamos sin impugnarlas, con la misma predeterminación con la que heredamos los genes de nuestros padres; andamos conducidos por una fuerza digestiva autónoma. Con ciega complicidad seguimos las convenciones de la sociedad. De hecho, hay también sabiduría de abuelos en este legado, pero con la propagación de la revolución verde de la agricultura, la llegada de la industria alimentaria y la hipnosis de la publicidad, en silencio se ha difundido un nuevo código nutricional. El azúcar, por ejemplo, acaramela la sociedad con impunidad; más aún, forma parte del protocolo social. Así, cuando llegan huéspedes, el protocolo es invitar una bebida gaseosa. Nosotros en miniatura consumimos los productos de la industria alimentaria, pero en realidad es ella quien nos emballena a nosotros.

Con los niños cometemos un error doble: primero los forzamos a comer y, no siendo suficiente haber transgredido la voluntad digestiva del menor, como padres magnánimos y supuestamente amorosos, a modo de premio les damos un postre azucarado. Es decir, no honramos ni la salud ni la inteligencia sómatica del niño. Evidentemente, existe la majadería, pero es importante reconocer la intuición inteligente de los menores.

Jamás debemos forzar a los hijos a comer, así como tampoco darles comidas impuras. Dejando de lado las hambrunas, en la historia de la humanidad sería inconcebible que un hijo de familia haya padecido enfermedad alguna por hambre. En general, el problema es más de malnutrición que de desnutrición. Son contados los casos de niños que hayan padecido de hambre, pero son infinitas las personas que almacenan traumas de la infancia en la barriga, debido a una alimentación forzosa. En la vida adulta estas experiencias emergen como espasmos gástricos, intestinos nerviosos y nudos digestivos.

Conozco el caso de una niña que tuvo que dormir sentada en el comedor toda la noche con el vaso de leche enfrente. Su padre inapelable argumentaba que los huesos necesitan calcio, pero la lengua y el olfato de la niña químicamente saben otras cosas, quizá comprenden que no es propio amamantarse de ubres de otra especie. En todo caso, el hecho de ser padres biológicos de un alma no nos da derecho a doblegar su espíritu, y menos con nuestra ignorancia.

Muchos hogares se dan el trabajo de cocinar doble, para los niños y para los adultos. Además de encarecido y laborioso, esto hace que los paladares del niño nunca maduren, y viven en una metáfora de puré de papa y pollo hilvanado. La comida tiene que ser sana y una sola, y se sirve en la mesa a todos por igual, y cada quien está en su derecho —y hasta podríamos decir necesidad— de comunicarse con su barriga, relacionarse con la comida y tomar decisiones al respecto.

Hasta los siete años, la autoridad de los padres debe ser como la de un rey, da órdenes y no necesita dar explicaciones. Pero de los siete a los catorce, debe ser como un pastor, que con un secreto merodeo guía a su rebaño y lo encamina. Es decir, al infante se le sirve la comida y no es negociable cambiarla, pero no debemos obligarlo a comer. Si no la come ahora, lo hará más tarde o quizá otro día. Imponerse con la comida al niño hará que pierda todo contacto con su interior, con su cuerpo, con la continua transferencia de información que el cuerpo nos faculta. De adulto vivirá con la cabeza y sus procesos biológicos abdominales incomunicados.

Un experimento muy sencillo y revelador se hizo con dos grupos de gatos. Se les dio la misma comida y en la misma cantidad; la variable fue que un grupo se alimentó al lado de una jaula de perros escuchando ladridos de perros. Después de un tiempo se vio que los gatos alimentados con susto no hacían una correcta digestión y desarrollaron enfermedades degenerativas en el tracto digestivo, enfermedades que solo suelen suceder en la especie humana.

Uno de los principales obstáculos para mantener un peso adecuado radica, precisamente, en la incapacidad para comunicarse eficazmente con los procesos fisiológicos de la digestión. Un hallazgo frecuente entre las personas con sobrepeso es que no identifican auténticamente al hambre. Las personas que mantienen su peso sin dificultad normalmente comparten una virtud, que es estar al tanto de las necesidades de su cuerpo.

El reto consiste en reconocer e implantarse en el hambre veraz que viene desde el fondo de la entraña y no las ondulaciones impulsivas de la superficie, que son compulsiones, caprichos y antojos. Comer con hambre es algo natural y elemental, pero para muchos es difícil alcanzar ese punto. Alimentarse con hambre es también una experiencia en la que se extiende el placer de comer; hacerlo sin hambre empacha, nos puede dejar ofuscados en la conciencia y agobiados por la gravidez abdominal.

La clave para toda forma de sanación reside en reconectarse. Para lograr esto, se requiere de atención, silencio y observación, y si estas pautas básicas son observadas, las fuerzas curativas fluyen de manera natural.

La cura profunda y real no necesita tener un remedio rebuscado, no es un fármaco de alta tecnología, ni una pócima de alquimia sobrenatural. La panacea que está al alcance de todos es la atención. Con ella se da una dulce concordia entre el corazón, la razón y el cuerpo, y solo así no habrá luchas intestinas.

Capítulo 15

ISHNAN
El secreto del yogui para la juventud

El Ishnan es una práctica medicinal sencilla de hidroterapia para abrir los capilares y nutrir las glándulas. Tradicionalmente, se realiza temprano en la mañana antes de iniciar la Sadhana o la práctica espiritual de la madrugada, lo que incluye yoga, recitación y meditación. El procedimiento consiste en frotarse aceites vegetales sobre la piel y luego agua fría, para estimular la circulación de la sangre. Su objetivo principal es el estímulo de las glándulas internas.

La tecnología del Ishnan es compleja, no es solo mojarse con agua fría. Uno debe bañarse con esta agua fría hasta el punto en que el cuerpo haya creado una temperatura propia que lo libera del frío. El cuerpo, por lo general, llega a sentirse tibio o incluso cálido. Opcionalmente, podemos frotar el aceite con esponjas exfoliantes, para incrementar la circulación, y realizar el aseo para remover las células muertas. Después de la ducha, se debe secar con una toalla bien seca, sin necesidad de enjuagar con jabón el aceite. De preferencia, la habitación no debe tener corrientes de aire frío. Después de este baño, se siente regocijo en el cuerpo.

Se dice que si la secreción glandular es óptima, la química de la sangre también será correcta. En general, los baños de agua caliente no son benéficos para el cuerpo, ya que congestionan los sistemas fisiológicos del mismo. El fenómeno que sucede con el agua fría es, en primer lugar, una contracción y, luego, una sucesiva dilatación de los músculos de la piel. Se abren los poros y luego la sangre regresa con vigor a los órganos internos, riñones, corazón, hígado y pulmón. Se comienza con mojar las extremidades exteriores, manos y pies; lentamente, vamos dejando caer el agua sobre el pecho, la espalda. Se recomienda usar calzoncillos de algodón para evitar el impacto del agua fría sobre los genitales. Mujeres embarazadas y con la menstruación no deben tomar estos baños, así como tampoco los niños, en los que debe predominar el principio de calor.

El prestigioso doctor Manuel Lezaeta, hoy considerado el padre de la hidroterapia, entre sus múltiples investigaciones tuvo un hallazgo muy agudo. Nos dijo que nuestra piel ha perdido el hábito de ser expuesta a cambios súbitos de temperatura, como sucedía en épocas prehistóricas, incluyendo los tiempos de cazador-recolector, cuando la piel era expuesta a continuos altibajos de temperatura. Señala que desde muy jóvenes somos compulsivamente abrigados por nuestros padres, con ropas de vestir, bufandas y guantes, y el resultado es que hemos inutilizado y ablandado los músculos de la piel. Lezaeta describe esto con un curioso adjetivo: «piel afeminada». De tal manera, en la profundidad de la cavidad abdominal predomina el estancamiento de la sangre y esto genera la llamada *calentura intestinal*. Con el baño de agua fría la sangre obstruida del interior sale a la periferia, creándose un circuito de circulación entre la piel y las cavidades profundas de las entrañas.

Es común ver en la India que las personas realizan su aseo diario del cuerpo no con jabón, sino con frotaciones de aceites naturales. Parte del Ishan consiste en realizar automasajes con el uso de aceites, después de lo cual se toma una ducha de agua fría. El aceite vegetal, al igual que el jabón y el detergente, es una grasa con la propiedad de higienizar la superficie de contacto. La diferencia entre aceite extravirgen y el jabón de baño es que el primero es comestible y el segundo no lo es, y muchos de sus ingredientes, entre ellos los detergentes, resultan cuestionables a la salud. Una propiedad del aceite sobre la piel es que prácticamente anula la sensación de frío.

La gran mayoría de terapias tienen como punto de ingreso la cavidad bucal. Debemos saber que desde la piel también llegamos a la sangre.

Muchas cremas cosméticas en el mercado contienen sustancias dudosas, o concentraciones insignificantes de principios activos benéficos para la piel, como la vitamina A y la alantoina, por desgracia suspendido dentro de solventes que no son siempre potables para la piel. Desde los poros de la piel se trasladan sustancias al torrente sanguíneo, razón por la cual todo lo que vayamos a untar sobre ella preferiblemente deben ser solo sustancias comestibles.

La base para una piel joven y lozana debe ser la buena irrigación de sangre fresca. Regularmente, debemos remover las toxinas que esta pueda acumular. La contracción y la expansión de los poros de la piel ayudan a eliminar toxinas y a mantener el tono de la piel, es decir, de la musculatura interna de la dermis.

Ishnan de aceite de almendra

La almendra es un aceite comúnmente utilizado para el Ishnan. Debe ser de calidad extravirgen. La almendra es considerada como un aceite que nutre los *ojas* en la medicina ayurvédica. *Ojas* viene a ser la esencia hormonal del cuerpo y está relacionada a las glándulas del cuerpo, en especial las glándulas sexuales.

Ishnan de aceite de ajonjolí

El aceite de ajonjolí ha sido usado históricamente para remover las impurezas de la piel. El ajonjolí tiene un antioxidante llamado *sesamol,* que presenta una propiedad quelante: extrae impurezas de la piel.

Ishnan de aceite de coco para combatir los hongos

Una propuesta acorde con las necesidades de nuestros tiempos es la frotación con aceite de coco. La grasa del coco tiene innumerables beneficios para la piel. Se le considera uno de los mejores aceites para combatir la resequedad de la piel y para la protección de los rayos solares ultravioleta. Además, contiene una grasa llamada *ácido graso láurico,* que es un bactericida y un antiviral poderoso. Otra grasa presente en el coco es el ácido graso caprílico, que es un reconocido fungicida. La frotación con aceite de coco hidrata la piel, la nutre y combate diversos tipos de infecciones de hongos, entre ellos la cándida, no solo en la piel, sino sistémicamente en todo el cuerpo.

Cuando vemos personas que tienen infecciones de hongos en las uñas de los pies, tenemos que estar al tanto de que esa infección está difundida por todo el cuerpo. Muchas personas que se han hecho un análisis de microscopía sanguínea de campo oscuro se quedan atónitas al observar cómo una gota de sangre tomada del dedo de la mano puede estar tan infestada de hongos. La pregunta no es si tenemos o no hongos, ya que unánimemente todos los tenemos, en mayor o menor grado; la pregunta es cómo retirar estos huéspedes oportunistas. Suspender el azúcar en todas sus formas es la primera medida a tomar; la segunda es realizar diariamente el Ishnan con frotaciones de aceite de coco extravirgen.

Según las investigaciones del oncológo y diabetólogo doctor Tullio Simoncini, los tumores de cáncer son de color blanco, debido a que están recubiertos de infecciones de hongos. Durante años, la medicina ha considerado que la presencia de hongos sobre el tejido tumoral se debe a infecciones fúngicas oportunistas sobre tejidos debilitados, pero el doctor Simoncini nos dice que es más bien la infección de los hongos la que sería el detonante de la malignidad de los tejidos y del subsecuente tumor. No quisiéramos expandirnos en las vastas ramificaciones de este tema; solo basta decir que sí existe una estrecha relación entre las infecciones micóticas y el cáncer.

Una buena circulación de la sangre también es una poderosa manera de prevenir el cáncer, así como muchas otras enfermedades. Por ejemplo, el cáncer al corazón es virtualmente desconocido, salvo raras excepciones, como el mixoma cardiaco auricular. La razón de fondo es que el corazón no puede dejar de circular y no permite el estancamiento de la sangre.

Ishnan de cúrcuma y aceite de oliva

Otro secreto para la piel es hacer frotaciones de aceite de oliva mezclado con polvo de cúrcuma (palillo). La cúrcuma es la hierba por excelencia para el acné y los forúnculos. Tiene propiedades antisépticas y es una de las hierbas principales para remover las toxinas del cuerpo. Promueve el flujo de la sangre y es útil en casos de piel muy grasosa.

Beneficios del Ishnan
1. Purifica la sangre.
2. Mantiene la piel radiante.
3. Estimula la secreción glandular.
4. Reduce la presión arterial de los órganos internos. Promueve la circulación.
5. Crea un circuito de circulación sanguínea desde la periferia del cuerpo hasta la cavidad abdominal profunda.
6. Contrae músculos y poros de la piel ayudando a la eliminación de toxinas.
7. Fortalece las membranas mucosas, lo cual ayuda a resistir alergias, resfríos y tos.
8. Vigoriza el sistema nervioso simpático y parasimpático.

Las personas que con audacia se entregan a este baño, después de tan solo unos cuantos días, empiezan a observar sorprendentes beneficios. Primero se observa que la ansiedad lentamente empieza a desaparecer y que hay mayores niveles de energía. Quienes sufren de dolores crónicos de cabeza, así como alergias y resfríos comunes, pueden obtener muy buenos resultados. Incluso personas con anemia y baja inmunidad han logrado revertir su condición. Por alguna razón aún no explicada, los baños de agua fría parecen ayudar a quienes tienen ataques de pánico, depresión y ansiedad. No debe subestimarse esta cura sencilla, pero extremadamente poderosa.

CONSEJOS

Hay aspectos para el cuidado de la salud que no hemos mencionado antes, pero que son muy importantes:

1. Evitar todo tipo de ollas de teflón y aluminio. Es preferible usar ollas de barro o pírex.
2. No usar hornos microondas.
3. Usar dentífricos libres de flúor.
4. No usar desodorantes que contengan aluminio.
5. Con respecto al esmog electromagnético, en el dormitorio es común encontrar el teléfono inalámbrico en la mesa de noche, con el *wifi* prendido durante la madrugada y con el televisor apuntando hacia la cama. Estos aparatos aportan esmog electromagnético y una larga lista de efectos adversos. Recomendamos usar internet con cable LAN y, de ser necesario, encender el inalámbrico solo en el momento del uso. De preferencia, no usar teléfono inalámbrico en el hogar, tan solo teléfonos regulares. No debemos colocar televisores en el dormitorio, menos en una posición que apunte hacia la cama. Finalmente, es recomendable verificar si en la zona cercana al hogar existen torres de alta tensión o parábolas de celulares. En este último caso, deben contactarse con la municipalidad y exigir que sean retiradas de las zonas residenciales.
6. Consuma alimentos orgánicos. Es muy importante evitar consumir tomates, papas y fresas que no sean orgánicos.
7. Evite alimentos de soya, a menos que tengan certificación órganica o libre de transgénicos.

AVANTARI

Centro Internacional de Terapia e Investigación Herbolaria
Centro de atención médica, medicina china, acupuntura, herbolaria, nutrición, ayurveda, medicina bioenergética, psicoterapia transgeneracional. Distribuidor nacional de productos naturales orgánicos de alta calidad. Algunos productos que puede encontrar:

- Aceites extravírgenes prensados al frío y orgánicos (aceite de coco, aceite de ajonjolí, de castaña, sacha inchi, linaza).
- Chyawanprash.
- Cacao orgánico, cacao *nibs*.
- Harina de coca.
- Más de ochenta y cinco hierbas andino-amazónicas.
- Sal de apio, sal rosada, sal marina.
- Linaza orgánica, ajonjolí blanco, ajonjolí negro, quinua negra y roja.
- Semillas de brócoli, alfalfa y *mung* para germinar.

- Lycium, pasas *goji.*
- *Neem,* cúrcuma, graviola, cardamomo.
- Arcilla de chaco.
- Chocolates medicinales.
- Hongo *shitake,* ganoderma, maca roja, cosméticos naturales.

Extensión educativa

Los cursos, talleres y seminarios están dirigidos a todo el público que desee seguir profundizando en temas de alimentación y terapias naturales. Para mayor información, ver la página web. Las personas que deseen coordinar talleres en su localidad pueden hacerlo con la previa coordinación con nuestro centro.

www.avantari.com
www.sachabarrio.blogspot.com
informes@avantari. com
Calle 29 126, Córpac, San Isidro, Lima
Teléfono: 511-224-7910

RECETAS
El tenedor de Pitágoras y la gastronomía viva

Para preservar la integridad de los nutrientes, las recetas propuestas son todas vivas y libres de cocción; son originales combinaciones de alimentos de alto poder medicinal. El objetivo es darnos el máximo posible de nutrientes, energía viva y complacencia a los sentidos.

Debemos señalar que estas recetas no usan fuego y, aunque en muchos casos se deshidrata el alimento, esto debe hacerse a una temperatura en un rango de 40 a 50 grados, ya que temperaturas más altas comienzan a desnaturalizar el alimento, y se despilfarran vitaminas y enzimas.

Lo ideal es emplear un horno solar para deshidratar. Una segunda opción es adquirir un deshidratador eléctrico con termostato, para regular la temperatura y darle la textura deseada al alimento. Si esta segunda opción no es disponible, entonces podemos adecuar un horno, usando una mínima temperatura; empleando toallas se deja semiabierto y con un termómetro regulamos que la temperatura no exceda los 50 grados. Debemos recordar que la idea no es cocinar el alimento, sino tan solo deshidratarlo. El deshidratado preferiblemente se hace sobre láminas teflex, que tienen una urdimbre de fibras que permiten ventilar la masa y lograr un secado más rápido.

En muchas recetas se emplea un molino de café, moledora con cuchilla «S» y licuadoras de potencia como la Vita-Mix. Para hacer extractos es recomendable usar extractoras de presión lenta y no centrifugadoras que desvirtúan al alimento.

Finalmente, como se verá, casi todas las recetas piden el remojo de las semillas. Esto tiene al propósito de desactivar los antinutrientes de la semilla y multiplicar el contenido de enzimas. El remojo inicia el proceso de germinación, emerge la vida latente de la semilla, y en ese estado debe consumirse. Buen provecho, y recuerde: aunque es delicioso, no hay pecado, ni peligro alguno, en estas recetas. Para terminar, quisiera dar un especial agradecimiento a Marcela Tobal Benson, por su imprescindible aporte a este libro.

R. Marcela Tobal Benson

Nació en Buenos Aires, Argentina. Actualmente vive en Estados Unidos y viaja por el mundo dictando talleres de nutrición viva. Se dedica al estudio de la salud radiante a través de las supercomidas, ciencias ayurvedas, herbolaria china, hierbas silvestres y amazónicas. Su misión es difundir una vida que sea sostenible, con una salud íntegra para la Tierra y para todos los que la habitan. Es bachiller en Ciencias de la Salud, certificada como técnica de Tachyon y técnica de Quantum Reflexology Analysis (QRA). Tiene una maestría en Nutrición Vegana y Viva. Graduada de The Culture of Life Institute, de Arizona. También es sacerdotisa esenia de la Orden de Luz y realiza trabajo humanitario. Es la maestra principal del Tree of Life en Nicaragua, donde dicta talleres de Alimentación Consciente y Alimentación Viva para la cura de la diabetes. Es conferencista, brinda lecciones privadas y seminarios en Estados Unidos, Europa y Latinoamérica. Es invitada especial en programas de televisión y radio, y escribe columnas de salud. Recientemente, ha editado en español el libro *Hay una cura para la diabetes*, de su maestro, el doctor sir Gabriel Cousens, M. D.

LECHES VEGETALES
Leche de almendras y coco

Ingredientes

- √ 1 taza de almendras remojadas con agua filtrada.
- √ 1 taza coco fresco o rallado seco.
- √ 4 tazas de agua.
- √ Sal rosada o marina.
- √ Miel de abejas, miel de cabuya o harina de algarrobo* al gusto.

Procedimiento

Poner todo en la licuadora y licuar durante tres minutos. Pasar por una tela o bolsa para exprimir la leche.

Leche de ajonjolí y pecanas

Ingredientes

- √ 1 1/2 tazas de ajonjolí remojado con agua filtrada.
- √ 1 taza pecanas remojadas.
- √ 4 tazas de agua.
- √ Sal rosada o marina.
- √ Miel de abejas, miel de cabuya**, harina de algarrobo o miel de yacón al gusto.

Procedimiento

Poner todo en la licuadora y licuar durante tres minutos. Pasar por una tela o bolsa para exprimir la leche.

Leche de ajonjolí negro con coco rallado

Ingredientes

- √ 1 1/2 tazas de ajonjolí negro remojado con agua filtrada.
- √ 1 taza coco fresco o rallado seco.
- √ 4 tazas de agua.
- √ Sal rosada o marina.
- √ Miel de abejas, miel deyacón o harina de algarrobo al gusto.

Procedimiento

Poner todo en la licuadora y licuar durante tres minutos. Pasar por una tela o bolsa para exprimir la leche.

---

* No es recomendable usar miel de algarrobilla. Es preferible la harina de algarrobo.
** La miel de cabuya es también conocida como agave.

Leche de almendras, ajonjolí y coco

Ingredientes

- √ 1 taza de almendras.
- √ 1/2 taza de ajonjolí remojado con agua filtrada.
- √ 1/2 taza coco fresco o rallado seco.
- √ 4 tazas de agua.
- √ Sal rosada o marina.
- √ Miel de abejas, miel deyacón o harina de algarrobo al gusto.

Procedimiento

Poner todo en la licuadora y licuar durante tres minutos. Pasar por una tela o bolsa para exprimir la leche.

Leche de semillas de zapallo

Ingredientes

- √ 1 1/2 tazas de semillas de zapallo.
- √ 1/2 taza de ajonjolí remojado con agua filtrada.
- √ 1/2 taza coco fresco o rallado seco.
- √ 4 tazas de agua.
- √ Sal rosada o sal marina.
- √ Miel de abejas, miel de cabuya, miel de yacón o harina de algarrobo al gusto.

Procedimiento

Poner todo en la licuadora y licuar durante tres minutos. Pasar por una tela o bolsa para exprimir la leche.

Leche con semillas de cáñamo

Ingredientes

- √ 5 cucharadas de semillas de cáñamo.
- √ 4 tazas de agua. ¡J Sal rosada o sal marina.
- √ Miel de abejas, miel de yacón o harina de algarrobo al gusto.

Procedimiento

Poner todo en la licuadora, licuar durante tres minutos y tomar.

Leche de *cashew* y coco

Ingredientes

- √ 1 taza de *cashew*.
- √ 1 taza de coco fresco o rallado seco.

√ 4 tazas de agua.

√ Sal rosada o sal marina.

√ Miel de abejas, miel de cabuya o harina de algarrobo al gusto.

Procedimiento

Poner todo en la licuadora y licuar durante tres minutos. Pasar por una tela o bolsa para exprimir la leche.

LECHE DE COCO

Ingredientes

√ 2 tazas de coco fresco o rallado seco.

√ 4 tazas de agua.

√ Sal marina o sal rosada.

√ Miel de abejas, miel de cabuya o harina de algarrobo al gusto.

Procedimiento

Poner todo en la licuadora y licuar durante tres minutos. Pasar por una tela o bolsa para exprimir la leche.

LECHE DE SEMILLAS DE GIRASOL

Ingredientes

√ 2 tazas semillas de girasol.

√ 4 tazas de agua.

√ Sal rosada o sal marina.

√ Miel de abejas, miel de cabuya o harina de algarrobo al gusto.

Procedimiento

Poner todo en la licuadora y licuar durante tres minutos. Pasar por una tela o bolsa para exprimir la leche.

LECHE DE NUECES

Ingredientes

√ 2 1/2 tazas nueces.

√ 4 tazas de agua.

√ Sal marina o sal rosada.

√ Miel de abejas, miel de cabuya o harina de algarrobo al gusto.

Procedimiento

Poner todo en la licuadora y licuar durante tres minutos. Pasar por una tela o bolsa para exprimir la leche.

LICUADOS O BATIDOS
Licuado de chocolate

Ingredientes
- √ 2 tazas de leche (usar cualquiera de las recetas de leches de semillas y nueces).
- √ 1 cucharada de cacao en polvo o semilla de cacao pulverizada en casa.
- √ Miel de abejas.

Procedimiento
Poner en la licuadora con hielo para un licuado refrescante o, si no, después de licuado poner a calentar a no más de 46 grados.

Licuado de chocolate y lúcuma

Ingredientes
- √ 2 tazas de leche (usar cualquiera de las recetas de leches de semillas y nueces).
- √ 1 cucharada de cacao en polvo.
- √ 1 cucharada de harina de lúcuma o lúcuma fresca (un cuarto de fruta).
- √ Miel de abejas.

Procedimiento
Poner en la licuadora con hielo para un licuado refrescante o, si no, después de licuado poner a calentar a no más de 46 grados.

Licuado de maca con lúcuma y espirulina

Ingredientes
- √ 2 tazas de leche (usar cualquiera de las recetas de leches de semillas y nueces).
- √ 1 cucharada de harina de maca asoleada (no tostada).
- √ 1 cucharada de harina de lúcuma o lúcuma fresca (un cuarto de fruta).
- √ 1 cucharadita de espirulina.
- √ Miel de abejas.

Procedimiento
Licuar y tomar, o a calentar a no más de 46 grados.

Licuado con *GOJIS* y polen de abejas

Ingredientes
- √ 1 taza de leche (usar cualquiera de las recetas de leches de semillas y nueces).
- √ 2 cucharadas de *goji*.
- √ 1 1/2 de polen.

√ Miel de abejas o miel de cabuya al gusto.

Procedimiento
Licuar y tomar.

LICUADO DE CHOCOLATE Y *REISHI* (GANODERMA U HONGO *LINZHI*)

Ingredientes
√ 2 tazas de leche (usar cualquiera de las recetas de leches de semillas y nueces).
√ 1 cucharada de cacao en polvo.
√ 2 cápsulas de *reishi* o un gotero de algún extracto de *reishi*.
√ Miel de abejas.

Procedimiento
Poner en la licuadora con hielo para un licuado refrescante o, si no, después de licuado poner a calentar a no más de 46 grados.

LICUADO DE CHOCOLATE Y GINSENG

Ingredientes
√ 2 tazas de leche (usar cualquiera de las recetas de leches de semillas y nueces).
√ 1 cucharada de cacao en polvo.
√ 2 cápsulas de ginseng o un gotero de algún extracto de ginseng.
√ Miel de abejas.

Procedimiento
Poner en la licuadora con hielo para un licuado refrescante o, si no, después de licuado poner a calentar a no más de 46 grados.

LICUADO DE CHOCOLATE CON HARINA DE COCA

Ingredientes
√ 2 tazas de leche (usar cualquiera de las recetas de leches de semillas y nueces).
√ 1 cucharada de cacao en polvo.
√ 2 cucharaditas de harina de coca.
√ Miel de abejas o miel de cabuya al gusto.

Procedimiento
Poner en la licuadora con hielo para un licuado refrescante o, si no, después de licuado poner a calentar a no más de 46 grados.

JUGOS

KION, LIMÓN Y MIEL DE CABUYA

Ingredientes

√ 1 dedito de kion como la uña del dedo gordo de la mano.

√ 4 limones pelados.

√ 5 tazas de agua filtrada fría.

√ 1 pizca de sal marina.

√ Miel de abejas o miel de cabuya al gusto.

Procedimiento

Poner todo en la licuadora y verter en un colador para filtrar la pulpa. Con una cuchara, dar le vuelta para que se cuele más rápido.

GOJIS Y TORONJA

Ingredientes

√ 2 cucharadas de *gojis* (lycium o pasas chinas).

√ 2 toronjas peladas.

Procedimiento

Exprimir el jugo de las toronjas, poner en la licuadora, echar los *gojis* y esperar a que se ablanden unos cinco minutos. Después licuar.

LIMONADA ROSADA

Ingredientes

√ 2 limones pelados.

√ *1* taza de fresas orgánicas.

√ 3 tazas de agua filtrada fría.

√ *1* pizca de sal marina, miel de abejas o miel de cabuya al gusto.

Procedimiento

Poner todo en la licuadora y verter en un colador para filtrar la pulpa. Con una cuchara, dar le vuelta para que se cuele más rápido.

TÉS

TÉ DE CHAI

Ingredientes

√ 2 cucharaditas de cardamomo.

√ 3 cucharitas de kion.

√ 1/2 cucharita de clavo de olor.

√ 3 cucharitas de canela bien llenas.

√ 3 tazas de agua filtrada.

√ 1 pizca de sal.

√ Miel al gusto.

Procedimiento

Poner a calentar el agua. No dejar que hierva agregando todas las especias, una pizca de sal marina y miel. Es mejor si las especias están molidas frescas. Se puede hacer con una moledora de café. Apagar el fuego, dejar cubierto durante diez minutos y servir. Si uno quiere, se le puede agregar en la taza, una vez servida, un poco de leche de nuez o, en vez de agua, usar leche de almendras.

Té de maca y lúcuma

Ingredientes

√ 2 cucharadas de harina de maca asoleada.

√ *1* cucharada de harina de lúcuma (si se usa lúcuma fresca, hay que licuar y colar con las tazas de agua y usar esa agua para el té).

√ 2 tazas de agua filtrada.

√ 1 pizca de sal marina y miel.

Procedimiento

Poner a calentar el agua agregando todos los ingredientes. No dejar que hierva. Apagar el fuego y dejar cubierto durante diez minutos y servir. Se puede poner en la heladera y tomar frío.

PANES Y GALLETAS SIN FUEGO
Pan esenio

Ingredientes

√ 1/2 taza de trigo germinado.

√ Sal al gusto.

√ 4 cucharadas de aceite de oliva.

√ Variante salada: agregar 1/2 taza de perejil picado, 1 tomate picado, V2 cebolla.

√ Variante dulce: agregar, pasas de uva, canela, dátiles (para un pan dulce).

Procedimiento

Procesar el trigo germinado con la cuchilla «S» o trituradora de carne, hasta que se forme una masa. Agregar aceite y sal al gusto. Estirar la masa finita en una bandeja del deshidratador sin hoyos y deshidratar hasta que estén duras unas ocho horas a 40-50 grados.

Nota

En caso de no tener deshidratador, usar un horno semiabierto, con mínima temperatura, entre 40 y 50 grados. Otra opción es el horno solar.

PAN ARTESANAL CON ACEITUNAS Y TOMATES

Ingredientes

√ 1 taza de bagazo de cualquier leche de nueces o semillas.

√ 1/2 taza de ajonjolí molido fino.

√ 1/4 de taza de aceitunas negras.

√ 1 tomate fresco, 1/2 cebolla picada.

√ 1/4 de taza aceite de oliva.

√ Sal marina o rosada al gusto.

√ Variante 1: agregar 1/2 taza de perejil picado, 1 tomate picado, 1/2 cebolla.

√ Variante 2: agregar romero picado con cebolla para que tenga sabor a *focaccia* (pan de romero y cebolla).

Procedimiento

Vierta todos los ingredientes en un cuenco grande. Con un tenedor, mezclar de manera tal que queden pequeños grumos. La preparación no queda como masa, pero está húmeda. Si la aplastamos, se aglutina. Coloque la preparación en una bandeja del deshidratador (solar o eléctrico) sin hoyos y con la mano aplastar muy suavemente, formando galletas de forma irregular. Deshidratar hasta que estén duras unas ocho horas a 43 grados. Trasladar después de cuatro horas deshidratadas a una bandeja con hoyos.

PAN DE LINAZA

Ingredientes

√ 1 taza de bagazo de cualquier leche de nueces o semillas.

√ 1/2 taza de ajonjolí molido fino.

√ 1/2 de linaza molida.

√ 1/4 de taza de aceite de coco extravirgen.

√ 3 cucharadas de miel de abejas.

√ Sal marina o rosada al gusto.

Procedimiento

Mezclar todo en un cuenco y armar en forma de pan rectangular. Cortar en rodajas de un centímetro de ancho y deshidratar, cuidando que no se pongan duras, unas seis horas.

PAN CON HARINA DE COCO, BAGAZO Y ESPECIAS

Ingredientes

√ 1 taza de bagazo de leche de coco (harina de coco).

√ 1/2 taza de ajonjolí molido fino.

√ 1/2 de linaza molida.

√ 1/4 de taza de aceite de coco.

√ 3 cucharadas de miel de cabuya (agave) o jarabe deyacón, mi*zuame* (jarabe de arroz). Para diabéticos, jarabe de *stevia*.

- √ 1 cucharada de paprika.
- √ 1 pizca de comino.
- √ Palillo (cúrcuma).
- √ Ajo en polvo.
- √ Sal rosada y pimienta al gusto.

Procedimiento
Mezclar todo en un cuenco hondo y armar en forma de pan rectangular. Cortar en rodajas de un centímetro de ancho y deshidratar, cuidando que no se pongan duras, unas seis horas.

GALLETAS DE CHÍA Y AJONJOLÍ

Ingredientes
- √ 1/2 taza de semillas de chía *(salva)* molidas o alternativamente linaza.
- √ 1/2 taza de ajonjolí molido.
- √ 1/2 taza de ajonjolí entero.
- √ 1/2 cebolla pequeña picada.
- √ 3/4 de taza de agua pura.
- √ Sal marina y pimienta al gusto.

Procedimiento
Poner todo en un plato hondo, mezclar bien y extender la preparación en capas finas. En una bandeja con la hoja sin hoyos, deshidratar unas cuatro horas y dar vuelta las galletas, que todavía van a estar flexibles en la hoja con hoyos. Deshidratar hasta que estén crocantes.

GALLETAS DE LINAZA

Ingredientes
- √ 1 taza de semillas de linaza molidas.
- √ 1 taza de semillas de linaza enteras.
- √ 4 tazas de agua.
- √ *1 cucharada grande de sal rosada o marina.*

Procedimiento
Triturar en la moledora de café una taza (seca) de semillas de linaza. Mezcle las semillas de linaza molidas con las semillas de linaza enteras, sal y agua en un cuenco. Esparza en una lámina de teflex (lámina sin agujeros) en el deshidratador a 43 grados. En cuanto la mezcla esté un poco dura, aproximadamente seis horas después, cambiar las galletas a la otra lámina con agujeros y deshidratar hasta que esté crujiente.

Variante
Agregue semillas de ajonjolí o semillas de amapola a la mezcla. También puede probar con algunas especias, cebollas, ajo, orégano, canela... Las posibilidades son eternas.

GALLETAS DE AJONJOLÍ NEGRO Y BLANCO

Ingredientes

- √ 1 taza de semillas de ajonjolí blanco sin pelar molidas.
- √ 1/2 taza de ajonjolí blanco sin pelar enteras.
- √ 1/2 taza de ajonjolí negro entero.
- √ 1/2 cebolla chica picada.
- √ 1/4 de taza de agua pura.
- √ 1/4 de taza de aceite de oliva.
- √ Sal marina y pimienta al gusto.

Procedimiento

Poner todo en un plato hondo y mezclar bien. Extender la preparación en una bandeja de superficie sin hoyos. Deshidratar unas cuatro horas y dar vuelta a las galletas, que todavía van a estar flexibles, en la hoja con hoyos. Deshidratar hasta que queden crocantes.

GALLETAS DE BAGAZO DE LECHE VEGETAL

ingredientes

- √ *1 taza de bagazo residual.*
- √ 1/2 taza ajonjolí molido.
- √ 1/2 taza de ajonjolí entero.
- √ *1 cucharada de muña picada o en polvo.*
- √ 1/4 de cebolla picada pequeña.
- √ *1 cucharadita de orégano fresco picado.*
- √ *1/4 de taza aceite de oliva.*
- √ Sal y pimienta al gusto.

Procedimiento

Estas galletas son un residual de cualquier leche de nueces o semillas.
Apile todos los ingredientes en un bol grande. Mezclar con un tenedor, de manera tal que queden grumitos. La preparación queda como arena, pero está húmeda y, si la aplastamos, se compacta. Coloque la preparación en una bandeja del deshidratador sin hoyos y con la mano aplane muy suavemente, formando galletas de forma irregular. Deshidratar hasta que estén duras unas ocho horas a 43 grados. Después de cuatro horas, trasladar a una bandeja con hoyos.

CRUTONES

Ingredientes

- √ 2 tazas de bagazo.
- √ 1 diente de ajo o ajo en polvo.
- √ *1/2 de taza de perejil fresco picado.*
- √ 4 cucharadas de aceite de oliva.
- √ Sal rosada o marina al gusto.

Procedimiento

Combinar todos los ingredientes en un cuenco hondo. Después, ponerlos en la bandeja del deshidratador (superficie lisa). Con la mano se aplana en forma de galleta cuadrada de casi todo el tamaño de la bandeja del deshidratador y aproximadamente medio centímetro de grosor. Con un cuchillo se cortan en cuadraditos. Se deshidrata hasta que estén crocantes, usualmente ocho a diez horas, o a 43 grados.

Diferentes usos

Se pueden comer solos, en ensalada o para navegar crocante sobre una sopa. Creativamente se puede cambiar el condimentoy ver qué sucede. Por ejemplo, haciendo uso de la imaginación, se puede poner picante de ají o, si se disfruta un sabor indio, agregar *curry.*

SOPAS VIVAS
MISO Y VEGETALES

Ingredientes

√ 2 1/2 cucharadas grandes (colmadas) de *miso* de garbanzo.

√ 1 taza de diente de león finamente picado o cilantro.

√ 1/2 pimiento amarillo o anaranjado cortado en dados pequeños.

√ 1/2 pimiento rojo cortado en dados pequeños.

√ 1 tronco de apio finamente picado.

√ 7 rabanitos rojos cortados en forma de bastones.

√ Coliflor blanca o morada cortada en pedacitos.

√ Alga marina suave de palmera como fideos para sopa.

√ Agua tibia, aproximadamente a 115°F o 46°C para hacer suficiente caldo de *miso.*

√ Sal marina *y* pimien ta fresca molida al gusto.

Procedimiento

Mezcle el diente de león y la coliflor con el aceite de sésamo y la sal marina. Luego, coloque todos los ingredientes en un bol grande. Una vez que el agua esté tibia (aproximadamente 115 grados Fahrenheit o 46 grados Celsius), agréguela al bol y revuelva con una cuchara de madera. ¡Disfrute de la comida! ¡Sí, es así de fácil!

SOPA DE CHOCLO (MAÍZ) FRESCO

Ingredientes

√ 2 tazas de almendras activadas.

√ 1 diente de ajo.

√ 1/2 cebolla mediana.

√ 6 choclos desgranados.

√ 2 dátiles sin semillas.

√ Sal marina.

Procedimiento
Mezcle los ingredientes en la licuadora, hasta que la sopa tenga consistencia cremosa.

Variación
Sirva la sopa en un plato hondo y agregue apio picado, granos de choclo, zanahorias picadas, aceite de oliva y col rizada rallada arriba de la sopa. ¡Sonría y disfrute!

ALIÑOS
CÉSAR

Ingredientes
√ 1/4 de taza de semillas de zapallo (activadas en remojo).

√ 1 cucharada de levadura de cerveza.

√ 1/2 cucharadita de mostaza en polvo.

√ 1 de polvo de *kel p* (alga marina).

√ *1* cucharada de vinagre de manzana.

√ 1 diente de ajo chico.

√ 1/2 taza de agua.

√ 1/2 taza de aceite de oliva de primera prensa.

√ Sal marina *y* pimienta al gusto.

Procedimiento
Poner todos los ingredientes en la licuadora hasta que estén bien cremosos. Servir sobre lechuga romana o criolla y disfrutar. ¡Así es, muy fácil y riquísimo!
Si se siente inspirada o inspirado, agregue tomate deshidratado cortado en tiritas y también unas aceitunas.

AJONJOLÍ CON *MISO*

Ingredientes
√ 1 taza de ajonjolí.

√ 2 cucharadas de *miso.*

√ 3 cucharadas de jugo exprimido fresco de limón.

√ *1* cucharadita de jugo de kion.

√ *1* diente de ajo (opcional).

√ Sal marina *y* pimienta al gusto.

Procedimiento
Poner todos los ingredientes en la licuadora y agregar media taza de agua fría poco a poco, hasta que tenga una contextura cremosa. Este aliño se puede hacer con todo tipo de nueces y semillas

Mostaza y miel

Ingredientes

- √ 2 cucharadas de aceite de sacha inchi o linaza.
- √ 1 cucharada de jugo de limón recién exprimido.
- √ 2 cucharaditas de mostaza orgánica.
- √ 1 cucharadita de miel de cabuya o miel de abejas.
- √ Sal rosada al gusto.

Procedimiento

Vierta todo en un recipiente de vidrio pequeño y mezcle bien. Añádalo sobre ensalada de arúgula y disfrute este bendecido momento.

Ajonjolí y mostaza

Ingredientes

- √ 1/2 taza de jugo de limón fresco.
- √ 1/2 taza de *tahini o* semillas de ajonjolí remojadas.
- √ 1/3 de taza de agave (opcional)* o 2 dátiles.
- √ 1/4 de taza de mostaza orgánica en botella de vidrio o V2 cucharada de mostaza en polvo.
- √ 1 diente de ajo picado (opcional)*
- √ 2 cucharadas de perejil italiano fresco picado.
- √ 2/3 de taza de agua bendecida y filtrada. Use la necesaria para obtener la consistencia deseada.
- √ 1 pizca de pimienta cayena.
- √ Sal marina y pimienta al gusto.

Procedimiento

En una licuadora mezcle todos los ingredientes hasta que quede cremoso. Agregue el agua adicional lentamente para una consistencia más delgada. Este aliño se mantendrá bien durante una semana. Puede requerir un poco de agua fresca al ser vuelto a usar.

* Añada el perejil al final y licúe un poco más.

DESAYUNOS

(Teniendo en cuenta que esto se puede comer en cualquiera orden, o sea: el desayuno para la cena o el almuerzo para el desayuno. Todo funciona, depende de su constitución y sus gustos).

Terrine de manzana

Ingredientes

- √ *1* manzana rallada.
- √ 2 cucharadas grandes de pasas de uva.

√ *1* cucharadita de jugo de limón exprimido fresco.

√ 3 cucharadas grandes de semillas de linaza molidas.

√ *1* cucharada grande de tocotrienoles (salvado de arroz).

√ 2 cucharadas grandes de semillas de ajonjolí molidas.

√ Un puñado de diferentes bayas o cualquier otra fruta de estación.

Procedimiento

Mezcle todos los ingredientes secos en un cuenco. En otro cuenco mezcle la manzana con las pasas de uva y el limón. En un molde redondo de 2 *Vi* x 2 *V2* pulgadas, en la primera capa poner dos cucharadas de los ingredientes secos. Forme la segunda capa con la mitad de la mezcla de manzana rallada y las pasas de uva. En la tercera capa, coloque dos cucharadas grandes de mezcla seca. En la cuarta capa, coloque el resto de la mezcla de manzana y pasas de uva. Forme la quinta capa con el resto de la mezcla seca. ¡Decore con las bayas sobrantes y disfrute!

GRANÓLA DE CANELA Y MANZANA

Ingredientes

√ 2 tazas de nueces activadas.

√ *1* taza de semillas de zapallo (activadas en remojo).

√ 2 tazas de pecanas activadas.

√ *1* cucharada de jugo de limón.

√ *1* cucharada de canela.

√ 2 manzanas ralladas.

√ Sal marina o rosada al gusto.

Procedimiento

En un procesador con la cuchilla «S», pique las nueces y pecanas de tamaño mediano. Mezcle las nueces picadas, las semillas de zapallo enteras y todos los demás ingredientes en un bol. Si desea más dulce, agregue miel de cabuya o *stevia*. Poner a deshidratar en una lámina de teflex sin agujeros, revolviendo cuatro veces al día para que no se pegue y hasta que se sequen bien. Temperatura: 110 grados Fahrenheit. Esto puede tardar dos días.

GRANÓLA TROPICAL

Ingredientes

√ 2 tazas de nueces activadas.

√ 1 taza de semillas de zapallos (activadas en remojo).

√ 2 tazas de pecanas activadas.

√ *1* taza de ajonjolí activado.

√ 2 mangos frescos en cubitos.

√ *1* cucharadita de esencia de vainilla.

√ Sal al gusto.

Procedimiento

En un procesador con la cuchilla «S», pique las nueces y pecanas de tamaño mediano. Mezcle las nueces picadas, semillas de zapallo y ajonjolí enteras y todos los demás ingredientes en un bol. Si desea más dulce, agregue miel de cabuya o *stevia*. Poner a deshidratar en una lámina de teflex sin agujeros, revolviendo cuatro veces al día para que no se pegue y hasta que se sequen bien. Temperatura: 110 grados Fahrenheit. Esto puede tardar dos días.

BARRA DE CEREAL

Ingredientes

√ 1 taza de frutas secas de cualquier tipo remojadas.

√ 1/2 taza de ajonjolí activado.

√ 1/2 taza de nueces activadas.

√ 1/2 taza de semillas de zapallo activadas.

√ 1/2 taza de quinua germinada.

√ 1/2 taza de kiwicha germinada.

√ 1/2 taza de uvas pasas remojadas.

√ 1/2 taza de pasas *goji* remojadas.

√ Sal marina.

Procedimiento

Poner una taza de frutas secas de cualquier tipo remojadas en la licuadora con agua, para hacer una jalea de consistencia gruesa y poner a un lado. Luego, colocar los ingredientes restantes en un bol y mezclar con la jalea. Esparcir la mezcla en una bandeja de deshidratar sin hoyos y darle forma cuadrada o rectangular. Deshidratar durante seis horas a 46 grados. Dar vuelta en una bandeja con hoyos y deshidratar hasta que la mezcla esté durita. Refrigerar. Duran de dos a tres semanas refrigeradas.

POTAJE DE NUECES CON FRUTAS SECAS

Ingredientes

√ Pulpa de 4 cocos tiernos o 1 taza coco seco rallado.

√ 1/2 taza de nueces de macadamia, castañas de *cashew* o nueces activadas.

√ 1/4 de vaina de vainilla o 1 cucharadita de esencia de vainilla natural.

√ 1/2 cucharadita de harina de algarrobo.

√ Una pizca de sal rosada.

√ Agua de coco, si fuera necesario, o agua.

Procedimiento

Mezclar todos los ingredientes en la licuadora o en la Vita-Mix, agregando suficiente agua de coco o agua poco a poco, hasta que se convierte en una textura cremosa y suave.

En una copa de vidrio o vaso, poner una capa de crema, frutas y crema. Decorar con frutas de temporada, polen, *gojis* y un puñado de mezcla de nueces, para que sea más crocante.

Variaciones

Añadir diferentes especias, como cardamomo, canela, kion, para un sabor diferente. A fin de endulzar más, use miel, agave o *stevia* (hierba dulce).

YOGUR DE COCO Y *CASHEW*

Ingredientes

√ 2 tozas de agua de coco o agua.

√ 1 taza de nueces activadas (remojadas).

√ 1/4 de taza de jugo de limón.

√ Jugo de kion fresco.

√ 2 vainas de vainilla.

Procedimiento

Procese todos los ingredientes en una licuadora hasta que estén suaves y cremosos.

BISCOTI

Ingredientes

√ 2 tazas de bagazo de la leche (mojado).

√ 1 cucharadita de extracto de vainilla o en polvo.

√ 3 cucharadas de man teca de coco extravirgen.

√ 1/2 taza de ajonjolí molido fino.

√ 1/2 taza de *cashew* molido grueso.

√ 1/3 de taza de agave o miel.

√ 2 tazas de leche de almendras.

√ 1/2 tazas de linaza dorada molida fina.

√ 1/2 taza de harina de lúcuma.

√ 1/4 cucharada de tocotrinoles (vitamina E en polvo).

√ 1 cucharada de jugo de limón (opcional).

√ 1/8 de cucharadita de sal marina.

Procedimiento

Mezclar todo en un bol, excepto las semillas de linaza molidas. Después de que esté todo mezclado, añadir las semillas molidas de linaza mezclando rápidamente. Hacer en forma de *biscoti* y deshidratar o usar moldes redondos o de cualquier forma que le guste. Otra manera es hacer bolitas un poco más pequeñas que el tamaño de una nuez y presionar con su dedo pulgar para hacer un hoyo en el centro. Poner en la bandeja del deshidratador y deshidratan durante ocho horas a 110 grados Fahrenheit o a 43 grados Celsius. Deben quedar un poco húmedas. Cuando termine la deshidratación, se puede poner en el centro jalea cruda del sabor que desee.

ENSALADAS

ENSALADA DE COL CON KION

Ingredientes

- √ 1 col verde pequeña. Cortar en la mitad, remover el centro y picar delgadamente o rallar.
- √ 1 zanahoria grande rallada.
- √ 1 taza de col roja rallada (color opcional).
- √ 1 taza de piña, pelada y en cubitos de Vi pulgada (opcional).

Ingredientes para el aderezo

- √ 1/2 taza de vinagre de manzana.
- √ 3/4 de taza de agave.
- √ Miel de abejas o de cabuya.
- √ 1 taza de semillas de girasol o de ajonjolí remojadas por lo menos seis horas.
- √ 2 cucharadas de jugo de kion.
- √ 2 cucharaditas de semillas de apio.
- √ 1/2 Vi cucharadita de sal marina.
- √ 1 pizca de pimienta de cayena.

Procedimiento

Ponga todos los ingredientes del aderezo en una licuadora y licúe hasta que se convierta en un líquido homogéneo. Ajuste los condimentos a su gusto.
Prepare los vegetales y colóquelos en un tazón para mezclar. Haga masajes a la col con el aderezo, hasta que quede tierna. Enfríe y sirva.

ENSALADA CÉSAR

Ingredientes

- √ 1 cabeza o 2 de lechuga romana o criolla.
- √ 4 hojas de algas marinas nori, cortadas con tijera en tiritas finas.

Procedimiento

Mezclar con aliño César y crutones. Agregar un chorrillo más de limón, aceite de oliva, sal y pimienta al gusto.

PLATOS DE FONDO
PATÉ DEL MAR

Ingredientes

- √ 3 tazas de semillas de girasol remojadas o nueces.
- √ 3 cucharadas de cebolla picada.
- √ 2 o 3 ramas de apio picado chico (en lo posible, con sus hojas de la parte del centro).
- √ 3 cucharadas de algas marinas dulces granuladas.
- √ 3 cucharadas de jugo de limón.
- √ 1/4 de taza de aceite de oliva.
- √ Sal marina y pimienta al gusto.

Procedimiento

Procese las semillas de girasol con la cuchilla «S», hasta que estén finas. Añada los otros ingredientes, excluyendo el apio, y procese hasta que estén bien incorporados. Agregue el apio y pulse hasta que esté bien distribuido.

PATÉ DE CARNE DE NUEZ

Ingredientes

- √ 2 tazas de nueces, remojadas durante seis horas.
- √ 1 cucharada de comino en polvo.
- √ 1 cucharada de pimien ta cayena.
- √ 3 cucharadas de cilantro.
- √ 1 cucharada de *miso.*
- √ 1/2 taza de perejil.
- √ 1/2 taza de pimiento rojo (morrón).

Procedimiento

Mezcle los ingredientes en un procesador de alimentos usando la cuchilla «S», hasta que parezca carne picada. Añada a los tacos.

PATÉ CON HIERBAS FRESCAS

Ingredientes

- √ 3 tazas de semillas de girasol remojadas o nueces.
- √ 3 cucharadas de cebolla picada.
- √ 2 o 3 ramas de apio picado chico (en lo posible, con sus hojas de la parte del centro).
- √ 4 cucharadas de eneldo picado fresco.
- √ 3 cucharadas de jugo de limón.
- √ 1/4 taza de aceite de oliva extravirgen.
- √ Sal marina y pimienta al gusto.

Procedimiento

Procese las semillas de girasol con la cuchilla «S», hasta que estén finas. Añada los otros ingredientes, excluyendo el apio, y procese hasta que estén bien incorporados. Agregue el apio y pulse hasta que esté bien distribuido.

PESTO

ingredientes

- √ 1 atado de perejil (alrededor de dos tazas).
- √ 1 taza de piñones o *ca s hew*.
- √ 2 tazas de espinaca o acelga.
- √ 1/2 taza o más de aceite de oliva extravirgen.
- √ Unas 20 hojas de albahaca.
- √ Sal marina y pimienta al gusto.

Procedimiento

Picar los piñones en el procesador y después poner aparte. Agregar los demás ingredientes y picar bien chiquito con la procesadora. Añadir los piñones y el aceite de oliva, darle una vueltita más y listo.

Usos

Fideos de zapa Hito, 2 o 3 zapallitos cortados en tiritas muy finitas a mano o con maquinilla para decorar. También se puede usar coco verde. La masa es bien blandita. ¡Se hacen fideos riquísimos! O en pasta, quinua, kiwicha o pan esenio, combinar con tomate fresco o aceitunas botija.

HUMUS

Ingredientes

- √ *1 taza de semillas de girasol (remojadas la noche anterior).*
- √ 1 taza semillas de ajonjolí (remojadas la noche anterior).
- √ Menos de 1 cucharadita de sal de mar.
- √ 2 cucharaditas de aceite de oliva.
- √ *7 cucharadita de comino.*
- √ 1 dien te de ajo (opcional) o un poco de asafétida.
- √ *5 cucharaditas de limón.*
- √ *1 taza de agua fría y bendecida.*

Procedimiento

Mezclar en una Vita-Mix agregando el agua poco a poco, hasta que se haga una consistencia cremosa. Ponga en un plato y decore con páprika, perejil y aceite de oliva.

Variables

Para un sabor más picante, añada medio ají jalapeño. Para un sabor más asiático, añada una cucharadita de *miso* de garbanzo. Agregue media taza de semillas de cáñamo (muy bueno). Para un *humus* más liviano, ponga dos *zucchinis* picados y licúe con la mezcla. Esto va a hacer que tenga una textura más liviana, sin cambiar mucho el gusto y con menos calorías.

POSTRES Y DELICADEZAS DULCES

BOMBONES DE *CASHEW*

Ingredientes

√ 2 tazas de *cashew* sin remojar.

√ 3 tazas de coco deshidratado rallado.

√ 3/4 de agave claro.

√ Pizca de sal de mar.

Procedimiento

Procese el *cashew* usando la cuchilla «S» hasta que esté finamente molido. Añada una pizca de sal de mar, coco rallado, agave y procese por largo tiempo hasta que forme una masa suave (parecida al mazapán).

Ideas para variaciones

- Si no puede usar *cashew,* emplee semillas de ajonjolí molidas.
- Si no puede usar agave, ligue la masa con mantequilla de coco y *stevia* al gusto o miel. Use poca miel porque endulza demasiado.
- Añada media taza dechocolateenpolvoy haga bombones de chocolate.
- A los bombones de chocolate les puedes agregar un superalimento como la espirulina o el alga verde-azul.
- Cubra los bombones de coco en coco rallado como decoración.
- Cubra los bombones de chocolate con chocolate crudo en polvo.
- También puede dar sabor a los bombones de coco con aceites esenciales (de limón o naranja) o usando la cáscara del limón fresco o de la naranja para un sabor cítrico.
- Para un sabor más aromático, añada especias como canela, cardamomo, anís estrella. Sea creativo. Las posibilidades son infinitas, ¡pruébelas!

HALVA DE AJONJOLÍ

Ingredientes

√ 4 tazas de semillas de ajonjolí activadas y deshidratadas.

√ 1 taza de *cashew.*

√ Miel de abejas al gusto.

√ Sal marina.

√ Ralladura de 2 limones.

Procedimiento

Triturar con moledora de café todas las semillas y el *cashew*. Después, poner en la procesadora, ir agregando la miel poco a poco, hasta que se forme una masa. Cuando esté formada, moldear en forma de ladrillo rectangular con espátula y congelar. Se corta en pedacitos, se bendice, se sirve ¡y se disfruta con amigos!

Variación

Separar la mitad de la masa y agregar cuatro cucharadas de cacao en polvo. Hacer tiras, trenzar y con una espátula darle forma rectangular. Esto se llama *halva* marmolada y también se congela para que adquiera consistencia dura.

TORTA DE CHOCOLATE CON MACA

Ingredientes de la masa

- √ *1 taza de almendras.*
- √ 1 taza de *cashew.*
- √ *1 1/2 tazas fruta seca, duraznos, dátiles o cualquier otra.*
- √ *1 cucharada de semillas de anís.*
- √ Un puñado de sal de mar.

Ingredientes del *mousse*

- √ 4 tazas de nueces activadas.
- √ Agua bendecida.
- √ 3/4 de taza de cacao en polvo.
- √ 4 cucharadas de harina de maca asoleada.
- √ 4 cucharadas de harina de lúcuma.
- √ 3/4 de taza de miel de abejas o miel de yacón.
- √ Sal del mar.

Crema

- √ 1/2 taza de man teca de coco.
- √ 1/2 taza de *cashew.* id Agua.
- √ Miel de abejas, agave o miel de yacón al gusto.
- √ Sal marina.

Procedimiento

Masa

Poner las frutas secas en el procesador y procesar hasta que se haga una masa. Agregar el resto de los ingredientes y procesar de nuevo, hasta que esté uniforme. En un molde con piso desmontable estirar la masa y poner en la heladera.

Mousse

Poner todos los ingredientes en la licuadora, cubriéndolos al ras con agua. Licuar hasta lograr el *mousse*. Verter en el molde y congelar.

Crema

Poner todos los ingredientes en la licuadora con agua. Enfriar y decorar con una manga pastelera y fresas frescas.

Esta torta es congelada y se corta en porciones chicas porque es densa. ¡Disfrute y recuerde que no está pecando! Es medicina.

BROWNIES DE CHOCOLATE

Ingredientes
- √ 2 tazas de bagazo de la leche (mojado).
- √ 1 cucharita de extracto vainilla o polvo de vainilla.
- √ 3 cucharadas de manteca de coco o manteca de almendras.
- √ 1/2 taza de *cashew* molido grueso.
- √ 1/2 taza de cacao en polvo.
- √ 1/3 taza de agave o miel de abejas.
- √ 1/4 de taza de harina de lúcuma.
- √ 1/4 de taza de tocotrinoles (vitamina E en polvo).
- √ 1/2 taza de ajonjolí molido fino (opcional)*
- √ 1/4 de cucharadita de sal marina.

Procedimiento
Mezclar todo en un bol con tenedor rápidamente. Poner la mezcla, que va a tener una consistencia grumosa y suelta, en una tabla y formar apretando la masa para que se una en forma de pan. Cortar en rodajas de un centímetro de grueso y poner en el deshidratador alrededor de ocho horas a 43 grados. Tienen que estar húmedos, no secos.
* Agregue más leche si usa el ajonjolí molido.

Variaciones
¡Hágalos en cualquier molde que le guste!
Póngale siete goteros con extracto reishi o de *he shou wu* y tres cucharadas de harina de maca o cualquier otra hierba a su alcance (camu camu en polvo).

TORTA DE LIMÓN

Ingredientes de la masa
- √ 2 tazas de pecanas o cashew.
- √ 1 1/2 tazas de fruta seca, duraznos, dátiles o cualquier otra.
- √ Un puñado de sal marina.

Ingredientes del *mousse*
- √ 4 tazas de nueces activadas.
- √ Agua bendecida.
- √ Ralladura de 2 limones frescos o esencia de limón.
- √ 1/2 taza de manteca de coco.
- √ 3/4 de taza de miel de abejas o miel de yacón.
- √ Sal marina.

Ingredientes de la crema
- √ 1/2 taza de manteca de coco, 1/2 taza de *cashew*.
- √ 1/4 de cucharita Esencia de almendra.

√ Agua.

√ Miel de abejas o miel de yacón al gusto.

√ Sal marina.

Procedimiento
Masa
Poner las frutas secas en el procesador y procesar hasta que se haga una masa. Agregar el resto de los ingredientes y procesar de nuevo, hasta que esté uniforme. En un molde con piso desmontable estirar la masa y poner en la heladera.

Mousse
Poner todos los ingredientes en la licuadora, cubriéndolos al ras con agua. Licuar hasta lograr el *mousse*. Verter en el molde y congelar.

Crema
Poner todos los ingredientes en la licuadora con agua y enfriar. Decorar con mango, frutillas frescas y kiwis.
Esta torta es congelada y se corta en porciones chicas porque es densa. ¡Disfrute!

TORTA *MOUSSE* DE FRESA

Ingredientes de la masa
√ 2 tazas de pecanas o *cashew*.

√ 1/2 taza de coco rallado.

√ 1 1/2 tazas de fruta seca, duraznos, dátiles o cualquier otra.

√ 1 cucharita de vainilla.

√ Un puñado de sal marina.

Ingredientes del mousse
√ 4 tazas de nueces activadas.

√ Agua bendecida.

√ 1 de taza de puré de fresas frescas.

√ 1/2 taza de manteca de coco.

√ 3/4 de taza de miel de abejas.

√ Sal marina.

Ingredientes de la crema
√ 1/2 taza de manteca de coco.

√ 1/2 taza de *cashew. id* Agua.

√ Miel de abejas o agave al gusto.

√ Sal marina.

Procedimiento
Masa
Poner las frutas secas en el procesador y procesar hasta que se haga una masa.

Agregar el resto de los Ingredientes y procesar de nuevo, hasta que esté uniforme. En un molde con piso desmontable estirar la masa y poner en la heladera.

Mousse
Poner todos los ingredientes en la licuadora, cubriéndolos al ras con agua. Licuar hasta lograr el *mousse*. Verter en el molde y congelar.

Crema
Poner todos los ingredientes en la licuadora con agua y enfriar. Decorar con manga, frutillas frescas y kiwis.
Esta torta es congelada y se corta en porciones chicas porque es densa. ¡Disfrute, es golosina, pero no está pecando!

TORTA DE SAÚCO FRESCO

Ingredientes para el relleno
- √ 5 cajas de arándanos, aguaymantos o saúco orgánicos frescos o silvestres (aproximadamente tres tazas).
- √ 1 1/2 tazas de arándanos, aguaymanto o saúcos orgánicos deshidratados o secados al sol.

Ingredientes para la masa
- √ 3 tazas de linaza molida.
- √ *1/4* de taza de miel de abejas.
- √ *1/2* cucharada de extracto de vainilla natural.
- √ 1/2 cucharada de extracto de almendra.
- √ 1 pizca de sal marina.
- √ 3 cucharadas de aceite de coco extravirgen.

Procedimiento para la masa
Moler lassemillasde linaza en una licuadoraVita-Mixo moledora de café como una harina. Añada la miel, la sal, los extractos y haga masajes. Vacíe la masa en un molde de pie desmontable.

Procedimiento para el relleno
Cubrir los arándanos deshidratados en agua filtrada hasta que estén blandos. Saque alrededor de la mitad del agua de los arándanos o aguaymanto y licúe en la Vita-Mix hasta que tenga textura de mermelada espesa. Mientras licúa, añada una cucharada y media de mantequilla de coco. Junte esta mermelada en un tazón con los arándanos frescos lavados, luego vierta la mezcla en el molde de pie. Refrigere durante cuatro horas al menos o ponga en el congelador durante unos treinta minutos.

Nota
Puede que desee comenzar la mermelada con menos agua y luego añadir más, en caso se vuelva muy aguada. Recuerde que siempre puede añadir más agua, pero no sacarla. Si los aguaymantos o arándanos frescos no son tan dulces, puedeque quiera añadir un poco de miel de abejas a la mermelada, de acuerdo con su gusto.

MERMELADA DE FRESA CON VIDA

Ingredientes

- √ 6 tazas frutillas orgánicas, lavadas y sin hojas verdes.
- √ Sal marina al gusto.
- √ Miel de abejas.
- √ Agave. *id* Yacón.

Harina de algarrobo al gusto.
Procedimiento

Poner en la licuadora y licuar sin agua. Si no tiene una licuadora fuerte, puede usar la procesadora hasta que se haga puré o mermelada. Poner en un pírex y deshidratar hasta que se reduzca a la tercera parte a 110 grados Fahrenheit. Ir revolviendo con una cuchara cada tres horas para que se deshidrate parejo. Una vez que esté bien espeso, se vuelve a poner un la licuadora y se le agrega el dulce (miel de abejas, agave, yacón o harina de algarrobo) y sal marina. Probarlo y ajustar el sabor a su gusto. Si la textura queda bien homogénea, está listo para guardar en un frasco de vidrio en la heladera.

MERMELADA DE CARAMBOLA CON VIDA

Ingredientes

- √ 6 tazas de carambolas orgánicas, lavadas y cortadas.
- √ Sal marina al gusto.
- √ Miel de abejas.
- √ Agave.
- √ Yacón.
- √ Harina de algarrobo al gusto.

Procedimiento

Poner en la licuadora y licuar sin agua. Si no tiene una licuadora fuerte, puede usar la procesadora hasta que se haga puré o mermelada. Poner en un pírex y deshidratar hasta que se reduzca a la tercera parte a 45 grados. Ir revolviendo con una cuchara cada tres horas para que se deshidrate parejo. Una vez que esté bien espeso, se vuelve a poner un la licuadora y se le agrega el dulce (miel de abejas, agave o yacón) y sal marina. Probarlo y ajustar el sabor a su gusto. Si la textura queda bien homogénea, está listo para guardar en un frasco de vidrio en la heladera.

BIBLIOGRAFÍA

AMMON, H. R. T. y otros (1993). «Mechanism of antiinflammatory action of curcumin and boswellic acids», en: *Journal of Ethnopharmacology,* vol. 38, nros. 2-3, pp. 113-119.

ARBISER, J. L. y otros (1998). «Curcumin is an in vivo inhibitor of angiogenesis», en: *Molecular Medicine,* vol. 4, nro. 6, pp. 376-383.

ARORA, R. y otros (1971), «Antiinflammatory studies on *Curcuma longa* (turmeric)», en: *Indian Journal of Medical Research,* vol. 59, nro. 1, pp. 289-295.

ARUN, M. y Asha, V. V. (2007). «Preliminary studies on antihepatotoxic effect of *Physalis peruviana Linn* (Solanaceae) against carbon tetrachloride induced acute liver injury in rats», en: *Journal of Ethnopharmacology,* vol. Ill, nro. 1, pp. 110-114.

BEAUDRY, Micheline y otros (1995). «Relation between infant feeding and infections during the first six months of life», en: *The Journal of Pediatrics,* vol. 126, nro. 2, pp. 191-197.

BHANDARKAR, Sulochana S. y ARBISER, Jack L. (2007). «Curcumin as an inhibitor of angiogenesis», en: *Advances in Experimental Medicine and Biology,* nro. 595, pp. 185-195.

BRAUN, M. M. y TUCKER M. A. (1997). «A role for photoproducts of vitamin D in the etiology of cutaneous melanoma?», en: *Medical Hypotheses,* vol. 48, nro. 4, pp. 351-354.

CAMPBELL, T. Colin (2005). *The China Study.* Dallas: Ben Bella Books.

CHANDRA, D. y GUPTA, S. (1972). «Antiinflammatory and antiarthritic activity of volatile oil of *Curcuma longa* (haldi)», en: *Indian Journal of Medical Research,* nro. 60, pp. 138-142.

CHRISTL, Stefan U. y otros (1993). «Role of dietary sulphate in the regulation of methanogenesis in the human large intestine», en: *Gut,* nro. 33, pp. 1234-1238.COLE, Greg M. y otros (2005). «NSAID and antioxidant prevention of Alzheimer's disease: lessons from in vitro and animal models», en: *Annals of the New York Academy of Sciences,* nro. 1035, pp. 68-84.

COMITÉ DE RELACIONES EXTERIORES DEL SENADO DE ESTADOS UNIDOS (1946). Congreso nro. 69, segunda sesion, audiencia para el Proyecto de Ley 1875. Washington: United States Government Printing Office.

COPE, Freeman W. (1977). «Pathology of structured water and associated cations in cells (the tissue damage syndrome) and its medical treatment», en: *Physiological Chemistry and Physics,* nro. 9, pp. 547-553.

COUSENS, Gabriel (2000). *Conscious Eating.* Berkeley: North Atlantic Books.

COUSENS, Gabriel (2003). *Rainbow Green Live-Food Cuisine.* Berkeley: North Atlantic Books.

CROUCH, A. A. y otros (1991). «Effect of human milk and infant milk formulae on adherence of *Giardia intestinalis*», en: *The Transactions of the Royal Society of Trpical Medicine & Hygiene,* vol. 85, nro. 5, pp. 617-619.

DICKINSON, Dale A. y otros (2003). «Curcumin alters EpRE and AP-1 binding complexes and elevates glutamate-cysteine ligase gene expression», en: *The FASEB Journal,* vol. 17, nro. 3, pp. 473- 475.

DICKINSON, Dale A. y otros (2004). «Human glutamate cysteine ligase gene regulation through the electrophile response element», en: *Free Radical Biology and Medicine,* vol. 37, nro. 8, pp. 1152- 1159.

FIFE, Bruce *(2005).* Coconut Cures. Preventing and Treating Common Health Problems with Coconut. *Colorado Springs: Piccadilly Books, Ltd.*

FOLDEN PALMER, Linda (2003). «The deadly influence of formula in America», publicado en el portal *Natural Family Online.*

FRANCO, Luis A. y otros (2007). «Antiinflammatory activity of extracts and fractions obtained from *Physalis peruviana L.* calyces», en: *Biomédica,* vol. 27, nro. 1, pp. 110-115.

FRAUTSCHY, S. A. y otros (2001). «Phenolic antiinflammatory antioxidant reversal of Abeta-induced cognitive deficits and neuropathology», en: *Neurobiology of Aging,* vol. 22, nro. 6, pp. 993-1005.

GANDY, Sam (2005). «The role of cerebral amyloid beta accumulation in common forms of Alzheimer disease», en: *Journal of Clinical Investigation,* vol. 115, nro. 5, pp. 1121-1129.

GERSON, Max (1979). «The cure of advanced cancer by diet therapy: a summary of 30 years of clinical experimentation», en: *Physiological Chemistry and Physics,* nro. 10, pp. 449-464.

GERSON, Max (1986 [1958]). *A Cancer Therapy. Results of Fifty Cases.* Bonita, California: Gerson Institute.

GLOTH, E M. Ill y otros (1999). «Vitamin D vs. broad spectrum phototherapy in the treatment of seasonal affective disorder», en: *The Journal of Nutrition, Health and Aging,* vol. 3, nro. 1, pp. 5-7.

GOLDING, Jean y otros (1997). «Gastroenteritis, diarrhoea and breastfeeding», en: *Early Human Development,* vol. 49, sup. 1, pp. 83- 103.

GRANT, William B. (2002). «An ecologic study of dietary and solar ultraviolet-B links to breast carcinoma mortality rates», en: *Cancer,* nro. 94, pp. 272-281.

HAYES, Colleen E. (2000). «Vitamin D: a natural inhibitor of multiple sclerosis», en: *Proceedings of the Nutrition Society,* nro. 59, pp. 531- 535.

HOWIE, Peter W. y otros (1990). «Protective effect of breast feeding against infection», en: *British Medical Journal,* vol. 300, nro. 6716, pp. 11-16.

ISSACS, Charles E. y otros (1990). «Antiviral and antibacterial lipids in human milk and infant formula feeds. Archives of disease in childhood», en: *Archives of Disease in Childhood,* nro. 65, pp. 861-864.

JABLONSKI, Nina y CHAPLIN, George (2002). «Evolución del color de la piel humana», en: *Investigación y Ciencia,* nro. 315, pp. 57-63.

KELLEY, Brendan J. y KNOPMAN, David S. (2008). «Alternative medicine and Alzheimer disease», en: *The Neurologist,* vol. 14, nro. 5, pp. 299-306.

KISO, Y. y otros (1983). «Antihepatotoxic principles of Curcuma longa rhizomes», en: *Planta Medica,* vol. 49, nro. 3, pp. 185-187.KNISHINSKY, Ran (2001). *The Clay Cure. Natural Healing from the Earth.* Rochester, Vermont: Healing Arts Press.

KRISHNASWAMY, K. y otros (1998). «Retardation of experimental tumorigenesis and reduction in DNA adducts by turmeric and curcumin», en: *Nutrition and Cancer,* vol. 30, nro. 2, pp. 163-166.

LAO, Christopher D. y otros (2006). «Dose escalation of a curcuminoid formulation», en: *BMC Complementary and Alternative Medicine,* nro. 6, p. 10.

LECHNER, Peter (1984). «Dietary regime to be used in oncological postoperative care», en: *Proceedings of the Oesterreicher Gesellschaftfur Chirurgie.*

LIM, G. P. y otros (2001). «The curry spice curcumin reduces oxidative damage and amyloid pathology in an Alzheimer transgenic mouse», en: *Journal of Neuroscience,* vol. 21, nro. 21, pp. 8370-8377.

LÓPEZ-ALARCÓN, Mardya y otros (1997). «Breast-feeding lowers the frequency and duration of acute respiratory infection and diarrhoea in infants under six months of age», en: *The Journal of Nutrition,* vol. 127,

nro. 3, pp. 436-443.

MAHMOUD, Najjia N. y otros (2000). «Plant phenolics decrease intestinal tumors in an animal model of familial adenomatous polyposis», en: *Carcinogenesis,* vol. 21, nro. 5, pp. 921-927.

McCARTY, Mark (1981). «Aldosterone and the Gerson diet: a speculation», en: *Medical Hypotheses,* nro. 7, pp. 591-597.

MOFFETT, A. M. y otros (1974). «Effect of chocolate in migraine: a doubleblind study», en: *Journal of Neurology Neurosurgery & Psychiatry,* vol. 37, nro. 4, pp. 445-448.

MURRAY, Michael (1994). «Curcumin: a potent antiinflammatory agent», en: *American Journal of Natural Medicine,* vol. 1, nro. 4, pp. 10-13.

ONO, K. y otros (2004). «Curcumin has potent anti-amyloidogenic effects for Alzheimer's beta-amyloid fibrils in vitro», en: *Journal of Neuroscience Research,* vol. 75, nro. 6, pp. 742-750.

ORGANIZACIÓN MUNDIAL DE LA SALUD (2000). Equipo Colaborativo de Estudio sobre el Rol de la Lactancia Materna y la Prevención de la Mortalidad Infantil. «Effect of breastfeeding on infant and child mortality due to infectious diseases in less developed countries: a pooled analysis», en: *The Lancet,* vol. 355, nro. 9202, pp. 451-455.

PALTI, H. y otros (1984). «Episodes of illness in breast-fed and bottle-fed infants in Jerusalem», en: *Israel Journal of Medical Science,* vol. 20, nro. 5, pp. 395-399.

PAN, Rui y otros (2008). «Curcumin improves learning and memory ability and its neuroprotective mechanism in mice», en: *Chinese Medical Journal,* vol. 121, nro. 9, pp. 832-839.

PARDO, Juan Manuel y otros (2008). «Determining the pharmacological activity of *Physalis peruviana* fruit juice on rabbit eyes and fibroblast primary cultures», en: *Investigative Ophthalmology & Visual Science,* vol. 49, nro. 7, pp. 3074-3079.

PARMAR, Malvinder S. (2004). «Kidney stones», en: *BMJ,* nro. 328, pp. 1420-1424.

PERKINS, Sarah y otros (2002). «Chemopreventive efficacy and pharmacokinetics of curcumin in the min/ + mouse, a model of familial adenomatous polyposis», en: *Cancer Epidemiology Biomarkers & Prevention,* vol. 11, nro. 6, pp. 535-540.

PUCHACZ, Elzbieta y otros (1996). «Vitamin D increases expression of the tyrosine hydroxylase gene in adrenal medullary cells», en: *Molecular Brain Research,* nro. 36, pp. 193-196.

QURESHI, S. y otros (1992). «Toxici y studies on *Alpiniagalanga* and *Curcuma tonga*», en: *Planta Médica,* vol. 58, nro. 2, pp.

124-127.

SACHDEV, H. P. y otros (1991). «Does breastfeeding influence mortality in children hospitalized with diarrhoea?», en: Journal of Tropical Pediatrics, vol. 37, nro. 6, pp. 275-279.

SEGALL, Jeffrey J. (1989). «Latitude and ischaemic heart disease» [carta], en: The Lancet, nro. 1, p. 1146.

SHARMA, O. P. (1976). «Antioxidant activity of curcumin and related compounds», en: Biochemical Pharmacology, vol. 25, nro. 1, pp. 811-825.

SHAW, William (1998). Tratamientos biológicos del autismo y TDAH. Kansas: The Great Plains Laboratory, Inc.

SOMASUNDARAM, Sivagurunathan y otros (2002). «Dietary curcumin inhibits chemotherapy-induced apoptosis in models of human breast cancer», en: Cancer Research, vol. 62, nro. 13, pp. 3868-3875-

SUAREZ, E y otros (1998). «Identification of gases responsible for the odour of human flatus and evaluation of a device purported to reduce this odour», en: Gut, nro. 43, pp. 100-104.

TAVERA-MENDOZA, Luz y WHITE, John (2008). «La vitamina solar», en: Investigación y Ciencia, nro. 376, pp. 14-21.

VICTO RA, Cesar G. y otros (1989). «Infant feeding and deaths due to diarrhoea. A case-control study», en: American Journal of Epidemiology, vol. 129, nro. 5, pp. 1032-1041.

WILLIAMS, F. L. y LLOYD, O. L. (1989). «Latitude and heart disease» [carta], en: The Lancet, nro. 1, pp. 1072-1073.

WITCHER, Kelvin J. y otros (1996). «Modulation of immune cell proliferation by glycerol monolaurate», en: Clinical and Diagnostic Laboratory Immunology, vol. 3, nro.1, pp. 10-13.

WOOLEY, Paul H. y otros (1992). «Dependence of proteoglycan induced arthritis in BALB/c mice on the development of autoantibodies to high density proteoglycans», en: Annals of the Rheumatic Diseases, vol. 51, nro. 8, pp. 983-991.

WORTSMAN, Jacobo y otros (2000). «Decreased bioavailability of vitamin D in obesity», en: The American Journal of Clinical Nutrition, vol. 72, nro. 3, pp. 690-693.

WU, Sue-Jing y otros (2005). «Antioxidant activities of Physalis peruviana», en: Biological & Pharmaceutical Bulletin, vol. 28, nro. 6, pp. 963-966.

YANG, Fusheng y otros (2005). «Curcumin inhibits formation of amyloid beta oligomers and fibrils, binds plaques, and reduces amyloid in vivo», en: Journal of Biological Chemistry, vol. 280, nro. 7, pp. 5892-5901.

YANG, Fusheng y otros (2005). «Curcumin inhibits formation of amyloid beta oligomers and fibrils, binds plaques, and reduces amyloid in vivo», en: Journal of Biological Chemistry, vol. 280, nro. 7, pp. 5892-5901.

YOON, Paula W. (1996). «Effect of not breastfeeding on the risk of diarrhoeal and respiratory mortality in children under 2 years of age in Metro Cebu, the Philippines», en: American Journal of Epidemiology, vol. 143, no. 11, pp. 1142-1148.

ZLATKOVIC, Marina y STEFANOVICH, Valdislav (1998). «Urinary enzymes excretion after acute administration of paracetamol in patients with Kidney disease», en: The Scientific Journal, Universidad de Nis, vol. 5, nro. 1, pp. 40-43.

Este libro se terminó de imprimir
en los talleres gráficos de
METROCOLOR S. A.,
Los Gorriones 350, Lima 9, Perú,
en abril de 2012.
~H&S~